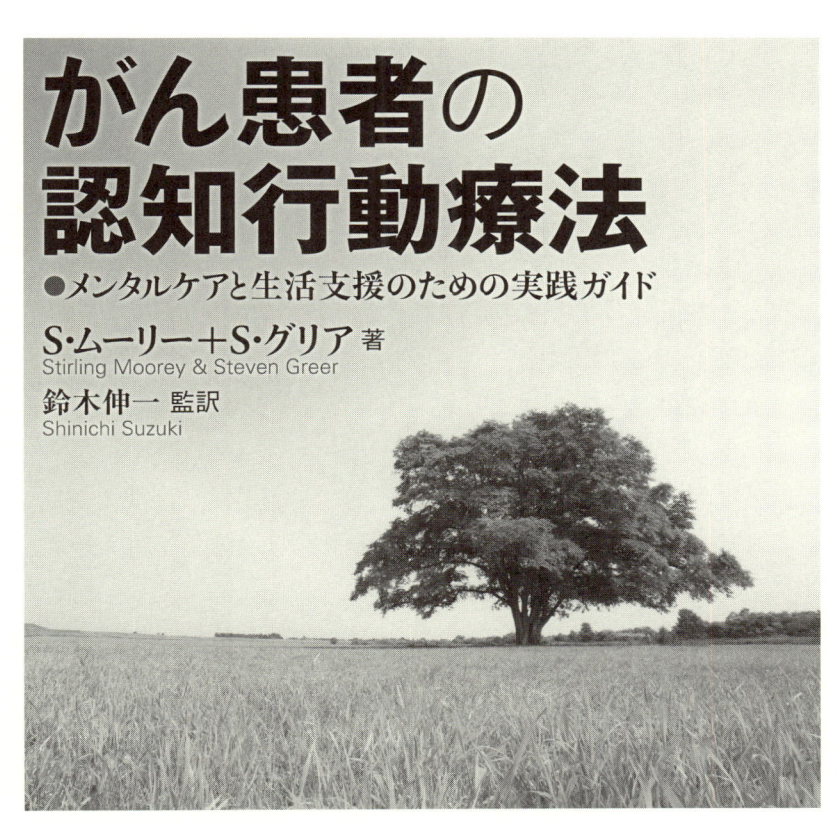

がん患者の
認知行動療法

●メンタルケアと生活支援のための実践ガイド

S・ムーリー＋S・グリア 著
Stirling Moorey & Steven Greer

鈴木伸一 監訳
Shinichi Suzuki

Oxford Guide to
**CBT for People
with Cancer**

北大路書房

Oxford Guide to CBT for People with Cancer

Second edition

by

Stirling Moorey
Steven Greer

©Oxford University Press 2012
Oxford Guide to CBT for People with Cancer, Second edition was originally published in English in 2012.
This translation is published by arrangement with Oxford University Press.

監訳者まえがき

　がん領域では，「緩和ケア」や「こころのケア」といった言葉が日常的に使われるキーワードになった。これは，がんという病気が日本における死亡原因の第一位であることだけでなく，がんは「苦しみながら死にゆく病気である」という強烈なイメージが一般社会にあることを背景としているのかもしれない。その証拠に，がんに続いて日本における死亡原因の上位に位置づけられている心疾患や脳卒中の患者への心理社会的サポートは，がんとは比較にならないくらい立ち遅れている。

　「苦しみながら死にゆく病気である」という，がんに対する一般的なイメージは，本当にがん患者の実態を表しているだろうか。がん検診の推進やがん医療の進歩により，がん患者の生命予後は確実に改善しており，「死にゆく病気」というよりはむしろ「がんと向き合いながら生きていく病気」となりつつある。2012（平成 24）年に改訂された新たながん対策推進基本計画では，それまでの目標に加えて，「がんになっても安心して暮らせる社会の構築」が主要な目標として加えられており，働く世代や小児へのがん対策の充実が急務な課題として設定されていることからも，そのことが理解できるであろう。

　しかし，ここで考えなければならないことは，生命予後のデータが改善しているという客観的な事実が，一義的にがん患者のメンタルヘルスや生活の質の向上につながっているのかということである。情報化社会の広がりや，医療倫理および説明責任への意識の高まりなど，様々な時代の流れの中で，がんの病理や治療方法，再発率や転帰などに関する医学情報の詳細が患者に提供されるようになった。さらに，インターネットでは患者の体験談や医療に対する批判・懸念などの情報が氾濫している。患者は，自分の意思に関係なく，このような膨大な情報の中で，がんと向き合うことを余儀なくされている。また，がん医療においては，一定の治療を終えた後も，定期的な検診が行われることが通常であるが，患者は，検診の度に情報の氾濫が作り出す「最悪のストーリー」に脅えることになる。このようながん患者を取り巻く状況は，医学的に見た客観的な病状がどうであろうと，再発や転移などの懸念からは解放されない「がんへのとらわれ」という病（やまい）を作り出してしまったのかもしれない。

　私事ではあるが，1 年前に教え子をがんで亡くした。彼女の念願であった心理師の仕事やパートナーとの新たな家庭生活をスタートして間もない時期に発病し，2 年の闘病の末のことであった。彼女は，病床にありながらも後進の者たちの役に立つことができればとの思いから，詳細な手記を残してくれた。その手記の中で彼女は，がんという病気を患って一番つらかったことは，病気や治療に伴う痛みや苦痛ではなく，

監訳者まえがき

一進一退をくり返す病状においてなぜそのような苦痛に耐えなければならないのか，それにどんな意味があるのかが分からなくなってしまったことだと言った。また，そのような自分のせいで家族を苦しめているという，やりどころのない無念さを書き記している。しかし，彼女は闘病生活の中で，自分の命には限りがあり，耐え難い苦痛も繰り返されるが，「でも自分は今，たしかに生きている」ということを次第に実感していった。その後は家族とのふれあいを大切にし，１つひとつの出来事をいとおしみながら時を過ごすことができたようだ。

彼女の手記を読んで改めて感じたことは，がんという病気は，当事者に「がん患者」という固定化されたイメージを背負って生きることを暗に強いているのかもしれない，ということだ。また，家族や周囲の者にも，本人は不安や無念さを抱えた「がん患者」であるとして，配慮し，気を遣うことを暗に強いているのかもしれない。確かに，がんという病気を患っていることは事実であるが，個々の患者は，かけがえのない個性をもった１人の人であり，それは病気であろうがなかろうが，変わることがないはずである。しかし，がんと診断されたその瞬間から，「がん患者」という生き方を強いられるとしたら，患者たちにとって何よりもそのことが，無念であり，孤独であり，耐え難いことなのかもしれない。

冒頭で記した「緩和ケア」や「こころのケア」というキーワードから連想される一般的なケアモデルは，どちらかと言えば，不安や無念さを抱えた「がん患者」というイメージに依拠している。もちろんそのようなケアが必要な局面もあるが，それが患者の求めるサポートのすべてではないはずである。がんという病気を患いながらも，それに圧倒されるのではなく，１人の人として「自分らしく」生きていくために，どのように病気と向き合っていったらよいかについて患者が戸惑っているのだとすれば，そのようなサポートに活用できる理論や方略が必要なのではないだろうか。

Moorey, S. と Greer, S. によって書かれた本書は，2002 に出版された本の第 2 版である。初版は，認知行動療法をがん患者の心理社会的な問題にどのように適用するかを体系的にまとめた解説書として注目されたが，本書はその後約十年の様々な研究や臨床実践を踏まえて改訂された内容になっている。本書は二部構成になっており，第一部はがん患者が抱える心理的問題の詳細やそれらを構造的に理解するための認知行動モデルが紹介され，それらの問題の解決に認知行動療法がいかに貢献できるかが述べられている。第二部は，がん患者への認知行動療法プログラムの概要，構成要素，背景理論とそれに依拠した技法の詳細が解説されている。また，後半では，個々の患者の成育歴や社会的背景を考慮したセラピーの展開方法や，進行・終末期患者への適用，グループや配偶者，あるいは遺族へのアプローチなど，セラピーの実践的な内容も網羅されている。

いずれの章においても一貫して述べられている理念は，患者の不安や抑うつ，怒り

監訳者まえがき

や悲しみといった心理反応を軽減することに留まるのではなく，がんという病気がもたらす個々の患者の主観的イメージ（認知）を理解するとともに，その認知を維持させている生活行動上の問題を明らかにし，それらの悪循環を解消することを通して，その患者が本来もっている健康的な側面や豊かな人間関係，さらには人生の価値や将来に対する前向きな態度をもう一度活性化させていくという発想である。この発想こそ，がん患者が求めている本質的なサポートであり，新たながん対策推進基本計画が目標とする「がんになっても安心して暮らせる社会の構築」の基軸になるべき方向性であると考えられる。

本書の発想や方法論が，日本の日常的ながん医療に普及するとともに，がん患者のメンタルヘルスを担う専門家のガイドブックとして活用されることを心より期待したい。本書の翻訳に参加してくれたメンバーは，いずれも現在，がん患者のサポートの最前線で活躍している方たちであり，本書の理念が，がん医療の現場に浸透していくための先駆者として活躍してくれることを期待している。

なお，本書の発刊にあたり，企画段階から編集に至るまで多大なるご尽力をいただきました北大路書房の薄木敏之氏に心より御礼申し上げたい。また，本書の発刊にあたりご協力いただいた多くの方々にも御礼申し上げたい。

2015 年 11 月

若くして旅立った教え子の思いとともに
鈴木　伸一

はじめに

　多くの人たちと同じように，私は飛行機での時間を，本を読みすすめるための機会としている。メールもない，電話もない，同僚や友人，家族との会話もない。まさに，ずっと自分だけの時間なのだ。しかしながら，私の期待は過度に楽観的であったということにたびたび気づかされる。特に，私の読み物の題名が「ストレス」や「対処」といった単語を含んでいるときだ。そのような場合，私の隣に座った人は，私が読んでいる本をちらりと見て，私のほうに寄りかかりながらわずかにささやきかけるような声で，彼や彼女の人生におけるストレスについて話すことを自ら申し出るか，ストレスへの上手な対処のコツについて2つ3つ教えてほしいと私に尋ねるのだ。大抵，私はストレスに関する彼らの話を聞く。それは，礼儀からだけではなく，私はそのような話を興味深いと思うし，非常に心を打つものであるとたびたび思うからだ。しかし，ストレスへの上手な対処のコツを尋ねられたとき，私は，研究に従事する心理学者であって，患者を診る心理学者ではないことを打ち明ける。大抵そのような反応は彼らの興味を即座に消失させ，私には再び，邪魔されることのない仕事の時間が与えられるのだ。

　私の隣に座った人はおそらく，私は研究者としてデータには詳しいけれど，人々が辛い日々を乗り切ることを手助けするという点では，そのデータの意味を述べるには不十分であるとみなすのだろう。この仮定は，実は，ある面では社会行動科学の文化に，もう一方では臨床実践の文化に深く根づいている。歴史的に，この2つの文化は別々に進化を遂げてきた。両者は異なる言語を話し，異なる目的をもっていた。社会行動科学は，例えば，行動を説明し，さらには予測することに焦点を当てていたが，臨床実践では，診断を下すことや，不適応の問題や精神疾患を治療することに焦点を当てていた。しかしながら近年では，それぞれの領域が隔たりを越えてお互いに通じ合い，知識の自由な行き来を許し，学際的な協力を促進するための懸け橋を築く意義を見つけつつある。

　とりわけ，ひとつの概念がこの隔たりを埋めるにあたり中心的な役割を果たしている。それがストレスである。臨床の側面では，ストレスは喫煙や飲酒，過食，違法薬物の使用といった病気や死をもたらしうる行動の原因として認識されてきた。そのような行動に関する研究は，もともとは，社会行動科学者とともにあった。それはつまり，臨床家たちが研究者に接触する必要があることを意味した。他方では，社会行動科学者たちは，ストレスに関連する心理学的プロセスが臓器系にどのような悪影響を及ぼし，最終的に病気をもたらすのかについて，徐々に興味をもつようになった。技

はじめに

術の進歩はそれらの質問を探求することを可能にしており，今まさに研究者は臨床家や彼らの患者との接触を求めているのだ。

Stirling Moorey と Steven Greer は，その橋渡しの過程を示した。Moorey と Greer は，がん患者のウェルビーイングを促進するための補助的心理療法を発展させた。そしてその後，彼らは他の対象において，その治療の効果とこれまでの知見の再現可能性を検証するために臨床研究を行なった。それに加えて，おそらく Moorey と Greer による先駆的な研究に影響を受けて，その他の研究者も，がん患者を対象とした様々な認知行動療法を検証した。1990年代後半までには，メタ分析を可能にするほどの数多くの研究が行なわれ，認知行動療法一般と補助的心理療法に特異的な長所と短所が示された。

現行版は，認知行動療法が最も効果的に作用する患者と，様々な患者のグループが直面する問題について，より深い見解を提供している。さらに，病気だけでなく，治療の始まりやその経過，終結といった多様な局面で治療者が患者にどのように関わっていくべきかについて，著者の経験に基づく情報を提供している。

Moorey と Greer の初版が出版された頃は，精神腫瘍学という領域はまだ初期の段階にあった。これまでの数十年における劇的な拡大には，慢性疾患患者や死が迫っている患者の生活の質とウェルビーイングを促進するためのエビデンスに基づく治療の発展がある。Moorey と Greer の功績は，この拡大の期間を通して続いた。彼らが自身の研究や他者の研究によって培ってきた，がん患者を対象とした直接的な経験に基づく治療の発展過程は，研究と臨床の両者に有益となりうる道を示している。

飛行機での私の難問については，次回，私の本の山の一番上に Moorey と Greer の本を置くこととしよう。その結果，がんに特別に興味をもった人の関心を引きだすだろう。私は，飛行機が飛んでいる間，隣に座った人には Moorey と Greer の本を貸し出そうと思う。この行動には2つの目的がある。それは，私の隣人にはがんへの対処の複雑さについて学ぶ機会を与えることであり，私には私の貴重な飛行機の読書時間を守ることができるということだ。

Susan Folkman
San Mateo, CA
2011年7月

健康において全く同じという人が2人いないように，病気においても同じものは2つとしてない．患者の性格や体質についての予測を含まない診断は，いかなるものも完全でなく，正確でもない．（中略）病気の人間を正しく治療するためには，病気の診断だけでなく，その人の個人的資質や，遺伝的形質，さらには，その人のこれまでの人生の出来事やその他の多くのことによってもたらされた変化によって，病気によって生じる基本的な特徴を修正するための方法やその程度が，どのように影響されるのかを見極める必要があるのだ．

James Paget (1885)
Abernethian Soceity に寄せて

序　文

　1989年に初めてこの本の初版が発刊されたとき，英国の最も著名な腫瘍医の1人である Tim McElwain 教授は序文で以下のように書いた．

　　もちろんここに書かれているもののほとんどが現在進行形であり，推奨された治療が精緻化され，補強され，検証されるためにはさらに多くのことが必要であることは言うまでもない．しかし，私はこの重要な本が，がん患者のマネジメントに関心のあるすべての人にとって即時的価値があることを確信する．

　この文章が書かれてから20年，認知療法は最も堅固な科学的根拠に基づく心理療法として自らを位置づけ，精神腫瘍学は健康心理学の一分野として確固とした地位を確立した．我々の仕事は早期で治癒可能ながんの領域から緩和ケアの領域へ移り，この変化は，進行性がん患者に関する章の充実や，悲嘆への取り組みに関する新しい章に反映されている．この取り組みは，精神腫瘍科における介入はより精緻化されつつあり，我々は現在，特定のがんに伴う問題や症状に対する認知行動療法の適応にさらに注目している．認知行動療法は，疾患を管理する上での選択的注意や安全行動，心配や反芻の役割といったような，心的過程についての理解を深めてきた．そして，我々はこれらのいくつかの知見を治療に組み込んできた．初版の読者には本文のわかりやすさを評価していただいており，今回もそれを大幅に変更することなく最近の研究や臨床開発の観点から改訂することに努めた．二部構成であることはそのままである．第1部では，がんの心理学におけるいくつかの重要な臨床的，理論的，経験的側面を描写した．がん患者の経験や疾患に対する共通した反応についての説明から始まる．第2章では，これらの反応をがんに対する適応についての最新の認知モデルを用いて認知行動的文脈に当てはめた．第3章および第4章では，がん患者に対する認知行動療法の効果や，疾患の経過そのものに与える影響についての根拠をレビューした．第2部は我々が開発したがん患者のための認知行動療法，すなわち補助的心理療法に関する説明である．第5章の補助的心理療法の外観から始まり，構造や治療関係の特徴に関する記述が第6章，第7章，第8章に続く．そして第9章では治療の中で用いられる基本的な情緒的，行動的，認知的技法を紹介する．経験的回避に関するより最近の見解を踏まえた第7章の改訂を除き，これらの章は初版から変更されていない．我々は不安と抑うつに取り組む際の技法（第10章に記述）とその他の共通する問題（第11章に記述）とを分けて記載した．これによって，不安の管理についての節が充

序文

実し，心配やパニックについてより多くの教材を含めることが可能となった。第11章は不眠症や倦怠感，痛み，吐き気，怒りへの取り組み方に関するより詳細な情報を含んでいる。第12章では，発展的な概念化を生み出す方法や根本的な信念に取り組む方法についてより多くのアドバイスを与えている。第13章では，配偶者がどのようにセラピーに関わり得るのかについて説明する。第14章では進行性または末期の患者に対する認知行動療法の特殊な応用について言及する。これは伝統的に人間性主義的療法および支持的療法の領域とされてきており，困難であると同時にやりがいのある領域の仕事である。第15章では，悲嘆反応に対する認知行動療法の技法の応用について説明し，初版同様に集団での取り組みに関する章（第16章）をもって結びとする。この本が簡潔で読みやすく（言い換えれば，可能な限り専門用語を使っていないというように），有益で，何にもまして，がん患者の診療に携わる専門家にとって，即時に実用的であり続けることを望んでいる。患者の心理的懸念事項に対して問題焦点型アプローチを応用する方法を学びたいと願う看護師や腫瘍医も関心をもつだろうし，また心理学者や精神科医，医療領域で働くその他の精神保健の専門家にとっても役立つ資料となるだろう。

　この本において，いくつかの新しい教材の基礎となった臨床的考察をしてくれたKathy BurnとLyn Snowden，また早期の原稿に対する貴重な意見を寄せていただいたMagda Moorey，そしてこの本の発刊までの間，常に変わらずサポートしてくれたCarol Sellsに感謝申し上げる。いつものように，我々に最も教えを与えてくれるのは患者であり，彼らに深く感謝の意を示す。

Stirling Moorey
Steven Greer

目次

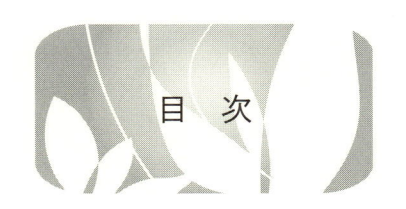

監訳者まえがき　i
はじめに　iv
序　文　vii

第Ⅰ部　がんの心理学

第1章　がん患者が日々感じていること……2
1. 正しい診断が必要とされる　2
2. 不安とうつ　4
3. 関係性の障害　6
4. 性機能不全　7
5. 一過性の混乱状態　8

第2章　がんへの適応に関する認知モデル……10
1. 生きることへの脅威　11
2. 自己への脅威　14
3. がんにおける情報処理　18
4. 家族や友人の役割　22
5. 適応障害への脆弱性　24
6. まとめ　25

第3章　認知行動療法は生活の質を改善できるのか……26
1. 個人を対象とした認知行動療法　27
2. 補助的心理療法の無作為化比較対照試験　29
3. 集団心理教育　32
4. 集団認知行動療法　36
5. 電話療法　39
6. 進行がん　39
7. メタ分析　40

目 次

    8. その他の共通する問題に対する認知行動療法　42
    9. 不眠と倦怠感　42
  10. 痛み　44
  11. まとめ　44

第4章　心理療法は生存期間に影響を与えることができるのか……46
    1. SpiegelとFawzyによる研究の追試的研究　49
    2. 割り付けは適切であるか　50
    3. まとめと結論　51

第5章　セラピーの概要……53
    1. がん医療における心理社会的介入の位置づけ　53
    2. 補助的心理療法の理論的背景　56
    3. セラピーの目標　60
    4. セラピーの構造　60
    5. セラピーの構成要素　61
    6. セラピーフェーズ　62
    7. 補助的心理療法の解説　65
    8. 実践上の配慮　67

第6章　セラピーセッション……69
    1. 治療的関係　69
    2. 補助的心理療法の構造　73
    3. その後のセッションの構造　79
    4. まとめ　82

第7章　補助的心理療法における感情体験とその表出……83
    1. ネガティブな感情からの回避　83
    2. ネガティブな感情の抑圧と表出　85
    3. 感情表出の価値　86
    4. 感情処理か問題解決か　87
    5. 感情表出促進の適用　88
    6. 問題焦点型の介入の適用　88
    7. 感情表出の促進　88
    8. 否認に働きかける　94

9. 怒りの表出を促し導く　　94
　　10. まとめ　96

第 II 部　がん患者に対する認知行動療法

第 8 章　行動的技法……98
　　1. リラクセーション・トレーニング　　99
　　2. 活動スケジュール　　101
　　3. 活動スケジュールの機能　　102
　　4. 活動スケジュールを使う　　103
　　5. 段階的な課題設定　　105
　　6. 将来のための計画　　106
　　7. 行動実験　　107
　　8. 不安にとらわれた患者への行動的技法の活用　　109
　　9. 無力感／絶望感を抱えた患者への行動的技法の活用　　111
　　10. 行動的技法の将来的適応　　115
　　11. まとめ　　118

第 9 章　認知的技法 I ──ベーシックな認知的技法……119
　　1. 認知的技法の適用　　119
　　2. 思考と信念を評価するための基本的な方法　　124
　　3. 他の認知的技法　　131
　　4. まとめ　　136

第 10 章　認知的技法 II ──不安と抑うつ状態への取り組み……137
　　1. 不安にとらわれている患者への認知的介入　　137
　　2. 再発不安に対する全体的な方略　　143
　　3. 無力感／絶望感を感じている患者への認知的介入　　148
　　4. 認知的行動療法の実際　　150
　　5. まとめ　　152

第 11 章　日常的な問題への認知的・行動的技法の展開……153
　　1. 怒りや自己非難を取り扱うこと　　153
　　2. 不眠　　158
　　3. 倦怠感　　160

目 次

  4. 痛み 161
  5. 嘔気 162
  6. まとめ 166

第12章 がんを人生の中で捉える——中核にある信念と思い込みに働きかける……167
  1. 個人の信念とがんへの適応 167
  2. ポジティブな中核信念とネガティブな中核信念 168
  3. 条件つき信念と補償方略 169
  4. 中核信念とパーソナリティ障害 170
  5. 病気と困難についての信念 171
  6. 発達的概念化 171
  7. 発達的概念化を一緒につくり上げる方法 172
  8. 家族歴 173
  9. 生活歴 173
  10. 全般的な対処スタイル 173
  11. 致命的な病気が信念と影響しあう4つの観点 176
  12. 思い込みと中核信念に取り組む 178
  13. 病気についての信念に取り組む 179
  14. まとめ 180

第13章 夫婦への取り組み……181
  1. 心を開いたコミュニケーションの促進 182
  2. 認知的技法 184
  3. 共同セラピストとしての配偶者 188
  4. 性機能障害の治療 189
  5. まとめ 192

第14章 進行性または終末期の疾患における認知行動療法……193
  1. 身体症状の心理学的な影響 195
  2. 生活の質を改善する 198
  3. 「現実的な」否定的自動思考を扱う 199
  4. ファイティング・スピリットとポジティブな回避を促進する 201
  5. 緩和／ホスピスケアの一部としての補助的心理療法 202
  6. 終末期 203

　　　　7. 死に直面する　　204
　　　　8. ファイティング・スピリットと受容　　209
　　　　9. カップルを扱う　　210
　　　10. 心理的障害の器質因　　212
　　　11. まとめ　　212

第15章　看病をしていた遺族や近親者における遷延性悲嘆障害……213
　　　　1. 有病率　　214
　　　　2. 遷延性悲嘆障害のリスク要因　　215
　　　　3. 幼少期における死別と分離不安　　216
　　　　4. 遷延性悲嘆障害の治療　　218
　　　　5. 有用なガイドライン　　218
　　　　6. まとめ　　222

第16章　集団療法……223
　　　　1. 個人療法 vs. 集団療法　　223
　　　　2. 集団療法における異なるモデル　　224
　　　　3. 集団療法における共通項　　226
　　　　4. セラピーを行なうべき患者とは　　226
　　　　5. 実際的な問題　　227
　　　　6. 集団療法の比較　　228
　　　　7. まとめと結論　　229

第17章　結論……231

付録1　がんと向き合うための対処法　　232
付録2　認知のゆがみ　　237
付録3　1週間の生活スケジュール　　240
付録4　思考記録表　　241
付録5-1　Mental Adjustment to Cancer Scale（MACS）　　242
付録5-2　Cancer Coping Questionnaire（CCQ：21項目版）　　243
付録5-3　Cancer Concerns Checklist　　245

文　献　247
索　引　269

xiii

第 I 部

がんの心理学

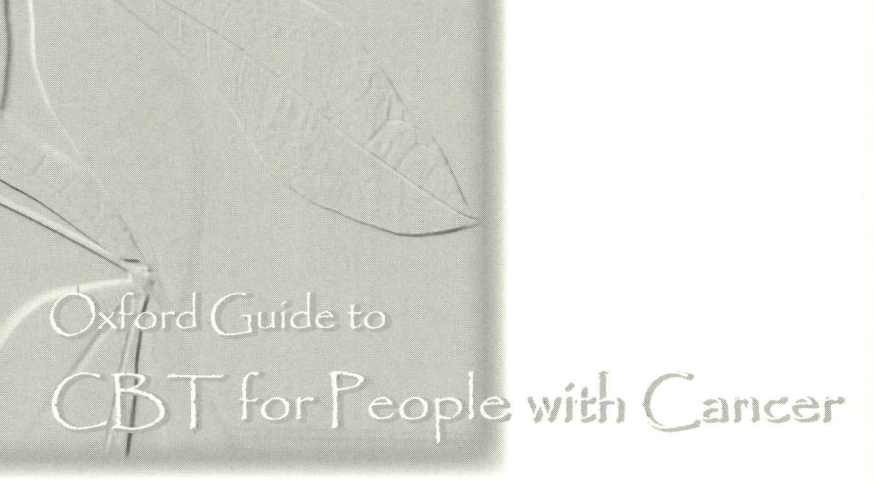

Oxford Guide to CBT for People with Cancer

第1章
がん患者が日々感じていること

　ジョンは26歳の煉瓦職人であった。彼は、ガールフレンドや仲間とダイビングやフットボールを楽しむ活動的な人だった。彼はこれまで、心身に大きな病気を患うこともなく人生を楽しんでいた、いたって健康な青年だった。ある日、ガールフレンドと夜をともにしているとき、彼女は彼の睾丸が膨れ上がっていることに気づき、彼に腫瘍医を受診するように勧めた。検査の結果、彼は精巣がんであると診断された。その日の夕方、彼は遺書を残し、多量服薬により自らの命を絶った。彼の死は、若年成人における精巣胚細胞腫瘍は十分に治療可能であるという事実（Horwich, 1995）をはらんでいる点から言っても悲劇だ。しかし、このエピソードは、がんが強い情緒的苦痛をもたらすのだということを物語っている。

1．正しい診断が必要とされる

　がんと診断されるということは、ほとんどの人にとって、他の病気にも増して深刻でかつ予後不良な状態を連想させるような恐怖感を引き起こすものであることは疑いがない（McIntosh, 1974）。がん医療の進歩は広く知られているにもかかわらず、多くの人にとって、がんは、手に負えないものであり、全身をむしばむ増殖細胞はコントロール不能であり、次第に痛ましい死につながっていくことを示唆するものとなっている。したがって、今日でも、患者ががんについて知識を得ることを遮ろうとする医師がいたとしても不思議ではない。このことを患者はどう思うであろうか。患者がどう思うかを認識できるように、自分にがんが広がっているというイメージを浮かべてみよう。あなたの主治医は、あなたが真実に対処できないであろうと考えて、あなたに正しい診断を伝えず、遠回しな言い方をしている。あなたのパートナーや身近な人は、あなたががんであることを告げられているが、本人には伝えずに、むしろ、あなたの前では明るくふるまうようにと助言されている。一方で、あなたの症状は悪くなっていき、自分はがんではないかと疑うようになっているが、主治医や身近な人、

最愛の人でさえも真実を話してくれない。あなたには手術の必要性が告げられ，一般的な手術の説明がなされるが，すべてが一般的な処置とは容易には思えない。手術チームはベッドの足元に立って，あなたの状態について小声でささやくように話し合っている。あなたは彼らが，他の患者のときには，そのようにしないことに気づいていた。あなたは孤独を感じ，不安がつのり，絶望して手術へと向かった。このような恐ろしく，そして不確かな状況では，あなたは強い情緒的な苦痛を経験するであろう。

　この種の経験は，1950〜60年代にはよくあることだった。アメリカの調査によれば，おおよそ90％の医師は，自分の患者に本当の診断を告げなかったと言われている（Oken, 1962）。これはイギリスにおける従来型の医療でも同様であった。医師たちは，恐ろしい診断から患者を守ろうという強い意志をもっていたのは確かだった。しかし，そうすることは正しかったのだろうか。イギリスの先駆者が行なった大胆な研究の中には，その当時の精神的風土が描写されている。その研究では，放射線治療のために病院に通う深刻な状態のがん患者を対象に，診断が告げられたのちの反応について調査された（Aitken-Swan & Easson, 1959）。この結果は示唆に富むものであった。66％の患者は，自分ががんであることを受け入れ，受け入れることができなかったのはたった7％であり，19％の患者は告げられたことを否定した（残りの7％の患者の反応は確かめることができなかった）。がん患者の大半の人たちは，診断を伝えられることを望んでいるというこの明白な事実は，医療者の態度や臨床実践の変革を引き起こした。患者にがんという診断を伝えない方針は，南部や東部のヨーロッパで今日まで一貫して続けられてきたが，西ヨーロッパや北アメリカ，およびオーストラリアにおいては，診断の開示は今日では一般的なものとなっている（Holland & Marchini, 1998）。しかし，告知は歓迎されることだが，医療における変化というものはこれだけにとどまらない。多くの外科医にとってなじみのある温情主義的な態度から，患者自身が自分の病気についてすべて知らされた上で（むしろ患者がそれを望み），治療を考える上での意思決定に参加するという，より公正でバランスのとれた専門的な関係性へと，大きな変化がもたらされたのである。少なくとも，起こるべくして起こったことである。事実，この変化は着実に進んでいき，イギリスの中で広がっていった。以下の記述は，（1998年に）著者の1人にある患者が語った体験談である。

　　私は胃に痛みを感じるようになり，当初は消化不良だと思っていた。次第に便秘をするようになったが，下痢をすることもあった。食欲も低下するようになり，夫に促されて病院を受診した。そこでは不快な検査をいくつもされたが，それが何の検査であるのかは教えてもらえなかった。外科医は私に外で待つように言い，夫に話をした。私は蚊帳の外に置かれ，知ることができたのは腸の一部に正常ではない部位があるということだけであった。そして，私は手術を受けることになり，その後，数種の薬が処方されることになった。

私は自分の病気が深刻なものなのではないかと心配するようになったが，どうしたらいいかわからなかった。

　私はがんかもしれないと思ったが，結局，それを質問する勇気がもてなかった。外科医は，ただ「心配する必要ありませんよ。腸にうまく機能しない部位がありますが，切除するのでよくなりますよ」と言うだけであった。手術の後，薬を服用するようになったが，食欲を失い，痛みがどんどん強くなり，気分が悪くなった。私は1日中心配で，たびたび涙するようになった。夫と娘は，私を元気づけようと「すぐによくなるから」と言ってくれるが，私には，もうこれ以上彼らの言葉を信じることはできなくなっていた。私はどんどん脅えるようになり，食べられなくなった。そして，最も悪いことに，孤独感を感じ，誰とも話さなくなった。面白いことに，今は私に生じているよくないことを話してもらったことで，自分の中にどこか強さのようなものをもてた気がする。私はとても深刻な状態であったし，今もなお脅えているが，前の私とは違う。私は真実を知ることができて，本当によかったと感じている。今日はこのことを話すことができて，ホッとしている。

2．不安とうつ

　患者に診断を伝えることだけでは十分とは言えない。がんという診断のトラウマティックな衝撃を伝えるときには，患者の情緒的な面へのニーズに注意深く目を向けることが求められる。しかし，高度に先進化した医療や専門性の細分化の到来によって，医療ケアの重要な側面が相対的に軽視されるようになっている。患者らの情緒的なニーズが軽視されるときに彼らが感じていることは，患者自身の陳述から知ることができる。

　以下の記述は，リンパ腫を経験した医師のコメントである。

　　今日の腫瘍医は，患者の質的な改善だけでなく量的な改善によって得られる職務上の自尊心や満足感を通して動機づけられる必要がある。化学療法に伴って生じる患者の情緒的問題にアプローチすることによって，彼らは，患者が経験している自暴自棄な気持ちや怒り，落胆を和らげることができるのだ。
　　　　　　　　　　　　　　　　　　　　　　　　　　　　　　　　　　　　（Cohn, 1982）

　次は，ホジキンリンパ腫の患者のコメントである。

　　……ホジキンリンパ腫を抱えての生活にどう適応していったらよいのかについて，（体調だけでなく）情緒的な態度やコミュニケーションといったものが大切だと経験からわかってきた。医師が「どうですか？」と尋ねながらも，ハイテクな診断装置に頼ってばかりだと，自分が体調を報告することの意義が薄れていくように感じる。私はこのことに憤

慨し始めた。 (Cooper, 1982)

　がんという診断に直面したとき，多くの人は，最初はショックで茫然となり，受け入れることができない。そして，不安，怒り，抑うつを感じる。しかし多くの場合，痛ましくとも少しずつ自分の病気について学ぶにつれて，このストレス反応は数週間のうちに治まっていく。このとき，医師の感受性豊かな思いやりあるカウンセリングや，家族および身近な友人の情緒的サポートは，患者の適応を促すのにとても役に立つ。しかし，一部の人たちは，持続的な心理的障害へと発展してしまう。Royal Marsdem Hospital を受診した 1260 名の様々ながん患者を対象とした我々の研究では，がんの診断告知後，4〜12 週間後に心理的問題を評価した結果，23％の患者が臨床的に見て顕著な不安状態（15％），あるいは抑うつ（8％）を示していた（Greer et al., 1992）。加えて，当初の診断にはうまく対処していた患者たちも，がんが再発し転移が広がっていることを知らされた後は，心理的に困惑していた。最も控えめに見積もっても，25〜30％の患者は，がんに関連した心理的障害を経験している。もし，そういった患者が（精神的な）ケアをされずにいたら，彼らの心理的障害は，疾患所見をなんら得られないまま，年単位で持続することになるだろう（Morris et al., 1977; Fobair et al., 1986; Irvine et al., 1991; Kornblith et al., 1992）。例えば，乳がん，肺がん，および大腸がんの患者を対象として，患者を選別せずに行なった前向き研究によれば，心理的適応については，まったく改善しないという結果が示されている。事実，ベースラインから診断後 1〜2 年後にかけてのメンタルヘルス・スコアは有意な悪化傾向が認められている（Ell et al., 1989）。さらに，最近の研究では次のような結果が示されている。222 名の女性乳がん患者を 5 年間フォローアップした研究では，患者の 33％ががん診断時に，15％の患者が 1 年後に（多くの者は治療に成功し，その時点では病気の状態ではなかったにもかかわらず），45％の患者が再発時に不安あるいは抑うつにあったことが明らかにされている（Burgess et al., 2005）。

　治療の早い段階においては，病気そのものの影響よりも治療に伴う影響のほうが大きい。手術は，がんを取り除くための治療という点から，ほとんどの場合耐え忍ぶことができるが，それに続く化学療法や放射線治療は困難が大きいに違いない。特に，患者の状態はよいのにもかかわらず，予防的に行なわれる治療である場合には，なおのことである。また，乳房切除術は不安および抑うつと強い関連が示されており（Morris et al., 1979; Maguire et al., 1978; Grandi et al., 1987），患者の 4 分の 1 を超える割合で術後 1 年における抑うつが維持されている。しかし，乳腺腫瘤摘出術の患者にも乳房切除術の患者と同様の心理的障害の罹患率が報告されている（Fallowfield et al., 1986）。さらに，大腸切除術の患者の 20〜50％も心理的問題を経験している（Devlin et al., 1971; Wirsching et al., 1975; Eardly et al., 1976）。また，咽頭切除術を受けた患者

においても高い確率で抑うつや職務上の問題が生じている（Barton, 1965; Drummond, 1967）。

　放射線治療は吐き気や疲労感を引き起こすことが多い（Peck, 1972; Greenberg et al., 1992）。そしてこれらは，うつ状態の一部として経験される倦怠感と見分けがつきにくい。動揺や引きこもり，治療への不従順，治療予後の非現実的な予測などは，放射線治療の結果不良の予測因子であることが示されている。Montgomery（1999）の最新の研究では，放射線治療を受けた30％の患者は，適応障害かつ／または不安症あるいはうつ状態であると報告されている。化学療法もまた不安や抑うつと強い関連がある。例えば，Middelboeら（1995）の研究では，40％の患者がそれに該当している。このような心理的問題の発生は，予防的な治療としてではなく，肺がんでの例（Hughes, 1985）のように化学療法が症状の改善のための方策としてなされるのならば定率であるのかもしれない。

　がん患者の心理的状態についての系統的研究では，有用な統計的データが示されている。しかし，患者の訴えほど彼らが感じていることをありありと伝えているものは皆無である。57歳の男性は，肺がんの進行に伴って何を感じていたかを次のように語っている

> 最初は，それを信じることも受け入れることもできなかった。……呆然とし，何かの間違いだろうと思った。しかし，心の中では私はがんであると知っていた。……私はとても脅え，落ち込んだ。自分の殻に閉じこもり，誰とも会いたくなかった。妻にでさえ自分が感じていることを話すことができなかった。今もそれはできていない。

36歳の女性は，乳房切除術を受け，その後に化学療法を行ない，長期にわたりタモキシフェンを服用していた。18か月後，彼女は胸骨への転移が見つかった。

> 私の思いをどう表現したらよいか難しい。もちろん怖いし，とてもみじめだ。落胆している。最悪だ。……乳房を切除し，化学療法を受けたが，それも今ではすべてむだになってしまった。

3．関係性の障害

　不安や抑うつに加えて，患者の生活におけるその他の困難感として特に報告されるのは，性機能不全である（例：Norris et al., 1977; Anderson, 1986; Noethouse et al., 1988）。夫婦あるいは近しい関係におけるがんの影響は，それ以前の関係性の質によるところが大きい。がんの衝撃はしばしば，それ以前からあった関係性の問題を悪化

させる。例えば，病気を弱さだと見なす人や，他者をコントロールしようとする傾向のある人，あるいは回避的で困難に直面できない人などは，パートナーの乳がんにうまく対応できず，夫婦の交流を弱めてしまう（Carter et al., 1933）。一方，以前より親密な関係にあると，ダメージを受けることは少なく，がんの恐怖があっても近い関係を保ち，お互いに寄り添うことがいかに重要かについて気づくことができる（Morris et al., 1977; Zucchero, 1998）。良好な夫婦関係は，がんのストレスを緩和し，患者の心理的苦痛を和らげる（Rodrigue & Park, 1996）。

夫婦間の問題ほどには認識されていないが，同様に重要な問題として，乳がんが母－娘の関係に与える影響がある（Lichtman & Taylor, 1986; Wellisch et al., 1992; Zahlis & Lewis, 1988）。特に思春期の娘をもつ母親は，たいへんな拒絶反応を経験することがある。以下は，乳がんをもつある母親の言葉である。

> 私の娘は，わざと私にきつく当たる。彼女は私が片付けることができないとわかっているのにあえて，キッチンに来て散らかすのだ。ある夜，彼女は「家を出ていく」と書き残して出ていった。私たちは，彼女がどこにいるのかわからず，完全にヒステリックになってしまった。
>
> （Lichtman et al., 1985）

4．性機能不全

一般的であるにもかかわらず，十分に知られていないがん患者の困難ごとは，性機能不全である（Schover, 1998）。性の問題は，がんに伴う不安や抑うつ，厳しい治療による心理的・身体的ダメージの結果である。具体的には，外観が変化するような手術，人工肛門形成術，手術による神経障害，骨盤への放射線治療，および化学療法やホルモン療法の副作用などがあげられる。

大腸がんのために人工肛門形成術を受けた64歳の男性は，うつ状態と診断されて紹介されてきた。

> 本当のことを言うと，手術を受けた2月（つまり8か月前）から，ずっとうつ状態だった。外科医を恨んではいけない。彼は，私のがんを切除するという，なすべきことをしただけだ。私はこの袋（人工肛門用のパウチ）が憎い。私はこれになじむことができない。漏れたり，匂ったりすることにいつもビクビクしている。私はどこに行っても何もすることができない。〈あなたの奥様はどう思っているのですか？〉　む……彼女はよかったと思っている……でも本当のことを言えば……。言いがたいが，私はもう男性ではない。このことが何よりも私をつらくさせる。……本当に悲しい。妻は何も問題はないというが，私はそれが嘘だと知っている。妻は私より若い。これまで常に夫婦の性生活を順調に

送ってきた。でも今はそれもすべてない（彼の瞳から涙がこぼれた）。

また，42歳の女性は乳房切除術の1年後の心境について，次のように語った。

> 私はもう完全な女性ではなくなってしまった。夫は私の自信を回復させようとするが，私は自分を魅力的だとはもう思えなくなってしまった。……私は醜い。一度鏡で手術の傷を見たけれど，すぐに顔をそむけてしまった。それ以来，二度と自分の胸を見ることはない。風呂に入るときは上半身を隠して入る。私は決してジムに私の裸を見せない。手術以降セックスをすることもない。それは私たちの関係にとって，大きなストレスとなっている。……ジムは私を愛し，私を求めていると言うが，彼が私に触れたり，今の醜い私の姿を見たりすることに耐えられない。

がん治療の困難さに関する文献では，性機能不全は例外なく無視されているか，短く取り上げられるのみである。多くの医療者が，がんの文脈において性的な問題を議論するのは不適切だと考える節があり，特に高齢の患者は，とても恥ずかしがるので，この話題を扱うことが難しい。しかし，もし医療者が日常的な診察において性的な問題を生活の質（QOL）の問題の一部として取り上げていたとしたら，このような恥ずかしさはあまり問題とはならないであろう。性的な問題に関する情報を得ることの重要性は2つある。1つは，これらの情報は神経温存手術の方略の発展に寄与する。例えば，直腸がんにおける腹会陰切断術から括約筋温存切除術への移行などがあげられる（Williams & Johnston, 1983）。2つ目は，性機能不全の効果的治療は，今や多くの症例に適用可能だからである。

5．一過性の混乱状態

これまで，がん患者における主要な慢性心理的障害について述べてきた。一般的ではないが，一過性の動揺も混乱状態のときには生じる。患者は，集中力や記憶力，時間や場所の同定などに障害が生じて，落ち着きがなくなり，疑い深くなり，騒ぎ，感情的になって混乱する。また，彼らの気分状態はうつ状態から不自然に多幸的な状態に転ずることもある。一過性の混乱状態は，しばしば夜間に悪化する。オピオイド系の鎮痛薬が最も一般的な原因である。他の原因としては，ステロイドや化学療法薬剤（例：シスプラチン，インターフェロン，ビンクリスチン），あるいは1次的または2次的な脳腫瘍の影響，さらには電解質異常やカルチノイド腫瘍，腫瘍随伴症といった代謝障害による脳症がある。混乱状態は進行がんの患者にとりわけよく見られるものである。なお，混乱状態にある症例の約50％は原因が判別できない（Bruera et al., 1990）。

第1章 がん患者が日々感じていること

　一般的な障害としては，原発がんやその再発の情緒的衝撃に起因する不安や抑うつが主要なものであるが，臨床的には薬の副作用に起因する心理的状態との鑑別が難しい。わかりやすい例として乳がんの女性患者をあげると，彼女らの心理的トラウマには，乳房を部分的もしくはすべて失ったことへの悲嘆が複雑に入り混じっている。
　重要なことは，がん患者のおおよそ3分の2は，慢性の心理的障害には至らないということである。一般的な臨床経験として言えば同じタイプで同じステージのがんで同じ治療を受けた2人の患者であっても，それぞれの心理的反応は異なる。以下がその典型例である。

　　ベティは，コンピュータのオペレーターとして働いていた既婚の女性であった。シャワーを浴びているときに胸のしこりに気づき，家庭医に相談したところ，腫瘍医を紹介され，乳がんであると診断された。診断のショックの後，彼女は不安になり，悲しみ，泣き暮れ，眠ることができなくなった。しかし，3週間後，手術の後に化学療法とタモキシフェンの服用が始まり，彼女の不安や抑うつは回復していった。彼女は（夫にも確認したが），上手に対処しており，以前の自分を取り戻したと報告している。

　　ジェーンは，ソーシャルワーカーとして働く43歳の離婚を経験した女性である。彼女もまた胸のしこりを見つけ，その後がんと診断された。ベティと同様に，彼女のがんは早期ステージであり，転移はなかった。ジェーンはベティとまったく同じ治療を受けたが，ジェーンのがんという診断に対する心理的反応はまったく異なっていた。彼女は日に4〜5回は胸のボディーチェックを行なっていた。彼女は，がんに関する侵入思考のために，常に緊張し，落ち着きを失い，普通の生活を送れなくなった。また彼女は，眠れない，食欲がないなどの苦痛を訴えた。さらに週に1回は家庭医を訪れ，がんの再発がないかについて保証を求めてきた。彼女が最初に精神科を受診したときまで，少なくとも4か月の間はこのような苦痛状態にあったと考えられる。

　多くのこのような例が示されている。がんへの心理的反応の個人差は何に起因するのか。この興味深い問いは重要な臨床的課題である。そして，それはまさに有効な心理的セラピーの確立への可能性へと導くものである。我々のこれまでの仕事や他の人たちの取り組み，特にLazarusとFolkman（1984）によるストレスについてのランドマーク的研究では，患者の心理反応は，その患者が，がんへの脅威をどのように認知（評価）するのか，そしてその脅威を緩和するためにどのような対処スキルを発揮するのかが重要な規定因であると示している。本書では，このテーマについて細かく検証するとともに，がん患者のために特化して開発された心理的セラピーについて紹介していく。

第2章
がんへの適応に関する認知モデル

　前章で述べられたベティとジェーンの乳がんの診断に対する反応の違いは，重大な病気に向き合い，その状況に適応していくためには，病気への意味づけが重要な役割を果たすことを示している。どちらの女性も予後は同じように良好であるが，ベティは対処できると考えているのに対して，ジェーンはそう考えていない。診断による混乱や苦悩が生じた後，ベティは治療に積極的に取り組み，自分はがんによって生じた問題に対処することができる，病気から回復することができると信じている。一方，ジェーンは，がんが頭からは離れず，がんが再発するかもしれないという考えに圧倒されていた。適応と対処についての認知モデルでは，ストレスフルな出来事をどう解釈するかが，その後の反応を決すると仮定している（Lazarus & Folkman, 1984; Folkman & Greer, 2000）。がんという問題に直面したとき，ベティのように，がんの診断は乗り越えられる困難だと捉える人もいるだろう。一方で，ジェーンのように，自分では対処できない非常に脅威的なことだと捉える人もいる。他にも，苦痛はすでに終わったと捉える人もいれば，がんを脅威としてではなく，致命的なものだと認知する人もいる。

　がんは，私たちの生活に関する根本的な前提を脅かす。自分自身，世界，対人関係についての信念が，突然，疑わしいものとなる。自分は強い人間だと信じている人は，化学療法のつらい副作用にどのように対処するだろうか。自分の容姿に重要な価値づけをしている人であったら，乳房を切除した自分をどのように捉えるだろうか。世界は穏やかで公平だという信念は，どうなってしまうだろうか。がんと診断されることで問題となる私たちの仮説は，皆に共通するものもあるし，非常に個人的なものもある。生きることについての信念と自分は何者かという信念に対して，病気が与える影響を区別することは重要であろう。

1. 生きることへの脅威

　私たちの3分の1ががんに罹患することはわかっているものの，私たちは，まるで自分には関係ないと考えている。たいていの人は，他者と比較して，自分が病気や犯罪，事故の被害者になる可能性は低いと考えており，将来についての予測は過度に楽観的である（Perloff, 1983, 1987; Taylor & Armor, 1996）。多くの人が，自分の生の終わりをイメージできない。フロイトは，「自分の死をイメージすることはできない。イメージしようとするときには，その事実の中に観客としての存在を感じている」（Freud, 1953）と述べている。研究者の中には，私たちが，通常，自分のことを不死身だと考えていると示唆している人もいる（Janoff-Bulman, 1999）。私たちは，世界というものは，公正な場所であり，コントロールできるものだと信じている。この前提は，がんの診断によって打ち砕かれることになる。Greer（1985）によると，がんの診断を受けたときの反応として，がんの診断を「死の宣告と同じくらい破局的な脅威」として捉えることは，よくあることだ。診断後すぐの時期は，戸惑いや混乱した思考および感情が生じる。情緒的な混乱は，だんだんと鈍化していき，たいてい無感覚になる（「こんなことが私に起きるわけがない」）。認知面から見てみると，これは，自分，世界，将来についての核となる信念によるものである。最初は何が起きたか理解することが難しい。がんの診断後，数週間から数か月経つと，患者は病気が意味する以下の3つの疑問について答えを出し始める。

①どれだけ脅威は大きいのか？
②それについて何ができるのか？
③予後はどうか？

がんの診断を受けることによる脅威は，いくつかの異なる形で解釈される（図2.1

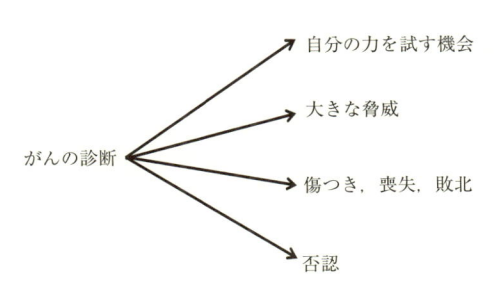

```
                    → 自分の力を試す機会
                    → 大きな脅威
  がんの診断 ───┤
                    → 傷つき，喪失，敗北
                    → 否認
```

❖図2.1　がんの診断についての認知的評価

参照)。すなわち，がんの診断を自分の力を試す機会として捉える，圧倒的，あるいは破壊的に大きな脅威として捉える，そして傷つきや喪失，敗北として捉えるといったかたちである。さらに，脅威の存在を認めない否認という形もある。

がんがその人にとってどのような意味をもつかは，病気への適応を決定する重要な要因である。

LazarusとFolkman（1984）が，ストレス対処過程における認知的評価の役割を示したことによって，人がストレスに対処する過程が明らかになった。ストレスの性質について1次的な認知的評価と2次的な認知的評価がなされる。2次的な認知的評価とは，上記の2番目にある「それについて何ができるのか？」という疑問と同じである。がん患者は，自分あるいは他者が病気の経過をコントロールできる，あるいは変えることができると信じることで変化する。病気をコントロールしようと試みるという対処方法を用いる人は，強いファイティング・スピリットをもち，治ることを信じ，より積極的な対処方法を用いる（Link et al., 2004）。

3つ目の疑問（予後はどうか？）への答えは，最初の2つの疑問への答えから発生する。病気を自分の力を試す機会と捉えれば，患者は楽観的に考えることができる。病気を喪失と捉え，無力感を抱いているとしたら，将来への希望はもてないだろう。このような認知的評価と関連した認知，感情，行動のパターンは，適応スタイルにあらわれる。

GreerとWatson（1987）は，以下の5つの適応スタイルを示した。

①ファイティング・スピリット
②回避あるいは否認
③運命論的態度
④無力感と絶望感
⑤予期的不安

（1）ファイティング・スピリット

病気について自分を試す機会だと捉える人は，病気による結果に対してポジティブな考え方をもつ。彼らは，病気についての正確な（しかし過度ではない）情報を探し，回復に向けて積極的に行動し，可能な限り普通の生活を送ろうとするように，様々な行動をとる。

診断を自分試す機会として認知することで，ストレスをいくらかコントロールすることができ，予後についても楽観的に考えることができる。

ファイティング・スピリットという適応スタイルをもつ患者は以下のような発言をするだろう。

「病気について，くよくよ考えていません」
「いつもどおりの生活を送るようにしています」
「病気は自分を試す機会だと思っています」
「病気について考える暇がないくらい忙しくしています」

（2）回避，否認

　病気による衝撃を否認する人もいる。診断を受けたことの脅威を過小評価することでコントロールの問題はどうでもよいこととなり，予後も良好に捉えることができる。否認には，人生における病気の影響を過小評価するという行動が伴う。
　これらの患者は次のように述べるだろう。

「予防のために乳房切除しただけです」
「重大なことではありません」

　この適応スタイルを意識的に行なうことを**積極的回避**とよび，心理療法においては推奨されている。積極的回避とは，がんについて考えることなく，気ぞらしを用いながら，人生を前向きに生きようとすることである。

（3）運命論的態度

　がんの診断の脅威を小さく捉え，状況をコントロールしようとせず，コントロールできないことを落ち着いて受け入れる，あるいは受け入れるべきだと考える人もいる。彼らは受身的に受容しており，がんと闘うための積極的な方略はとらない。
　彼らは，次のように述べるだろう。

「医師／神／運命にすべて任せています」
「自分の人生に満足しています。残りは余生です」

（4）無力感と絶望感

　この適応スタイルの患者は，がんの脅威に圧倒されている。彼らは，差し迫る生命の喪失や敗北としての病気のことばかりに注意を向けている。がんの診断を，大きな脅威，喪失，あるいは敗北として捉え，状況をコントロールすることはできないと考えている。そして，ネガティブな結果があたかもすでに起きたかのように認知している。がんと闘うための積極的な対処方法はとらず，日常的な活動も減少する。そして，患者はあきらめている。
　無力感と絶望感をもっている人は，次のように述べるだろう。

「自分にできることはありません」
「生き続けることに何の意味があるだろうか」

（5）予期的不安

この適応スタイルでは，不安が主要な感情である。行動面では，強迫的に保証を求める。病気が再発することへの心配に多くの時間を費やし，どんな身体症状もすぐ新しい病気の兆候と認知する。自己判断で保証を求め，新薬を使い，過剰にがんについての情報を探索する。診断は大きな脅威であり，状況をコントロールできるかどうか不明であり，将来を予測することはできないと考えている。

不安にとらわれている患者の典型的な発言は以下の通りである。

「がんの再発や悪化を心配しています」
「こんなことが自分に起こったとは信じがたいです」
「今後，何が起きるかわからないなんて，耐えられない」

（6）適応スタイルと心理的ウェルビーイング

がんに対する態度が，全般的な心理適応と関係することが明らかになっている。初期のがんであれば，将来への楽観的な認知が生活の質（QOL）と関係していることが，乳がん（Carver et al., 1993），頭頸部がん（Allison et al., 2000），前立腺がん（Roesch et al., 2005）で示されている。また，ファイティング・スピリットは，低い不安と抑うつと関連している（Watson et al., 1988, 1990）。病気についてのコントロール感が高い乳がんの女性は，適応がよいことも示されている（Taylor et al., 1984）。最後に，積極的で問題焦点型のコーピングも，適応の良さと関連しており，回避は，適応の悪さと関連している（Heim et al., 1997; Roesch et al., 2005）。

自分ががんにどのように対処するかを女子大学生にイメージしてもらったところ，希望を強くもっている学生は，希望の低い学生に比べて，がんについて知識が豊富であり，希望に特有な対処方法を用いていた（Irving et al., 1998）。無力感と絶望感，あるいは不安にとらわれているなどの適応スタイルをもつがん患者は，抑うつや不安が強いようであった（Osborne et al., 1999）。

2．自己への脅威

がんという診断が恐ろしいのは，死への恐怖ではなく，むしろ，自分の人生に及ぼす病気の影響だという人もいる。病気であるという状態は，死への恐怖よりも対処が難しい。がんの症状は，他の病気と同様に，痛みがあり，つらいものである。また，

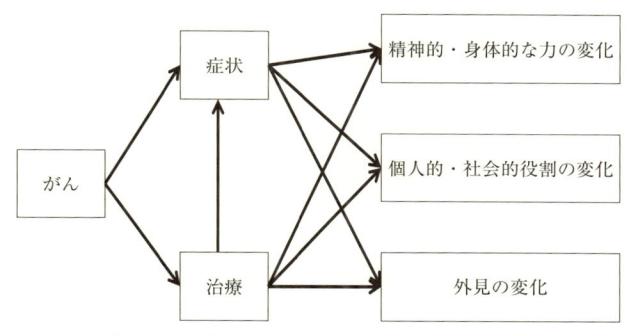

第 2 章　がんへの適応に関する認知モデル

❖図 2.2　がんの診断がもたらすネガティブな影響

治療も苦痛を引き起こす。図 2.2 は，がんの診断がもたらすネガティブな影響を示している。

　病気の症状と，その治療には様々な苦痛が伴い，具体的には，痛みや衰弱，倦怠感，嘔気，嘔吐，集中力の低下，動作の困難が生じる。このことで，患者の生活スタイルは大きく混乱する。一時的にあるいは永続的に，これまで楽しかった活動を減らしたり，断念したりする必要があるかもしれない。このことによって，特定の活動が変化するだけでなく，多くの役割の変化が生じる。働けなくなることもあるだろうし，若い患者では，育児の負荷があまりにも大きくなることもある。身体能力の低下や行動制限によって，患者と家族の両者が家族役割の変化に適応しなくてはならない。患者が元気であっても，放射線治療や化学療法による一時的な脱毛から，外科的治療後の永続的に続く変化まで，治療によって外見は大きく影響を受ける。髪が抜けることは抑うつ，自信の喪失，羞恥心と関係しており，乳がん患者にとって，乳房を失うことよりも大きな苦痛となることがある。女性の 56% が，髪の毛が抜けることが化学療法の副作用で最も不安であると回答し，その不安によって化学療法を拒否するリスクは 8% であった（Freedman, 1994）。乳がんの手術は，長期的にネガティブな影響を生じさせる（Harcourt & Rumsey, 2001）。乳房切除手術の半年後に調査した研究によると，63% の女性は洋服を着ているときは快適に感じているが，服を着ていないときに快適さを感じるのは 21% だけであった（Harcourt et al., 2003）。Moorey（2007）は乳がんがボディイメージに与える影響をレビューしている。

　死への恐怖と同様に，がんが自分の外見に与える影響についても，認知的評価が患者の情緒的反応と関連している。多くの男性は，化学療法の副作用によって髪の毛を失うことを受け入れることができる。それは，男性にとって，はげていることは社会的にも受容されているためである。しかしながら，女性にとっては，外見は社会的に非常に重要であり，髪の毛を失うことは，セルフイメージを大きく脅かす（Freedman, 1984)。がんには他にも，文化的規範とは合致しない特異的な信念体系がある。外見を重視する女性は，たとえ傷は小さくても，小さな皮膚ガンの除去に大きな苦痛を感じる。人生で最も重要なことは仕事をすることだと考えている男性にとっては，たとえがんが治癒すると言われていても，病気の3か月間は破局的な出来事となる。がんは，外見，身体的能力や精神力，そして社会的役割を脅かし，患者本人が重要視する内容によって個々に異なる影響を与える。ここでの「自己への脅威」は，「個人領域への脅威」とも言われる。Beck（1976）は，「個人の感情反応は……その人が出来事を自分の領域に加えるか，取り除くか，自分の領域を危険にさらすものか，侵すものかなど，どのように捉えるかによって異なる」と述べている。個人領域とは，目に見えるか見えないかに関係なく，その人が自分に直接関係していると考えている人生の一側面である（例：家族，友人，専門性，価値，目標）。SilberfarbとGreer（1982）によると，がんに対する感情反応には，不安，怒り，罪悪感，抑うつの4つがある。これらの感情が生じるとき，がん患者は，がんについて特別な解釈を行なっており，個人の領域が脅かされていると捉えている。

（1）不安

不安における重要な要素は，**危険**と**脆弱性**である。

不安を経験したときに，その状況を解釈するためには，このふたつの要素が必要となる。危険とは，その人の身体的あるいは社会的ウェルビーイングが脅かされると認知することである。それに対して，脆弱性とは，脅威に対処する資源が十分にないと認知することである。私たちは，危険性を評価するとき，どれくらいネガティブな出来事が起きるか，そして，もしそれが起きたら，どのような悪いことが生じるかを考慮する。再発の可能性が低くても，再発の結果を非常に恐ろしいものと認知していれば耐え難いこととなる。脅威に対処するための資源があれば不安は消失する。もし腫瘍医が自分のがんを治してくれると信じていれば不安は軽減するが，腫瘍医を信頼していなければ脅威は大きくなる。また，自分自身の対処能力を信じることができなければ恐怖は増大する。

以上のように，がんがもたらす恐怖は死だけではない。身体的問題，外見の変化，障害が生じる可能性などが大きな不安の原因となりうる。パニック障害の患者は身体感覚が警告サインだと信じている。過保護な母親は，もし自分が死んだら子どもたちが対処できるかどうかで頭がいっぱいになる。自立心の強い人は，病気によってコントロールを喪失するとパニックになる。

（2）怒り

怒りの重要な要素は，**不当な攻撃**である。

怒りは，人が自分の領域を侵されたと感じると生じる。身体的な安全が侵されたり，自尊心が傷つくといった直接的なこともあるし，自分が大切にしているルールや価値への間接的な侵害かもしれない。怒りを感じると，まず，直面している脅威が不当であると考える。一方，不安な人は，自分の安全を脅かすものについて心配する。将来の痛みや対処不可能なことに焦点を当てると，不安は増大する。医師が痛みをうまくコントロールしていないと患者が考える，あるいは，自分を苦しめている人生の不当さを考えていると，怒りが生じてくる。ある主体（個人，あるいは個人的でないもの）によって侵害されるという認知があると，怒り反応が生じる。人々は，神に対して自分たちを守ってくれなかったことを怒り，パートナーに対して適切なサポートを与えてくれないことを怒る。病気をもつことで，他者の苦しみを認識するようになり，公共健康サービスの削減や子どもの死について，あたかも自分が直接体験したかのように怒ることもある。

　怒りを感じているときは，外的なものに自分の権利を侵害されることに注意を向けており，個人の脆弱性や欠点に目が向かない。怒りモードに陥ると，病気自体の嫌な影響に対して防衛するようになる。あるホルモン依存性の乳がんの女性は，自分にも権利があると思われる治療を受けられないことについて繰り返し不平を言っていた。これには，ホルモン療法とカウンセリングが含まれていた。彼女は「私は最良の治療を受ける権利がある。もし受けられないのであれば，意図的に受けられないようにされているに違いない」というルールをもっていた。彼女は敵意的な方略によって，病気と闘うためのエネルギーを総動員し，病気の影響に焦点を当てないように防衛していたのである。

　信念が不適応的か否かの判断は，簡単なものではなく，単に信念が不合理であるからといってなされるものではない。先ほどの女性の場合，彼女の怒りは，適応的な機能と不適応的な機能の両方をもっていると考えられる。実際，いくつかの研究で，医師によって「難しい」患者とラベリングされる「敵意を示す患者」は，従順な患者よりも長く生きることが示されている（Derogatis et al., 1979）。一方で，Taylor ら（1984）の研究は，他者を責める乳がんの女性の心理適応は不良であることを示している。患者に近しい人にとって，悲しみや恐怖は受け入れられる感情であるが，怒りの表出は問題となる。

（3）罪悪感

　罪悪感で主要な要素は，**自責**である。

　罪悪感をもつ人は，怒りを感じている人と同様に，責任を分配することに気をつかっている。重要なルールが侵害されており，誰かの責任となる。怒りとの違いは，罪悪感をもつ人は自分自身を責めるという点である。罪悪感は抑うつの症状としても

存在する。しかしながら，自分の経験に意味づけをしようとした結果として，独立した罪悪感が生じることもある。病気の理由を説明するために，自分自身を責め，罪や悪事に対して罰せられていると考えるのである。もし，自分の罪を償う方法や病気に対してコントロールできる方法を見つけられたら，罪悪感を克服することができる。しかしながら，それがうまくいかなければ，過去に固執し，自分の人生を台なしにしたことを反すうする（「もし，あんなことしなければ，病気にならなかったのに」）。「自分は重荷である」「自分は家族に負担をかけている」といった考えも罪悪感につながり，がんが他者に及ぼす影響についても罪の意識を感じる。もし，自分の身近な人がどう感じるかは自分に責任があり，自分の役割は家族が不幸を感じないようにすることだというルールをがん患者がもっていれば，彼らはがんを患ったことについて罪悪感をもつ。家族の苦しみについて，病気自体を責めるのではなく，がんをもつ自分を不公平に責めるのである。

（4）悲しみと抑うつ

悲しみと抑うつの主要な要素は，**喪失あるいは敗北**である。

悲しみのテーマは個人領域の喪失である。がんにおける喪失は身体の一部の喪失，強さや活力の喪失，価値ある役割の喪失など明白である。病気の影響によって生じる実際の喪失によって，それが患者にとって大切なことであれば，抑うつ気分が生じる。髪の毛の喪失は，外見にほとんど価値をおかない人にとっては重要でないし，仕事を辞めるという喪失も一部の人にとっては喜ばしいことかもしれない。個人領域に影響した喪失によって，悲しみが生じる。悲しみや抑うつによって自分をみつめ続けていると，これらがその人の自己概念に統合されていく。

3．がんにおける情報処理

いったん，病気や病気が及ぼす個人への影響についてネガティブな見方をすると，それはずっと維持される傾向にある。一般的に私たちはポジティブ情報に対する選択的バイアスをもっている。TaylorとArmor（1996）によると，人はネガティブな出来事や脅威的な出来事に直面したとき，自己や自分のコントロール，将来への見通しについてポジティブに評価しようとする。ポジティブな認知を取り戻そう，強めようとすることで，逆境における「ポジティブ・イリュージョン」が生じる。例えば，心臓疾患やエイズの患者は，自分を，自分自身よりも不幸に思われる患者と比較する傾向にある（Helgeson & Taylor, 1993; Taylor et al., 1993）。ファイティング・スピリットをもつ人は，実際の状況よりも，自分の予後について楽観的である。これは実際の状況を錯覚しているというわけではなく，グラスを見たときに，半分しかないと捉える

よりも，まだ半分あると捉えることと同じように認知している。がんが自己認知，自己コントロール，そして将来への見方に及ぼす影響をポジティブに捉えるという傾向は，よりよい適応と積極的なコーピングスタイルと関係する（Taylor & Armor, 1996）。確固としたポジティブ・バイアスは，心理的適応を向上させるのに対して，ネガティブ・バイアスは不適応的な適応スタイルをあらわしている。ネガティブなスキーマは，自分自身や自分の生存に対するネガティブな見方を維持するような情報処理を行なう。抑うつや不安になるがん患者は，他の抑うつや不安の患者と同様に情報をゆがめて捉えている。多くの研究で，認知バイアスについて示されている（レビュー論文としてClark & Steer, 1996 を参照）。ネガティブな形に情報をゆがめる過程は，推論の誤りや認知のゆがみと関係し，このことについては，Beck ら（1979）が有名であり，以下のように述べられている。

（1） 全か無か思考
　この認知のゆがみのタイプは，出来事を黒か白かで捉え，グレーを許すことができない。例えば，がんが治らないのであれば，あきらめて死ぬのも同然だと結論づける。病気については治るか，死ぬかのどちらかで捉えたとしても，実際には，数か月から数年は寛解状態であるだろう。運動選手は「フットボールを十分プレイできないのであれば，何も喜びはない」と結論づけるかもしれない。

（2） 選択的抽出
　人は，自分の重要な認知の型にあった情報を選択的に得る。治療の説明において，不安な人は，苦痛や不快についての内容は聞こえているが，うまくいく確率が高いという事実には注意があまり向いていないかもしれない。ある抑うつ的な乳がん患者は，乳房を失うことに焦点を置き，それでもなお夫が性的魅力を感じているという事実には注意が向かない。

（3） 恣意的推論
　がんの予後についての不確実性とは，将来について十分な証拠をもとに判断することができないことを意味する。病気の再発は必然的であり，自分を殺すためだという恣意的な結論を導き出す患者がいるだろう。結論の飛躍と同様に，患者は，他者の考えや動機を恣意的に推論する（マインドリーディング）。問題なく見えることも，何か悪いことを知っていて隠していると解釈する。

（4） 過度の一般化
　この認知のゆがみでは，1つのネガティブな出来事が永遠に続くと考える。例えば，

ある卵巣がんの患者は，退院して，最初に夫とけんかをした。そこから，彼女は「私たちは，ずっとけんかし続けるんだわ。私たちの結婚生活は終わりね」と考えた。

（5）レッテル貼り

レッテル貼りとは，性格の特徴は複雑に入り混じっているという事実を無視することである。その代わりに，単純で包括的な形で定義する。「私は慢性的に病弱なの」「看護師は天使だ」といった発言は，レッテル貼りを表わす。

（6）過大視と過小視

この認知のゆがみは，自分の認知の型に合わせて，知覚する範囲を大きくしたり，小さくしたりする。例えば，抑うつがある場合，寛解する可能性を小さく捉えるだろう。否認している人は，重大な症状を過小評価する（「予防的に乳房を切除しただけ」）。不安な人は，注射の痛みを強く感じるだろう。

このような認知の誤りによって，がん患者は，病気に関する自分の判断を誤って解釈したり，バイアスをかけたりするようになる。不適応的な適応スタイルの場合，このような処理バイアスは，**ネガティブな自動思考**を生み出す。それらは，勝手に意識にのぼってくるものであり，特異的で妥当な考えでもある。これらは，論理性という点で推論の誤りを含んでいるが，ネガティブな自動思考を経験している人は，正確で現実的とも言える。そのため，その考えが不合理であるとわかったときにのみ，ストレスフルな状況から逃れることができるのである。

典型的な自動思考は以下の通りである。

「私は決して再び幸せにはなれません」
「もう闘えません。圧倒されています」
「自分にはどうにもできません」
「私は自分が嫌いです」
「医者は私をモルモットとして使いたいだけなのです」
「私はもはや人間ではありません」

自動思考とは，考えやイメージであり，いつも人の注意の中心にあるわけではないが，意識にアクセスしやすい。自動思考は，感情や行動と関連しており，認知行動療法（CBT）において重要な概念である。力動的心理療法では，無意識の過程を解釈し推論するが，CBTでは，意識的な認知を扱う。夢は無意識への近道であるが，認知は，感情や行動を支配するルールや意味体系を理解するためのものである。

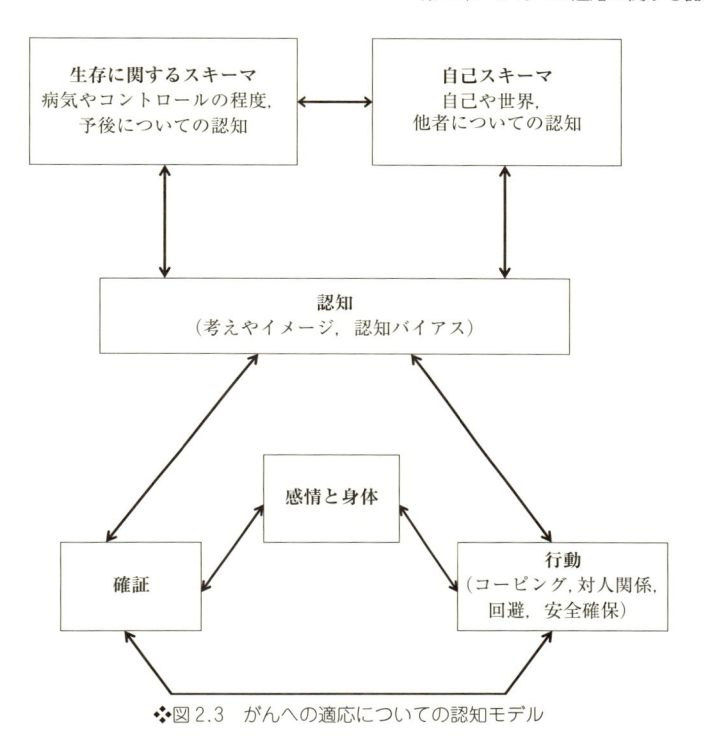

```
          生存に関するスキーマ              自己スキーマ
          病気やコントロールの程度,    ⟷    自己や世界,
          予後についての認知                他者についての認知
                    ↕                           ↕
                        認知
                (考えやイメージ,認知バイアス)

                        感情と身体

          確証                              行動
                                      (コーピング,対人関係,
                                       回避,安全確保)
```

❖図2.3　がんへの適応についての認知モデル

（7）考え，感情，行動，身体

　ここまで，がんへの適応に認知が重要な役割を担っていることを述べてきた。がんにどのような意味づけをするかが，感情や行動の反応，具体的には対処しようとする試みに直接的に影響する。しかし，これらの関係は単に一方向的なものではない。考え，感情，行動，身体の反応は，どれか1つが特に重要というわけではなく，相互が複雑に作用している（図2.3参照）。例えば，「どんな意味があるというのか？　私はもう乗り越えられない。絶望的だ」という考えは，抑うつを強めるだけでなく，意欲をも低下させる。これにより，社会的活動を断念することになる。友人や親しい人に会う機会が減ると同時に，ネガティブな考えをする時間が増え，喜びが減り，絶望的な考えは強まり，感情はさらにネガティブなものになる。抑うつ感情は，疲労感や倦怠感と関連する。これらの身体症状について，絶望感や苦痛を強め，病気を悪化させたと誤って解釈することがある。第4章に，どのように心理的過程ががんの進行に直接的に影響するかを述べている。

4．家族や友人の役割

　がん患者の対人関係は，病気による衝撃と対処能力の両方に影響する。家族関係は，病気によって大きく変化する。病気になると，家族の中での，子どもの世話をする役割や大黒柱として稼ぐ役割，サポートする役割といったことをあきらめなければならない。このことは，家族関係の質に大きく影響する。

　実際に病気によってもたらされた変化による影響は，家族それぞれの個人的な意味づけによって決まってくる。がん患者だけでなく，他の成員にとっても，痛みや衰弱，役割の変化という意味をもつ。このように病気と家族成員との間の相互作用が，家族間の相互作用と同様に複雑にでき上がっていく。

　ソーシャルサポートが，がんというストレッサーに対する緩衝効果をもつという注目すべき指摘がある。広いソーシャルネットワークを有している患者や高いレベルの情緒的サポートを提供されている者は，病気にうまく適応していると予想され，このことはいくつかの研究で支持されている（Helgeson & Cohen, 1996）。**知覚されたソーシャルサポートの大きさと質は，客観的に得られているサポートよりも重要とされている**（Bloom, 1986）。乳がん患者においては，ソーシャルサポートはポジティブなリフレーミングおよび低い自責感と関係している（Kim et al., 2010）。また，情緒的／道具的サポートを多く経験している女性は，希望をもっている。心理的苦痛は，時間経過によるパートナーの情緒的サポートの減少と関係する（Brady & Hegeson, 1999）。また，強い抑うつをもつ女性は，抑うつはあるものの，それが主要な5つのがんの副作用としての主要な5つの症状のレベルではない女性に比べて，より多くのネットワークメンバーを失っていることが示されている（Badger et al., 1999）。

　家族成員が情緒的サポートを提供できるかどうかは，彼らの病気への反応によって異なる。がんに対して助ける方法はないと信じ，非常に恐れている夫では，病気と闘う妻を助けるのには無力であろう。一方で，患者は世話をしてもらわなければならない存在であると考え，患者本人が何かできると期待すべきではないと信じている夫は，妻の良好な機能を制限してしまうだろう。Renneker（1982）によると，がんは治らないと強く信じている夫は，効果のある治療を妻が受けることを妨げる。

　パートナーにおけるがんに対する考えと家族内での役割は，パートナーの情緒的反応を規定する。Coursey ら（1975）は，不安は，患者本人だけよりも，家族成員の中ですぐに増大することを示している。パートナーは，患者と同様に，がんへの反応を経験するが，サポートを提供するために，自分の感情を表に出さないようにしていることがある。治療中の患者は，普段と同じ役割を担うのは難しく，パートナーが抱えるストレスは結果的に大きくなる。その結果，パートナーに抑うつや不安の問題が生

じることがあるが,より多くあるのは,両者の関係性における問題である。例えば,乳がんから肺転移したある患者は,夫婦関係において,これまで主導権を握っていた。彼女の呼吸苦が強まり,能力が低下していくにつれて,彼女の夫は混乱に陥った。彼は,完璧な看護ができるようになり,彼女のベッドサイドにずっと付き添い,彼女の要求すべてに応えていた。しかしながら,定期的に彼自身の依存欲求が現われ,彼は混乱した。その結果,短期的に妻が再び主導的な役割をとり,またその後,夫が妻の要求に応えるというサイクルが繰り返された。この満足し得ない状況は彼女が亡くなるまで続いた。

　他にも,パートナーが行なうストレスへの対処の仕方としてがんの診断を受ける前の行動パターンに固執し,習慣が変化することを拒否し,何も変わっていないふりをするという方法がある。ある乳がん女性の夫は,妻の病気を回避し,無視することによって,ストレスや混乱に対処していた。彼は病院にお見舞いにいくのも拒否していた。妻が家に帰ってきたとき,彼は,妻の病気のことを考慮することなく,妻に対して,以前のように家のことをしたり,子どもの面倒を見ることを求めた。妻は重症ではないものの,疲労を感じ,怖く感じた。夫が病気に向き合えないということは,妻が情緒的問題に対処するのを助けてくれる人は存在しないということを意味する。さらに,夫は,妻に対して,疲労に関係なく,日々の決まった仕事を変わりなく行なうように求めた。

　また,病気によって,対人関係における力のバランスや責任の分配が変わるときに,問題が生じる。この変化は,両者にいらだちを生じさせる。

　がんの性的機能への影響はすでに述べてきた。がん患者は自分自身を性的な魅力が低く,男性性あるいは女性性が低いと捉えている。これらの問題は,コミュケーションの問題が後に続くと悪化する。よくある例としては,夫が妻の乳房切除後に,妻が十分回復しているかわからないために性的関係をもたなくなるというものである。もし夫がその理由を伝えなければ,妻はその夫の行動について,夫が自分に性的魅力を感じていないためだと解釈するかもしれない。彼がセックスに興味を示した際に,妻が拒否をすることで,夫の気持ちは傷つき,さらに性的行為をもとうとしなくなることもある。

　病気における変化によって,もともと存在していた夫婦関係の問題が悪化することもある。これらも認知を用いた説明で理解できる。夫婦は,たいてい,お互いについて現実的でないルールと信念をもとにかかわっている。例えば,「パートナーは言葉で言わなくても大事なことがわかるべきである」と信じているかもしれない。病気の発症によって,パートナーは,患者の感情や症状をすぐに理解し,よく知っていることを期待されるため,このシステムは浮き彫りになる。患者と親しい人,特にパートナーや家族,医者や看護師も,感情状態に大きな影響を受ける。知らない人との関係

も知っている人との関係と同様に重要である。Fichten（1986）が行なった，初対面の身体障害者との相互作用場面で生起される考えを調べた研究では，健康な人との相互作用と比較して，不安が高く，他者に対するネガティブな考えが強く，セルフエフィカシーが低くなることが示されている。おそらく同様の過程が，健康な人が，がん患者，特に明らかな健康上の障害がある患者と会うときにも生じている。羞恥心と不快感によって，がん患者は知人と連絡をとらなくなり，結果的に社会的孤立を強めている。

　多くの関係者が，がんがもたらす障害にどのように対処するかは重要なことである。いくつかの事例では，パートナーががんに罹患した結果，婚姻関係は改善していた（Hughes, 1987）。そして，がんの長期サバイバーの離婚率は，普通の人の離婚率よりも高くない（Fobair et al., 1986）。それゆえ，認知モデルでは，個人の反応に影響する対人関係要因を考慮する必要がある。家族，友人，専門家，見知らぬ人との相互作用はとても重要である。一連の相互作用は，患者と他者の間に生じ，これは，病気がもたらす実際の結果に対する認知と対処能力に影響を及ぼす。これは，柔軟で流動的な過程である。システムの変化は，それが身体的健康に関するゆがみであろうが，受けとるサポートのレベルの違いであろうが，必然的に他の要素に影響する。これらの変化が積極的に認知的に処理され，最終的な心理的反応の決定因となる。第11章では，この理論的枠組みを用いて，がんのストレスに直面している夫婦の心理学的治療をどのように構成するか述べる。

5．適応障害への脆弱性

　CBTではまず，現在のがんによって生じている脅威への反応に焦点を当てるが，それは，認知的評価やコーピング過程における**過去**の経験の影響を無視するという意味ではない。私たちの基本的な世界に対する信念は，子どもの頃の経験によって形作られている。もし養育環境がよければ，たいてい，他者は援助的でサポーティブであり，世界は比較的穏やかで，コントロールできる場所であり，自分たちは価値ある人間であるという考えが育まれる。Janoff-Bulman（1999）は，これらの信念は，トラウマ経験によって，決定的に変化すると指摘している。多くの人は，世界が安全であり，ときに危険でもあることを理解するために，新しい経験を考慮し，世界観を変化させることができる。トラウマティックな出来事の後しばらく経っていても，サバイバーは一般の人よりもポジティブには考えていない（Janoff-Bulman, 1992）。世界は公正でコントロールできるという信念が確かであると思えば思うほど，トラウマティックな出来事を世界観やスキーマに組み込むのは難しくなる。このことは，世界は不公平でコントロールできないという信念に急な変化をもたらし，前章の最初で述べた不適応的な適応スタイルをつくりあげる。

Bartlett（1932）の研究によって認知心理学者は，**スキーマ**の概念を心理的プロセスが世界をどのように認識し，行動を計画するのかを理解する方法として用いるようになった。スキーマは「比較的長く続くテンプレートのような機能をもつ構造であり，積極的に情報を選択し，符号化し，分類し，評価する。明確化によって，関係ある以前の経験が明らかとなる（Kovacs & Beck, 1978, p.00）」と定義されている。がんへの脅威は，個人の存在や自分自身についての基本的信念に関係するスキーマをゆさぶり，新しい信念を修正あるいは形成する。

核となるすべての信念がポジティブなわけではない。愛され，大切にされる経験と並行して，私たちの多くは，人生で，自分の価値や能力，他者への信頼感を疑うようなネガティブな出来事を体験してきている。もし，がんに罹患するという経験によって，このような疑念が正しいとされた場合，潜在的なネガティブ・スキーマが活性化するかもしれない。例えば，ある男性は，子どもの頃，両親が絶えずけんかをし，暴力があったことを経験していた。そのため，彼は，世界は，悪いことが起きる，混乱していて，予想できない場所という基本的な信念を形成していくだろう。しかしながら，彼の人生の過程で，自分が人生をコントロールできれば安全であるという2番目の信念を形成しながら，コントロールを高める対処方略を育むことができる。予想できないがんの罹患は，脆弱な対処方略を脅かし，世界についての核となる信念をつくりかえ，それにより無力感／絶望感，あるいは不安のとらわれが生まれる。他の認知療法家も，過去の経験，内在化する信念，病気への反応が関係する同様のモデルをつくっている（Williams, 1997; White, 2001）。

認知モデルの臨床的妥当性はこの本のパートⅡに広く述べている。次の2つの章は適応スタイルとがん患者における心理療法の効果について概観する。

6．まとめ

①がんは個人の生活の多くの側面をひどく脅かす。
②病気自体の客観的な結果よりもむしろ，病気がどのように解釈されるかが，個人の反応を決定する。
③情緒的反応は，がんが個人領域に与える脅威によって決定する。自己，世界，他者に対して，核となるポジティブな信念をもつことは困難であり，核となるネガティブな信念は活性化する。
④情緒的な反応の内容は，生じている認知過程の視点から理解することができる。
⑤個人の病気への適応は，生じているストレスの解釈と可能な対処方略との間の相互作用の結果である。
⑥個人の病気への適応は，得られる情緒的サポートの質によって影響される。

第3章

認知行動療法は生活の質を改善できるのか

　がん患者に対する心理療法の効果については，かなりのエビデンスが報告されている。これには症例報告や単一事例研究から，綿密に計画された大規模な無作為化比較対照試験（RCT）まで幅広く存在する。しかし，このエビデンスを評価する上ではいくつかの問題がある。なぜなら，研究はすべて同じリサーチクエスチョンで行なわれているわけではなく，対象となる患者も様々な点で異なるため，必ずしも直接的な比較ができるとは限らないからである。実際，「認知行動療法（CBT）は生活の質（QOL）を改善するのか」という問いはあまりに大まかすぎるのである。大部分の研究では，QOLの指標として，不安，抑うつ，あるいは病気への適応を調べているが，対人関係や社会的機能のような因子は詳しく検討されていない。さらに，最近の研究では，不眠や倦怠感のような特定の症状に焦点が当てられている。心理療法はこれらのいくつかの因子には効果を及ぼすかもしれない。また，病気や患者の特徴も治療の効果に影響を及ぼしうるだろう。多くの研究は，様々な特徴のがん患者が入り交じっている。このようなデザインは，がん種によって治療効果が異なったとしても，それらを曖昧にしてしまう可能性があるため，サンプルが大きい場合はサブグループでの分析をするとよいだろう。例えば，Edgarら（1992）は，早期介入のほうが後期介入よりも効果があることを示したが，乳がん患者には当てはまらないことも明らかにした。しかしながら，1つの疾患群を対象に研究しても，その結果を他の疾患群に一般化することは難しい。2つ目に重要な変数としては心理的苦痛度があげられる。たいていの研究は，心理的な病態に関係なくすべての患者を対象に行なわれてきた。しかし，心理療法は，苦痛を抱えている患者のほうがより有効である（Sheard & Maguire, 1999）。実際に，初期の非転移性乳がん患者に対する集団心理療法では，適応のよい（つまり，心理的苦痛のない）患者には，有意な効果は見られなかった（Vos et al., 2007）。

　治療の副作用や病気のステージも心理療法の効果に影響を及ぼしうる。初期の患者や予後が良好な患者に対しては心理療法が役立つが，終末期の患者にはそうではない

かもしれない。研究の対象となる患者のがん種が様々であったり，病気のステージが異なる患者に介入しているため，これらを比較することは容易ではなく，今のところ何かを結論づけることはできない。組織的に計画された調査を行なう特定の研究グループを除き（例：Fawzy & colleagues, Cunningham & Colleagues, Greer & colleagues），多くの報告は1回限りの研究であるため，段階的な方法で知識を蓄えていく必要がある。

我々が用いる介入はCBTであるため，主にCBTの効果に関するエビデンスに焦点を当てる。また，レビューでは無作為化比較対照試験で行なわれた治療のみを含めることとする。

1．個人を対象とした認知行動療法

WeismanとWorden（Weisman et al., 1980）は，がん患者を対象とした心理療法を初めて組織的に行なった。彼らはまず精神的苦痛を測定する心理学的なスクリーニング尺度を作成し（Weisman & Worden, 1977），初発の乳がん，結腸がん，肺がん，女性器がん，ホジキンリンパ腫と悪性黒色腫の患者を評価した。3分の1の患者（$n=125$）に精神的苦痛のリスクが高いことが示されたが，結果的に59名しか心理療法を受けず，28名は参加を拒否し，38名は他の理由で除外された。

患者は4セッションのコンサルテーションセラピー，または，認知的スキル・トレーニングに無作為に割り当てられた。コンサルテーションセラピーは，可能であれば対面しながら，患者が問題に気づくことを助け，その問題に関連した感情について話し合うことを促し，問題解決方法を探していくことから構成されていた。そして，患者自身の自己管理能力に重点が置かれていた。この患者中心の個別アプローチと，心理社会的問題解決プロセスに焦点を当てた認知的スキル・トレーニングを比較した。認知的スキル・トレーニングでは，セラピストが，がんに関連した問題やそれらの解決法について描かれたカードを用いながら，段階的な問題解決アプローチを教えた。患者はこのアプローチを練習し，自身の問題へ適用する方法を学んだ。認知的スキル・トレーニングにはリラクセーション・トレーニングも含まれていた。患者はリラクセーションと問題解決に関するホームワークを行なった。どちらの療法にも補助的心理療法（APT：がん患者に対する短期認知行動療法）の要素が含まれていた。認知的スキル・トレーニングには，特定の構造化されたCBT技法が含まれており，コンサルテーションセラピーには，問題解決，情動表出，自己管理の強化が含まれていた。

この精神的苦痛を抱えるリスクが高い患者を調べた先行研究では，治療群の患者と未治療群の患者の比較を行なった。診断から2～6か月後の患者において，精神的苦痛の緩和と心理社会的問題解決の改善には2つの心理的介入が同じように有効であることが明らかになった。この研究は，腫瘍学における心理社会的研究として，また，

精神的苦痛のスクリーニング尺度を作成することや，治療について詳細に記述すること，治療に無作為に割り当てること，さらには，未治療統制群を設定したことなどにおいて画期的な研究であった。しかし，方法論的に2つの欠点もあった。

① 先行研究から未治療統制群を抽出したため，無作為に割り当てられていない。
② 全対象者（$n=125$）のうち，実際に治療に参加したのは50％以下（$n=59$）だった。

Linnら（1982）は，余命が3〜12か月と告げられた男性がん患者の適応に関して，カウンセリングの効果を調査した。患者は治療群あるいは未治療統制群に無作為に割り当てられた。カウンセリングはCBTではないものの，APTで用いられるような非指示的な方法と認知行動的な方法が含まれていた。セラピストは，患者の否認を減らし，期待感を維持し，有意義な活動を促し，達成感を強め，自尊感情を高めるよう試みた。この研究では，末期あるいはターミナルの治療に沿って，すること（doing）と同様に一緒にいること（being with）を取り入れた心理療法を実施した。ただ単に傾聴すること，理解すること，患者の側で静かに座っていることでさえも，治療の要素である……セラピストは，患者が亡くなるときに側にいることもあるのだ。研究の結果，カウンセリング開始3か月後に，治療群は未治療統制群と比べて，抑うつが軽減し，自尊感情と内的統制力が高まった。

Edgaら（1992）は，診断後1年間のうち，早い時期にCBTを行なった群と遅い時期にCBTを行なった群を比較するという興味深い研究デザインを用いた。様々ながん種の患者205名に，診断後できる限り早くコンタクトをとり，すぐに治療を受ける早期介入群と4か月後に治療を受ける後期介入群に無作為に割り当てた。早期介入群は診断後平均11週から治療を開始し，後期介入群は診断から28週後に治療を開始した。介入は1セッション1時間，合計5つのセッションで構成されており，看護師が実施した。介入においては，問題解決，目標設定，認知再構成法，リラクセーション・トレーニングなどの技法が使われた。また，様々な資源を有効に使うための学際的なワークショップが4か月ごとに行なわれた。

診断4か月後（早期介入群はCBTを受けているが，後期介入群はCBTを受けていない時期），両群に差は見られなかった。診断8か月後，後期介入群は抑うつ，不安や心配が有意に軽減した。12か月後，後期介入群のほうが病気に関する心配が少なかったが，それ以外は治療群間で差が見られなかった。残念ながら，この研究には通常の治療のみを行なう群が含まれておらず，適応の自然経過の実態を明らかにすることはできなかったため，2種類の介入法が，まったく介入しない場合よりも長期的な効果があるのかはわからない。得られた結果から，診断後1年では，早い時期に

CBTで介入するよりも，後から介入したほうが，より早く苦痛を緩和することができることが示された（ただし，疾患ごとの解析では，乳がん患者において両群ともに同等の効果が示された）。筆者らはこの結果について，患者は診断後に気持ちの整理が必要となるが，あまりに打ちのめされるため，数か月はコーピングスキル・トレーニングの効果を実感できないのではないかと考えた。そのため，このアプローチを最初の数か月間に行なう場合は，患者が対処方略を用いることができるまで続ける必要があると提案している。また，代替案として，補助的心理療法（APT）で行なったように，より感情に基づいた内容を伝統的なCBTの構造に組み入れるとよいのかもしれない（第7章参照）。

Elsesserら（1994）は，様々ながん種の患者を対象に，不安のマネジメントとストレス免疫訓練を組み合わせた群と，ウェイティングリスト群を比較する小規模な研究を実施した。その結果，治療群の心理学的変数にほとんど改善は見られなかった。

2．補助的心理療法の無作為化比較対照試験

我々の治療の最初の評価は，APTと通常の治療を比較した前向き無作為化比較対照試験であった（Greer et al., 1992）。王立マーズデン病院に通う18歳から74歳までの初発，あるいは，初回再発のがん患者を対象に心理的な病態について調査した。フォローアップ時のサンプル数が必要であったため，生命予後が少なくとも12か月以上の患者を対象とし，Hospital Anxiety and Depression Scale（HADS）とMental Adjustment to Cancer Scale（MACS）への回答を求めた。HADSの不安尺度の得点が10点以上の患者，あるいは，HADSの抑うつ尺度の得点が8点以上の患者，あるいは，MACSの無力感／絶望感得点が高い患者，さらには，ファイティング・スピリット得点の低い患者が研究の対象者となった。同意の得られた患者を，6セッションのAPT群，または，未治療統制群に無作為に割り当てた。統制群の患者は病院の通常のサポートを受けることができたが，構造化された介入は受けられなかった。主な結果指標はHADS, MACS, Rotterdam Symptom Checklist（RSCL），Psychosocial Adjustment to Illness Scale（PAIS）であった。アセスメントは，治療開始前，8週間後，4か月後のフォローアップ時に行なわれた。合計で174名の患者が研究に参加し，156名（90％）が8週間の介入を完了した。4か月後のフォローアップまで回答したのは137名（79％）であった。8週間後，治療群は統制群よりもファイティング・スピリットの得点が有意に高く，無力感，予期的不安，運命論的態度，不安，精神症状，ヘルスケアへの態度の得点が有意に低いことが示された。4か月後，治療群は統制群よりも不安，精神症状，心理的苦痛の得点が有意に低いことが示された。臨床的に深刻な不安症状を呈する患者の割合に関しては，治療群では治療開始前が46％，8週

第Ⅰ部　がんの心理学

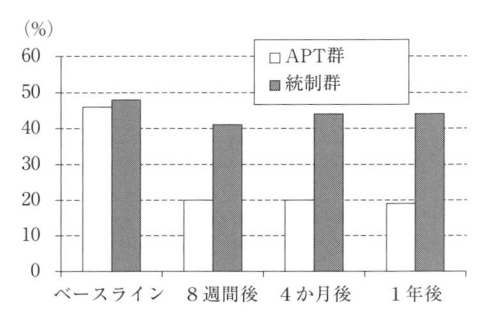

❖図3.1　治療群と統制群においてHADS不安尺度得点が10以上であった患者の割合

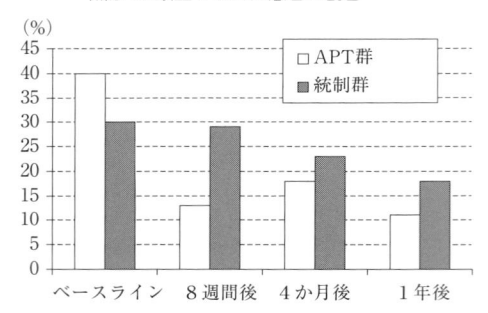

❖図3.2　治療群と統制群においてHADS抑うつ尺度得点が8以上であった患者の割合

間後が20％，4か月後は20％と減少した。一方で，統制群では治療開始前が48％，8週間後が41％，4か月後が43％であった。うつ状態の患者の割合に関しては，治療群では治療開始前が40％，8週間後が13％，4か月後が18％であった。統制群では治療開始前が30％，8週間後が29％，4か月後が23％であった。治療開始前から1年後のPAIS得点の変化にも有意な差が見られ，治療群における無力感と不安得点の変化に有意傾向が見られた（Moorey et al., 1994）。臨床症状としての不安が見られたのは，統制群が44％であったのに対して，治療群では19％の患者のみであった（図3.1，3.2を参照）。

　この研究では拒否率の高さが目立っている。その理由について調べてみると，ステージⅠの患者が最も参加を拒否する傾向が高かった。病気が重篤ではなかったり，追加治療がなかったり，あるいは，身体症状が少ない患者は参加しない傾向にあるのかもしれない。また，予期的不安が高い男性患者ほど参加を希望する傾向も見られた。

　APTは病院の通常のサポートよりも効果的であることが示されたため，次の段階として，臨床現場における治療群と未治療統制群の比較を行なった（Moorey et al.,

30

1998）。患者は王立マーズデン病院の精神科クリニックから抽出された。精神医学的評価を依頼されたがん患者の中で適応障害の基準を満たした者が，APT を 8 週間受ける群，もしくは，支持的カウンセリングを 8 週間受ける群に無作為に割り当てられた。支持的カウンセリング（APT と同様に，毎週個別で実施し，適宜，患者のパートナーも参加した）では，セラピストの時間や注意，特定の問題に偏らないことなどを調整し，APT の主要な構成要素と考えられる技法は除外するよう計画された。共感的な治療関係の中で感情表出を促すために非指示的な技法が用いられた。がんについて，また，がんに対する自然な情動反応についての情報は，患者が希望したり，セッションで必要と判断されたときに提供した。カウンセリングのセッションにはアジェンダがなく，非構造的であった。認知的・行動的技法は用いられず，ホームワークも出されなかった。どちらの群のセラピストも CBT に忠実であり，ロジャース派のセラピストとしての訓練を受けていなかったため，厳密には APT と他の治療法の比較とは言えないかもしれない。しかし，この支持的カウンセリングは，心理的苦痛を抱えた多くのがん患者が，看護師や他の専門家から通常受けるようなカウンセリングに近いと考えられる。

　この研究においても，最初の研究と類似した指標が用いられた。HADS と MACS に加え，APT で教わる対処方略の種類を測定する Cancer Coping Questionnaire（CCQ）への回答を求めた。不安やうつに対する CBT で一般的に用いられる尺度である，State-Trait Anxiety Inventory（STAI; Spielberger et al., 1970）や Beck Depression Inventory（BDI; Beck et al., 1961）も測定したため，他の CBT 研究との比較もできるかもしれない。

　治療開始前のアセスメントから 8 週間後，APT 群は支持的カウンセリング群と比較して，ファイティング・スピリット，無力感，がんへの対処，不安，問題の同定において有意な変化が見られた。治療開始前のアセスメントから 4 か月後，APT 群は支持的カウンセリング群と比較して，ファイティング・スピリット，がんへの対処，不安，問題の同定において有意な変化が見られた。残念なことに，フォローアップでは十分な回答数が得られなかった（患者の体調がすぐれなかったり，患者が病院から離れたため）。しかし，APT の効果が単に非特異的な要因にだけ影響するわけではないことが示されたことは心強い結果である。支持的カウンセリング群ではなく APT 群に CCQ の変化が見られたことは，CBT により患者が考え方を学び，対処方略を用いるようになったことを示している。

　Moynihan ら（1998）は精巣がん患者に APT を実施し評価した。最初の研究では心理的苦痛を抱えているすべてのがん患者を対象にしたが，この研究では単一疾患に焦点を絞り，APT は患者に効果があるかどうか，患者が心理的苦痛を抱えているかどうかについて調べた。王立マーズデン病院の精巣腫瘍科に通院していた患者を，6 週

間のAPT群，または，通常の治療群に無作為に割り当てた。184名の中から73名（40％）の患者が参加に同意し，81名の患者（44％）は参加を希望しなかったものの，アセスメントには同意した。30名の患者はいっさいの参加を希望しなかった。結果はHADSのみ報告された。治療群において，ベースラインから2か月後に不安得点が変化する傾向が見られたが，疾患関連因子を調整すると変化は見られなかった。ベースラインから12か月後は，治療群の得点が変化する傾向が見られた。研究者らはこれらの結果について，精巣がん患者にはかなりの対処能力があったため，日常的な心理的サポートでは効果が見られなかったと考えている。表3.1はがん患者に対する個別CBTの結果をまとめている。

3．集団心理教育

　HeinrichとSchag（1985）は，患者やそのパートナーのための心理教育プログラムと，現在利用できるその他のケアの比較を行なった。494名の患者をスクリーニングしたところ，92名が適格基準（カルノフスキー得点が70点以上，年齢は25〜27歳，主要な認知障害がないこと，主要な精神疾患がないこと，病院から50マイル以内に住んでいること）を満たした。個別に81名とコンタクトをとり，最終的に70名の患者が研究に参加した。51名の患者は介入前後の評価のみ回答した。患者の大半はがんに罹患して2年以上経過していた。介入は構造化された小集団のプログラムであった。グループの目的は，患者やそのパートナーに対して，がんやその影響に関する情報を与え，コーピングスキルを教えることであった。グループは，がんの情報と教育，リラクセーション・トレーニング，Weismanら（1980）の認知療法を改編したもの，および，問題解決と活動管理が含まれていた。活動管理には，ウォーキングエクササイズなどの要素が含まれており，個人やカップルにとって前向きで意味のある活動を増やすことを目的としていた。

　どちらの群も一連の介入により改善し，適応尺度に有意な差は見られなかった。患者やパートナーのがん情報テストの得点が向上したため，教育的な要素を治療に含めることは有効であると考えられる。介入直後と2か月のフォローアップにおいて，治療群の医療場面でのコーピングと目標達成によい影響が見られた。患者もそのパートナーも，がんに関する教育とリラクセーション・トレーニングが治療で最も役立つ要素であったと述べた。この介入では患者と同様にパートナーも対象としていたが，参加候補となる51名のパートナーのうち，実際に参加したのは，治療群で12名，統制群で13名のみであった。

　TelchとTelch（1986）は，がん種やステージが様々な外来患者41名を無作為に3群に割り当て，コーピングスキル教育群，支持的療法群，未治療統制群とした。コー

第 3 章　認知行動療法は生活の質を改善できるのか

❖表 3.1　がん患者に対する個別 CBT の無作為化試験

研究	介入	n	がん種	病期	対象者	結果	フォローアップ
Linn et al. (1982)	カウンセリング vs. 統制群	120	様々ながん種の男性	進行がん予後 3〜12 か月	全ての患者 CBT > NTC	なし	なし
Weissman et al. (1980)	4 セッションからなる 2 つの CBT の比較：CST vs. CT	59	様々ながん種	初発	心理的苦痛のりスクが高い患者	診断 2〜6 か月後：CST = CT	なし
Edgar et al. (1992)	5 セッションのコーピングスキルトレーニング：早期介入群 (EI) vs. 後期介入群 (LI)	205	様々ながん種	初発	全ての患者	4 か月：EI = LI	8 か月：LI > EI 1 年：LI > EI
Greer et al. (1992) Moorey et al. (1994)	6 セッションの APT vs. 通常の治療	168	様々ながん種	初発	不安や抑うつのレベルが高い患者	CBT > NTC	1 年：CBT > NTC
Elsesser 1994)	6 セッションの不安マネジメント訓練とストレス免疫訓練	27	悪性黒色腫	初発、再発	全ての患者	CBT > NTC 効果はわずか	なし
Fawzy et al. (1996)	6 セッションの集団 CBT vs. アセスメント単独	104	悪性黒色腫	全ての病期	全ての患者	集団 CBT = 個別 CBT > NTC	1 年：集団 CBT > 個別 CBT = NTC コーピングスキルと混乱
Moynihan et al. (1998)	6 セッションの APT	73	精巣がん	初発	全ての患者	CBT = NTC	1 年：統制群 > CBT
Moorey et al. (1998)	8 セッションの APT vs. 支持的療法	47	様々ながん種	全ての病期	精神腫瘍科外来サービスから紹介された患者	CBT > ST	2 か月：CBT > ST
Doorenbos et al. (2005)	対面 5 回と電話 5 回のセッション vs. 通常の治療	237	様々ながん種	化学療法中の初期がん	腫瘍科外来の患者	CBT > NTC 症状制限	なし

注：APT：補助的心理療法　　ST：支持的療法　　NTC：未治療統制群　　CST：認知的スキルトレーニング　　CT：コンサルテーションセラピー　　EI：早期介入　　LI：後期介入

33

ピングスキル教育は各セッション90分，合計6セッションから構成された。週に1度，以下の5つの中から1つを選んで心理教育を行なった。

①リラクセーションとストレスマネジメント
②コミュニケーションとアサーション
③問題解決と建設的な思考
④感情のマネジメント
⑤楽しい活動の計画

　参加者は構造化されたエクササイズを用いてセッション内でスキルのリハーサルを行ない，ホームワークで練習した。それに対して，支持的療法は構造化されていなかった。グループのリーダーがファシリテーターを務め，無力感やコントロール感の喪失などのテーマに従って，それぞれの気持ちや考えを話し合った。
　支持的療法を受けた患者はほとんど改善が見られなかったのに対し，未治療統制群は心理的適応が悪化した。コーピングスキル教育群は他の2群より有意に改善が見られた。改善が見られたのは，感情面，仕事への満足度，社会活動，外見，性的親密さ，コミュニケーション，医療への対処などの領域であった。患者はホームワークで日記をつけ，日常で用いたコーピングスキルについて記録した。研究者たちは，支持的療法の効果が弱かった理由として，患者の属性が様々であったこと，介入期間が短すぎて集団がまとまらなかった可能性をあげている。この研究は多くの点で優れているが，患者の機能に遅発性の効果が見られる可能性があることを考えると（実際にFawzy & Fawzy, 1994で示された），介入後のフォローアップがなかったことは深刻な欠点であった。
　Cunninghamとその同僚たちは，20年以上にわたり，がんに対するコーピングの心理教育的アプローチに関して体系的に評価している。彼らの短期的な介入は，1回2時間，6週間のセッションから構成されている。各セッションの最初の1時間は講義形式（特定のコーピングスキル，リラクセーション，心的イメージの活用，認知再構成法，目標設定や問題解決について学ぶ）で，後半の1時間は支持的（経験や気持ちを共有する）に行なわれた。参加者はワークブックと2つのテープを渡され，宿題としてセッションで学んだスキルの練習を促された。
　このアプローチを用いた彼らの最初の比較研究（Cunningham & Tocco, 1989）は，支持的療法と心理教育を組み合わせた群と，支持的療法を6週間単独で行なった群を比較したものであった。患者はコーピングスキル・トレーニングプログラムに紹介された60名の患者であった。患者の属性は不均一であった（様々ながん種，50％が再発，50％が現在治療中の患者）。アセスメントは治療の最初と最後，治療終了2〜3

週間後に実施した。53名の患者がプログラムを完了した。どちらの群も心理的適応は有意に改善したが、心理教育群のほうがより効果が高かった。無作為化されていない別の群の患者39名はコーピングスキル・トレーニングを受け、気分の改善は3か月後のフォローアップまで持続した。これらの結果は、セルフエフィカシーの変化が介在しており（Cunningham et al., 1991）、様々な種類のがんやステージに適用することが可能であり、また、背景が異なるセラピストが実施できると考えられる（Cunningham et al., 1993）。

　患者が6週間のセッションを受けることは、治療施設が遠かったり、治療の副作用があったりして難しい場合があることが示されたため、研究チームは週末に集中的に行なう群を考案した。どちらの介入も統計的に有意な改善が見られ、多くの参加者の体調が悪化したにもかかわらず、3か月後のフォローアップまで効果は維持された（Cunningham et al., 1995）。転移性乳がんサバイバーの女性に対する長期的な集団療法の効果を示したSpeigelら（1989；第4章を参照）に続き、Cunninghamらは自身のプログラムの長期的な効果を評価した（Edmond et al., 1999）。長期的介入群は、自宅でCBTの課題を20週行ないながら、1セッション2時間、35週のサポートグループに参加し、週末に集中的にコーピングスキルを学習した。インテーク面接に参加した130名の患者のうち、66名が無作為に割り当てられた。30名が介入群、36名が統制群であった。統制群は通常の治療を受け、コーピングスキル・トレーニングに関するワークブックとオーディオテープを渡された。長期介入を行なった患者は、統制群と比べて、予期的不安が強く、無力感は少なかったが、気分状態やQOLに改善は見られなかった。研究者らは、介入群の女性により臨床的な変化が見られたことを報告しているが、従来の心理社会的適応尺度を用いた検討はしていなかった。

　その他の心理教育的な集団介入としては、Fawzyらの研究（Fawzy & Fawzy, 1994）がある。7～10名の患者で構成されたグループに対して1回90分、6週にわたり、以下の4つの要素を実施した。

①健康教育
②病気に関連した問題解決スキルの向上
③ストレスマネジメント（リラクセーションも含む）
④心理的サポート

　治療は悪性黒色腫の患者に対して行なわれた。ステージ1、2（原発性もしくは局所リンパ節転移）の患者80名を、治療群または未治療統制群に無作為に割り当てた。治療群では2名の患者が分析から除外された（1名は介入早期に亡くなり、もう1名はうつ病であった）。統制群では12名の患者が除外された（10名は統制群に割り当

てられたことを知らされたときに参加を拒否し，2名はデータに不備があった)。アセスメントはベースライン，介入6週間後，6か月後に行なわれた。介入終了時，Profile of Mood States（POMS; McNair et al., 1971）の活気尺度にのみ有意な差が見られた。6か月後のフォローアップでは，介入群において，POMSの抑うつ－落ち込み，疲労－無力感，混乱－困惑，および，合計得点が有意に低いことが示された。介入終了時，介入群は統制群と比較して積極的行動的コーピングが多く見られ，6か月後には積極的行動的コーピング，積極的認知的コーピングが多く見られた。この短期的介入はフォローアップにおいて著しい改善が見られ，生存率に対する効果も示された（Fawzy et al., 1993；第4章を参照）。この研究の方法論的限界として，包括解析（ITT）デザインではないこと，2つの群で脱落率が異なることがあげられる。統計解析を行なうためには，特定の群に無作為に割り当てられたすべての者を分析に含める必要がある。統制群で脱落した25%の患者には，年齢，性別，病気の程度，その他の属性において違いが見られなかったが，だからといって参加者と同一であったとは言えない。また，参加者には明らかにファイティング・スピリットがあり，自身の対処方略により6か月後のフォローアップで心理的適応が向上した可能性がある。これは，統制群に残った人の心理的予後がよくないことを意味しているかもしれない。Fawzyら（1996）は個人療法と集団療法を比較し，集団療法のほうが優れていることを示している。

マインドフルネス瞑想は仏教の瞑想法から発展したものであり，不安障害（Kabat-Zinn et al., 1992）や慢性疼痛（Kabat-Zinn et al., 1985）の治療に役立つことが示されている。マインドフルネス瞑想では，その瞬間の感覚や考えに対して客観的に意識を傾けることを習得する。Speca（1999）は90名のがん患者を，マインドフルネスストレス低減プログラムを7週間行なう群と，ウェイティングリスト群に無作為に割り当てた。介入群の患者はPOMSの合計得点，抑うつ，不安，敵意，混乱の下位尺度において低い得点を示し，活力尺度において高い得点を示した。これらの結果は，POMSを効果指標として用いた他のCBT研究に引けをとらない（Cunningham & Tocco, 1989; Fawzy et al., 1990a）。

4．集団認知行動療法

集団心理教育はかなり構造化された，講義中心の介入である。より柔軟性のある認知行動的な集団介入の効果を調べた3つの研究がある。そのうちの2つ（Bottomley et al., 1996; Edelman et al., 1999a, b）は特にAPTの技法を取り入れている。

EvansとConnis（1995）は，放射線治療を受けているうつ状態のがん患者に対して集団認知行動療法と支持的療法を実施し，その効果を比較した。うつ状態のがん患者

72名を，認知行動療法（CBT）群，ソーシャルサポート群，未治療統制群の3群に無作為に割り当てた。その結果，CBT群とソーシャルサポート群は未治療統制群と比べて，抑うつ，敵意，身体症状が軽減した。ソーシャルサポート群では，精神症状，不適応的な対人過敏性や不安も減少した。どちらの介入も心理社会的機能が改善したが，6か月後のフォローアップでは，ソーシャルサポート群の患者が最も変化が大きいことが示された。

Bottomleyら（1996）は予備的研究を行ない，心理的苦痛を抱えている31名の初発がん患者を対象に，CBT群とソーシャルサポート群の比較を行なった。14名の患者が治療を拒否したため，彼らを非介入群とした。9名の患者がCBT群に，8名の患者がソーシャルサポート群に割り当てられた。8週間の介入後，どちらの介入群も心理状態とコーピングスタイルにわずかな改善が見られた。CBT群の患者のコーピングスタイルは，他の2群の患者のコーピングスタイルより有意に改善された。3か月後のフォローアップでは2つの介入群に有意な差は見られなかったが，これはCBT群の2名の患者が亡くなったことが原因かもしれない。

Edekmanら（1999b）は，原発性乳がんの女性患者を対象に，CBTと支持的療法の比較を行なった。60名の女性を，12セッションの集団CBT群と支持的療法群に無作為に割り当てた。どちらの群も抑うつ，QOL，自尊感情において改善が見られたが，CBT群のほうが支持的療法群よりもQOLと自尊感情において有意に改善していた。しかし，支持的療法を上回るCBTの効果は，4か月後のフォローアップまでは続かなかった。

最新の研究では，CBT（Antoni et al., 2001; Kissane et al., 2003; Antoni et al., 2006），情動焦点型夫婦療法（Manne et al., 2005; McLean et al., 2008），マインドフルネスストレス低減法（Lenfacher et al., 2009），意味づけに対する介入（Lee et al., 2006）などの心理的介入が，がん患者のQOLを改善する可能性について検討されている。しかし，原発性乳がんの女性患者を対象とした支持的感情表出的グループ療法の無作為化比較対照試験の結果からは，心理的苦痛はいっさい改善されないことが示された（Classen et al., 2008）。

我々の知見には2つの大きなギャップがある。1つは，異なる心理的介入を比較する際に無作為化されていないことである。もう1つは，思春期患者のQOLについて十分に検討されていないことである（Dana et al., 2009）。方法論的に適切な研究は4本のみ出されており，その中で1つだけが，がんに関連した問題への対処法に改善が見られたことを報告している。残りの研究では，心理的苦痛や心理的機能に関して有意な変化は見られなかったことを明らかにしている。表3.2は集団介入の結果をまとめている。

第Ⅰ部　がんの心理学

表3.2　がん患者に対する集団CBTの無作為化試験

研究	介入	n	がん種	病期	対象者	結果	フォローアップ
Heinrich & Schag (1985)	6セッションのストレス・活動性マネジメント vs. 現在利用できるケア	51	よく見られるがん	様々な病期	全ての患者	CBT = NTC　両群とも心理社会的適応の改善が見られた	2か月：CBT > NTC　医学的状態に対する対処、目標達成
Telch & Telch (1986)	6セッションの集団コーピングスキル教育 vs. 集団支持的療法	41	様々ながん種	様々な病期：カルノフスキー指数 > 70	心理的苦痛を抱えた患者	CBT > ST > NTC　NTC群は悪化	なし
Cunningham et al. (1989)	6セッションの集団心理教育 vs. 支持的なディスカッション	53	様々な種類や病期のがん	様々な病期	紹介された患者	CBT > ST	なし
Fawzy et al. (1990, 1993)	6セッションの集団CBT vs. 標準的な治療	68	悪性メラノーマ	初発	全ての患者	CBT > NTC	6か月：CBT > NTC
Evans & Connis (1995)	集団CBT vs. ソーシャルサポート vs. 未治療統制群	72	様々ながん種	様々な病期	化学療法中でうつ状態の患者	(CBT = ST) > NTC　抑うつ、敵意、身体症状　ST > NTC　精神症状	6か月：ST > CBT > NTC
Bottomley et al. (1996)	8セッションの集団CBT vs. 支持的療法 vs. 未介入群	31	様々ながん種	初発	心理的苦痛を抱える患者	CBT = ST	3か月：CBT = ST
Edelman et al. (1999)	8セッションの集団CBT vs. 通常のケア	124	乳がん	転移性	全ての患者	CST > NTC　気分、自尊感情	3・6か月：CBT = NTC
Edelman et al. (1999)	12セッションの集団CBT vs. 支持的療法	60	乳がん	初発	全ての患者	CBT > ST　QOL、自尊感情	4か月：CBT = ST
Edmonds et al. (1999)	35セッションの週末集団支持・CBT療法 vs. 通常ケア	66	乳がん	転移性	全ての患者	支持・CBT = NTC	支持・CBT = NTC
Speca et al. (2000)	7セッションのMMBSR vs. ウェイティングリスト群	90	様々ながん種	様々な病期	全ての患者	MSBR > NTC	なし
Antoni et al. (2001)	10週のストレスマネジメントプログラム vs. NTC	100	乳がん	初発	全ての患者	CBT > NTC　抑うつのみ	3か月：CBT > NTC　楽観性、意味発見
Kissane et al. (2003)	20セッションの集団認知・実存療法 + 3回のリラクゼーション vs. 3回のリラクセーション	303	乳がん	初期の化学療法中	全ての患者	CBT = 統制群　CBT群は不安改善傾向	なし
Antoni et al. (2006)	10週のストレスマネジメントプログラム vs. NTC	199	乳がん	初期	全ての患者	CBT > NTC	1年：CBT > NTC
Lengacher et al. (2009)	6週のMMBSRプログラム	84	乳がん	ステージ 0～1	全ての患者	MBSR > NTC　抑うつ、不安、再発不安	なし

注）ST：支持療法　　NTC：未治療統制群　　MMBSR：マインドフルネスストレス低減法

5．電話療法

　看護師による電話療法は，認知行動的スキルを広める方法として潜在的な価値がある。乳がんサバイバーである黒人と白人の高齢女性を4週間の電話セッション，または通常のケアに無作為に割り当て研究を行なった（Misshel et al., 2005）。介入では，再発不安に対処するための認知行動的な方略を録音したテープと，治療の長期的な副作用への理解と対応に関する自助マニュアルが渡された。女性たちは，不安のきっかけ（乳がんについての記憶や感情，心配事を思い出させるような場所，出来事，環境）を認識すること，そして，不安に対処するためのコーピングスキル（リラクセーション，気ぞらし，セルフトーク）の使い方を教わった。マニュアルは，倦怠感，リンパ浮腫，痛みやその他の症状に対処するための情報源であった。介入により不安が減少し，20か月後のフォローアップまで維持されていた（Gil et al., 2006）。Doorenbosら（2005）は，化学療法を行なっている初発がん患者が治療による症状に対処できるよう支援することを目的とし，看護師との対面式セッションを5回，電話セッションを5回実施した。この認知行動的介入により，症状が抑えられたことが示された。他の乳がん患者に対する電話介入研究では，ごく限られた効果しか得られなかった（Sandgren et al., 2000; Sandgren & McCaul, 2007）。この介入では，腫瘍科の看護師による30分の電話セッションを6回実施した。患者は，乳がんに関する健康教育と感情表出を促すセッションを受けるか，もしくは，通常のケアを受けた。どちらの群も改善が見られたが，電話療法が心理的苦痛を軽減する傾向があることが示された。それぞれの研究結果にばらつきが見られるのは，患者の選定方法が異なっていたからかもしれない。あるいは，MishelやDoorenbosの研究で用いられた介入はより焦点が明確にされていたが，ある意味では，Sandgrenの研究ではできなかった，より一般的なアプローチを目標としたのかもしれない。

6．進行がん

　かなり最近まで，CBTの効果が示されていたのは病気の初期の段階のみであった。しかし今日では，進行がん患者に対するCBT研究が発表され始めている。Edelmanら（1999b）は，転移性乳がんの女性患者において，気分障害や自尊感情の低さを改善するには，通常のケアよりも集団CBTのほうが効果的であることを明らかにした。Savardら（2006）は転移性乳がんの女性患者に対する認知療法の効果について調べた。45名の女性患者を，個別認知療法群とウェイティングリスト群に無作為に割り当てた。認知療法は8週間のセッションで，3週間間隔で実施される3つのブース

ターセッションから構成された。認知療法群は統制群と比較して，治療後のHamilton Depression Rating Scale（HDRS）において明らかに低い得点を示した。また，不安，倦怠感，不眠の症状も軽減した。これらの効果は3か月後，6か月後のフォローアップ時まで維持された。

　最近の3つの研究では，緩和ケアにおいてCBTの適用が期待できる結果が示されている。Greerは，聖ラファエルホスピスで心理的ケアのために紹介された168名の患者に対して研究を行なった。105名の患者が治療を受けることを希望し，個別CBT，または，CBTと同じセラピストによるカウンセリングに無作為に割り当てられた。患者は平均6.6セッション（2～14セッションの範囲）を受けた。HADSのスコアで2ポイント以上減少した場合を改善の兆候とみなしたところ，CBTを受けた76％の患者，カウンセリングを受けた56％の患者に改善が見られた。Mannixら（2006）は，緩和ケア専門家は，患者に用いるためのCBTの基本的なスキルを学ぶことが可能であることを明らかにした。これをもとに，Mooreyら（2009）は聖クリストファーホスピスで無作為化比較対照試験を実施し，CBTの訓練を受けた緩和ケア看護師の能力や臨床的効果を測定し，訓練プログラムの効果を評価した。臨床専門看護師を，CBTの訓練を受ける群と通常の訓練を続ける群に無作為に割り当てた。看護師は訓練終了後にCognitive Therapy First Aid Rating Scale（CTFARS, Mannix et al., 2006）でCBTの能力を評価された。HADSの得点が高い在宅患者が研究に参加し，看護師が参加者のもとを訪れた。アセスメントはベースライン，6週，10週，16週に行なわれた。8名の看護師がCBTの訓練を受け，7名の看護師が通常の訓練を続けた。CBTの訓練を受けた群のCTFARS得点の平均は35.9，通常の訓練を受けた群は19.0であった（$P=0.02$）。328名の患者（54％）が臨床症状をもっている可能性があり，そのうちの80名が研究に参加した。除外された患者の大半は病状が悪く参加できなかった。群と時期の交互作用が見られ，CBTによる介入を受けた患者はすべての時期において不安が低かった（係数＝－0.20, 95％信頼区間（CI）＝－0.35～－0.05, $P=0.01$）。抑うつに関しては有意な結果は得られなかった。GreerやMooreyの研究により，緩和ケアにおいても無作為化比較対照試験による心理的介入は可能であることが示されたが，患者の病状や死によりかなりの人数が減ってしまうだろう。

7．メタ分析

　これまで述べた研究の多くは，サンプルサイズが小さいという方法論的な欠点があった。メタ分析は，複数の研究から得られた結果を統合することでこの問題を解決しようとする統計的技法である。結果となる指標は共通の指標（効果サイズ）に変換されるため，個々の効果サイズを統合することができる。効果サイズは以下の公式で計算する。

$$\text{効果サイズ} = \frac{M_1 - M_2}{SD}$$

　M1は治療群の平均，M2は統制群の平均であり，SDは両群を統合した標準偏差である。MeyerとMark（1995）はがん患者に対する心理療法に関する45の異なる研究について調べ，0.24という低い効果サイズであったことを明らかにした。SheardとMaguire（1999）は，抽出された研究のリサーチクエスチョンや効果指標が多岐にわたりすぎているとして，MeyerとMarkの研究を批判した。その代わりに，彼らは不安や抑うつに介入した研究を選んだ。不安に対する介入効果を調べるために，19の研究が選ばれた。介入群の患者は統制群の患者と比較して効果サイズが0.42であった。より信頼性の高い10本の研究について検討したところ，効果サイズは0.36であった。抑うつに関しては合計20本の研究を用いた。介入群の患者は統制群の患者と比較して効果サイズが0.36であった。集団療法と個人療法による差は見られなかった。そこで，SheardとMaguireは，心理的苦痛を抱えている，または，リスクの高い患者を対象とした研究について分析した。これらの研究では，心理的介入の影響がより顕著に示された。その中でも4つの研究（Weisman & Worden, 1977; Linn et al., 1982; Telch & Telch, 1986; Greer et al., 1992）が，高い効果サイズに影響を及ぼしていた。不安に対する効果サイズは0.94，抑うつに対する効果サイズは0.85であった。この大きな効果サイズは，介入群の患者の平均が統制群の患者の80％以上だったことを示唆している。メタ分析には様々な形態の介入が含まれていたが，これら4つの研究はすべて認知行動的介入であった。

　このメタ分析によると，特に心理教育に関して，集団療法は個人療法と同様に効果的であることが示され，また，十分に訓練されたセラピストによる短期集中的な介入は，心理学的な訓練をあまり受けていないスタッフによる長期的な介入よりも効果的であることも示された。

　研究者らは以下のように結論づけている。

> がん患者に対する予防的な心理介入は，不安には適度な臨床効果が見られるが，抑うつにはあまり効果が見られない。明らかに心理的苦痛のある患者やリスクのある患者への介入は，臨床的効果が高いことが示唆された。ヨーロッパにおいても，焦点化した介入の効果や実現可能性の評価，集団療法の効果などのエビデンスが求められている。
>
> （Sheard & Maguire, 1999, p. 1770）

　Akechiら（2008）は進行がん患者に対する6つの研究についてメタ分析を実施した。4つの研究が支持的心理療法，1つがCBT，もう1つが問題解決療法を用いて

いた。通常のケアと比較して，心理療法の効果サイズは 0.44 であった。どの研究においても，臨床的なうつ症状を呈する患者は含まれていなかった。身体疾患患者の抑うつに対する CBT の最新のメタ分析（Beltman et al., 2010）でも，非常に類似した結果が示されている。このメタ分析には 29 本の研究が含まれているが，その中の 8 本ががん患者を対象としていた。CBT は統制群よりも優れていることが示された。効果サイズは，うつ症状を示す患者の研究（0.16）よりも，うつ病患者に対する研究（0.83）のほうが高かった。両者を合わせた効果サイズは 0.49 であった。下位分析を行なった結果，CBT が他の心理療法よりも優れているわけではないことが示された。

　ここで述べられた研究の多くの方法論的難しさは，実際にはメタ分析においても問われている（Coyne et al., 2006; Lepore & Coyne, 2006）。Coyne らは，これらの研究を詳しく調べると，確証バイアスや望ましい結果指標の選択的報告などが見られることを指摘している。また，これらの研究が他の研究で引用されるときは，よい結果のみが報告されていると述べた。これらは非常に正当な指摘であり，同様の批判は心理学の分野の多くの効果研究に適用できる。研究の方法論は改善されている。例えば，現在はサンプルサイズの大きな研究が試みられており，結果的に統計的検出力は大きくなっている（1999 年から 2000 年までに実施された集団研究の参加者の平均は 63 名であったが，2000 年から 2010 年においては平均 155 名である）。しかしながら，エビデンスに勝るような QOL を改善する治療があってほしいものである。

　以上のことをふまえると，最も強いエビデンスがあるのは，より苦痛を感じていたり，症状の強い患者に対する心理社会的介入であり，兆候のない患者に対する介入の効果はいまだ確立されていない。

8．その他の共通する問題に対する認知行動療法

　過去 10 年以上にわたり，特定の問題に対する CBT のプロトコルが開発され，検討されてきた。CBT はこのアプローチによく適しており，たいていの場合，問題を維持させている認知行動的要因を精査し，その問題の維持モデルをつくり，マニュアル化された介入を作成し評価するという手順で行なわれる。不眠，倦怠感，痛みに対する CBT のエビデンスと，がん治療中の患者に対する補助的治療としての使い方について考えることとする。

9．不眠と倦怠感

　睡眠の問題はがん患者によく見られることであり，患者の 33〜40％ に生じる（一般人口に見られる睡眠問題の約 2 倍）。不眠が最もよく見られるのは肺がん患者と乳

がん患者である（Savard & Morin, 2001; Savard et al., 2001; Davidson et al., 2002）。一般的に，認知行動的技法は不眠のマネジメントに有効であることが示されている。米国睡眠医療アカデミー（Morgenthaler et al., 2006）は，エビデンスに基づき，慢性の不眠に対して刺激統制法，リラクセーション，CBTの3つの治療を勧めている。Smithら（2005）は，がんを含む様々な身体疾患患者の不眠に対するCBTについてレビューを行ない，その効果が期待できることを明らかにした。がん患者の不眠に対する心理的介入の系統的レビューでは，「CBTによる介入は効果が見られる傾向にあるが，心理教育や情報提示，エクササイズなどの補助的な介入は効果が確立されていない」と結論づけている（Berger, 2009, p.165）。病気が初期や後期段階にある患者に対する無作為化比較対照試験は少ない。例えば，最近の研究では，積極的治療を終えた乳がん，前立腺がん，大腸がん，婦人科がんの患者150名に対し，5セッションからなる集団CBTを実施した（Espie et al., 2008）。CBTは不眠，夜間の中途覚醒，ベッドでの睡眠時間の割合を改善し，6か月後まで効果が維持された。

　不眠に対するCBTでは，行動的要因（環境，睡眠習慣，アルコールや薬の非効果的使用）や認知的要因（睡眠に対する非機能的信念や心配）に対して様々な技法を活用する。睡眠に関連する行動を変えたり，非機能的思考を評価して，睡眠衛生に関するアドバイスを行なう（Smith & Neubauer, 2003）。これらの技法を標準的なAPTに適用する方法については第11章で述べる。CBTにより睡眠が改善することは，睡眠に関する非機能的な信念の変化や日中のうたた寝の減少と関連していると思われる（Tremblay et al., 2009）。

　いまだ明確にはされていないが，睡眠とがんに関連した倦怠感には強い関連性がある（Zee & Ancoli-Israel, 2009）。がん患者の90％が倦怠感を経験し，がんや治療に関連する症状として最も頻繁に報告されている（Lawrence et al., 2004; Hofmana et al., 2007）。Kangasら（2008）は，57本の無作為化比較対照試験をレビューし，身体的なエクササイズ，あるいは，心理的な介入が，がんに関連した倦怠感を改善するかについて検討した。その結果，2種類の介入に有意な差は見られなかった（心理的介入の効果サイズは0.31，身体的なエクササイズは0.41であった）。研究者らは，多様なエクササイズやウォーキングプログラム，健康増進アプローチ，支持的感情表出的心理療法，認知行動的な心理社会的介入には効果が期待できると述べている。不安や抑うつに関する研究の多くが臨床症状を呈した患者を抽出しているのに対し，これらの研究では臨床的に明らかな倦怠感が見られる患者を抽出していないため，フロア効果が見られるかもしれない。倦怠感とは別に，活力やバイタリティも，介入に対して反応することが示された。看護師による身体活動の促進をねらいとした短期的な介入とCBTを比較した研究では，CBTのほうがより効果的であったことが示された（Goedendorp et al., 2010）。これにより，CBTの効果は，身体活動の増加を介している

わけではないことが示された。

10. 痛み

がん患者の3分の1，進行がん患者の4分の3が痛みを経験している。さらに，がん患者の12〜51％は痛みを適切にコントロールできていないことが報告されている（Larue et al., 1995; Zech et al., 1995）。疼痛マネジメントにおいてCBTの効果は十分なエビデンスがあり，がん性疼痛マネジメントガイドラインにおいて最も高いレベルのエビデンスがあると評価されている（Cormie et al., 2008; Scottish Intercollegiate Guidelines Network, 2008）。疼痛マネジメントはしばしば集団で行なわれ，心理教育，リラクセーション，エクササイズトレーニング，目標設定（Robb et al., 2006），問題解決（Sherwood et al., 2005）などのモジュールを含んでいる。TatrowとMontgomery（2006）は，乳がん患者の苦痛や痛みに対するCBTに関してメタ分析を行ない，苦痛に対して$d=0.31$（$p<0.05$），痛みに対して$d=0.49$（$p<0.05$）の効果サイズがあることを示し，統制群と比較してCBTを受けた乳がん患者の62％に苦痛の軽減が，69％に痛みの軽減が見られたことが示唆された。苦痛に関しては，集団療法より個人療法のほうが効果サイズが大きいことが示されたが，痛みに関してはそうではなかった。苦痛と痛みの効果サイズの相関は有意ではなく，介入は異なる症状に異なる影響を及ぼしていることが示唆された。Dultonら（2004）の研究により，患者の痛みという特定の側面に合わせた介入を行なうことは，非特異的なCBTを行なうよりも，痛みを和らげるために効果的であることが支持された。彼らは，様々ながん種の患者を対象に，環境的な影響，コントロールの喪失，ヘルスケアからの回避，過去や現在の経験，身体的な反応性，病気の進行に対する考えに焦点を当て，標準的なCBTと，Biobehavioral Pain Profile（BPP）に対する患者の反応に基づいた治療（Dalton et al., 1994）を比較した。標準的なCBTと比較して，痛みのプロフィールで調整したCBTのほうが，現在の痛み，平均的な痛み，全体的なQOLにおいて効果が見られることが示された。

11. まとめ

本章では，CBTが心理的な苦痛を抱えている初期のがん患者や進行がん患者のQOLを改善できるという説得力のある無作為化比較対照試験のエビデンスを紹介した。我々の研究では，これらの効果は1年後のフォローアップまで維持されることが示された。

◆他の心理療法(例:支持的感情表出的療法,意味づけに基づく介入,情動焦点型療法など)も患者のQOLに効果的である。CBTとその他の心理療法との比較は,今のところ結論づけることはできない。
◆個人療法と集団療法はどちらも等しく効果的である。臨床試験では,患者はどちらか一方のアプローチを強く好んだ。それゆえ,両者の治療ができるように整えておくべきである。
◆任意抽出で,苦痛のないがん患者に対する心理的介入の効果は小さかったため,これらの患者に対しては介入を勧めない。
◆思春期がん患者のQOLを改善するためのCBTや他の心理療法の効果に関する情報が不足している。

第4章

心理療法は生存期間に影響を与えることができるのか

　1848年に人々が驚く臨床報告が公表された。イギリスの内科医であるJohn Elliotsonは，右胸に乳がん（硬性がん）のある女性に5年間，催眠療法を実施した結果，この期間に腫瘍は縮小，完全に消失し，治療に成功したと発表した。ただ，Elliotsonの報告は，歴史上多くの人の興味を引いた話題にすぎない。著者も含めた医療専門職の多くは，基本的に，がんの進行はどんな心理的介入を行なっても防げないと思い込んでいる。しかしながら，この思い込みは，1989年に転移性乳がんの女性患者を対象にしたSpiegelらによる研究で覆された。Spiegelらの無作為化比較対照試験（RCT）では，グループセラピーを受けた患者（$n=50$）は，受けていない患者（$n=36$）と比較し，平均18.9か月間生存期間が延長したことが報告された（Spiegel et al., 1989）。

　Spiegel（1985）は，「集団支持的感情表出療法」を1年間にわたり，毎週実施した。この心理療法には次の4つの内容が含まれる。第1に，患者は自身の感情と自分の病気に関する恐れについて表現するよう促される。彼らは互いに積極的に話すことを促され，自分自身の怒りに気づき，適切な方法で表現するよう伝えられる。死や死ぬことに対する不安には，直接向き合わされる。第2は，身体症状に取り組むことである。例えば，女性の場合，自己催眠やリラクセーションによって痛みをコントロールする方法を教えられる。第3は，治療期間中，互いの助けが必要であることを理解することであり，第4は，人生の価値を見直すために，人生の意味に関連する問題を探索し，人生を思い出しつつ，まだ可能性のあることに焦点を当てる。Spiegelは，悲しい出来事の中から人生の意味を見い出す感覚は，治療の重要な側面であると述べた。

　Spiegelの研究は，心理的介入を実施した初の無作為化比較対照試験であり，非常に興味深い。集団支持的感情表出療法を1年間実施したところ，転移性がんの患者の生命予後に効果的であるという結果が示されている。この研究は，本来，気分障害に対する集団療法の効果を検討するためにデザインされた研究であったため，示された結果は予想に反したものであった。Spiegelらは，生存期間の差が生じたことを説明

するために，治療群とコントロール群のベースラインにおける差異を説明し得る26個の変数（年齢，初期のステージ，放射線治療の日数，手術の種類，初期診断日から死亡日までの期間，転移拡散の程度など）を分析した。しかし，これらの変数は，生存期間の差を予測しなかった。他の可能性もすべて検討した結果，生存時間の差異は，集団療法によるものだと結論づけた。この結論に対しては，Fox（1998a）が反論した。彼は，コントロール群の生存曲線は，非常に急であると指摘した。同じ地域から調査に参加した転移性がんの患者と比較すると，20か月以上も生存時間が長いため，「分析対象者の中に，交絡因子の影響を非常に強く受けた常軌を逸脱しているサンプルがかなり多く含まれている」と述べた。彼の批判は，Spiegelら（1998）によって詳細に応答された。その上で，再び，Fox（1998b）が反論し，そのFoxの見解に対して，Goodwinら（1999），Speca（1999）が次々と反対意見を主張した。それに対してさらに，Fox（1999）が応答した。これらの議論から，この研究領域に関する大きな問題が浮かび上がった。研究方法論に興味のあるみなさんは，この議論の内容が参考になるだろう。

　Spiegelの研究以降，類似した研究が多数行なわれた。Richardsonら（1990）の研究では，94名の様々な血液がんの患者を，3種類の治療を実施した群とコントロール群に無作為に割り付けた。3種類の治療群とは，①教育プログラムと自宅訪問を行なう群，②教育プログラムに加え「シェイピング」を行なう群，③教育プログラムと自宅訪問に加え「シェイピング」を行なう群であった。教育プログラムは，疾患や治療を詳細に説明できる熟練の看護師，特に，治療に対するコンプライアンスの重要性や患者が適切に処方薬を内服したかどうかを家族に確認するよう患者を説得できる看護師により行なわれた。「シェイピング」は，内服を患者自身が責任をもって行なえるように看護師が支援するものであった。2〜5年後にフォローアップを行ない，教育プログラムに参加したすべての患者は，コントロール群の患者と比較して，生存率が改善していた。治療コンプライアンスの差異による影響を調整しても同様の結果が得られた。

　Fawzyら（1990a, b, 1993）は，ステージⅠとⅡの悪性黒色腫の患者68名を対象に6週間の集団心理療法の介入研究を実施した。集団心理療法の内容は，健康教育，ストレスマネジメント，コーピングスキル，グループサポートから構成された。患者は，介入群とコントロール群に無作為に割り付けられた。研究のアウトカムは，心理的介入実施6か月後の免疫反応と心理的反応，および5〜6年後の生存率であった。免疫反応に関しては，心理的介入の実施が，ナチュラルキラー細胞の数と活性化，CD8（サプレッサー／細胞毒性）T細胞の増加に有意に関連した。ナチュラルキラー細胞の活性化レベルの高さは，生存率の予測因子である。さらに，心理的介入は，うつ状態，疲労感，気分障害を減少させ，コーピングスキルを上昇させた。6年間のフォ

ローアップ後，コントロール群の患者（34名の患者のうち10名）は，心理的介入を受けた患者（24名の患者のうち3名）よりも有意に死亡率が高かった。FawzyとFawzy（1994）は，「効果的にコーピングを高め，情動的な苦痛を減少させる精神医学的介入は生存期間にも有益な効果を与えた」と結論づけた。

これまで紹介した各研究では，生存期間と集団療法（Spiegel et al., 1989; Fawzy et al., 1990a, b, 1993）もしくは教育プログラム（Richardson et al., 1990）に有意な関連が認められることを報告している。しかしながら，心理的介入の効果として，生存への影響が示されていない研究も多い。例えば，Linnら（1990）の研究では，120名の転移性がん（主に肺がん）の男性患者を対象に，個別の支持的心理療法の効果を検証した。患者は自分自身の感情を表現し，（可能な限り）日常生活において，自分で自分をコントロールするよう促された。また，自らの人生の意味を見つけられるよう支援が行なわれた。患者は治療群とコントロール群に無作為に割り付けられた。しかし，1年間のフォローアップ期間後，生存期間に関して両群に差異は認められなかった。Ilnyckyjら（1994）の研究では，仮説を否定する結果が報告された。様々ながん種，および進行ステージの患者127名が対象となり，コントロール群と3つの心理的介入群に無作為に割り付けられた。心理的介入群の患者は，6か月の間，毎週，集団療法を実施された。1つ目の群は，ソーシャルワーカーが介入を行なう群であり，2つ目の群は，3か月間のソーシャルワーカーによる心理療法が行なわれ，さらにその後3か月間は，「患者同士が主体となる（peer led）」群，さらに3つ目の群は，6か月間ずっと「患者同士が主体となる（peer led）」心理療法を実施する群であった。集団療法の内容については論文に記載されていなかった。11か月のフォローアップ期間後，コントロール群と心理療法群の患者で生存期間に有意な差異はなかった。この研究は心理的介入そのものの情報が述べられていなかった。

その他には，Cunninghamら（1998）による集団療法の無作為化比較対照試験がある。彼らは，転移性乳がんの女性患者を対象とし，介入群として30名の患者が，35週間，支持的療法と認知行動療法（CBT）を受けた。コントロール群は，36名で構成され，自宅でCBTの課題を遂行することが課せられた。5年間のフォローアップ期間後，介入群とコントロール群の患者において，生存期間に差異は認められなかった。しかし，この研究は，対象者数が少なく，生存期間の差異を明らかにするにはサンプルサイズが不十分であったと述べられている。さらに，コントロール群は，治療を受けていない患者ではなく，リラクセーションに関するオーディオテープを用いた課題が与えられていた。また，コントロール群のうち，28％の患者が外部の支援団体に参加していたため，仮説を否定する結果が示されたと考えられる。著者は「長年がん患者に心理的働きかけを行なってきた我々の臨床上の印象では，患者の中には，自分自身を助けようとするようになったり，医療に期待するよりもずっとよいことをす

るようになる者がいる」と述べている。

　Edelman らによる転移性乳がん患者を対象にした集団 CBT の研究では，124 名の患者が CBT を実施する群もしくは比較対象である通常ケアを実施する群に無作為に割り付けられた（Edelman et al., 1999a, b）。この研究では，3 名の患者が転移性がんではなかったため，研究対象から除外された。調査項目として，治療の経過記録や予後の情報も用いられた。CBT は 8 週間のコアプログラムと「家族と過ごす夜（family night）」から構成され，フォローアップは，1 か月に 3 回以上のセッションで行なわれた。患者は，ホームワークを実施しながら，モニタリング，認知再構成法，目標設定などの認知的行動的方略を教育された。2～5 年のフォローアップ後，121 名の患者データを解析したが，平均生存期間と CBT の実施に関連は認められなかった。

1．Spiegel と Fawzy による研究の追試的研究

　その後，Spiegel らの研究に類似した研究が 2 つ実施されたが，仮説を否定する結果が示された（Classen et al., 1996; Goodwin et al., 1996）。さらに，転移性乳がんの女性患者を対象に支持的感情表出療法を実施した無作為化比較対照試験では，生存期間の向上が認められなかったが，生活の質（quality of life: QOL）が改善するという結果が示された（Kissane et al., 2007）。また，Fawzy の研究の追試的調査でも，生存期間に対する効果は認められなかった（Boesen et al., 2005）。

　しかし，転移性の乳がんではなく，局所性の女性乳がん患者を対象に実施された，無作為化比較対照試験では，心理的介入を受けた患者の再発と死亡のリスクが低減したという結果が示された（Andersen et al., 2008）。この心理的介入は，少人数を対象に実施され，ストレスの低減，気分の向上，適切な健康行動の習得，がん治療に対するアドヒアランスの維持に向けた支援で構成された。その結果，再発と死亡のリスクの低減に関して統計学的に有意な差が示されたが，介入群とコントロール群の間の差は大きくはなかった。平均 11 年間のフォローアップ期間後に，心理的介入群の 75 名の女性患者とコントロール群の 65 名の女性患者を比較したところ，心理的介入群の患者は，再発するリスクが低かった（$P=0.016$）。また，心理的介入を受けた女性患者の平均生存期間は，6.1 年であり，コントロール群では，4.8 年であった。

　仮説を支持する結果を報告したその他の研究としては，Kuchler ら（2007）の食道がん，胃がん，肝がん，胆のうがん，膵臓がん，大腸がん，直腸がんの予備的診断を受けた患者を対象に支持的精神療法的介入を実施した研究がある。支持的精神療法的介入は，志気を高め，無力感や絶望感を低減するための情動的認知的支援で構成され，個別に実施された。10 年間のフォローアップ後，通常ケアのみを受けた患者と比較し，支持的精神療法的介入を受けた患者は，生存率が有意に高かった（$\chi^2=11.73$,

$P = 0.006$）。この結果は，特に，胃がん，膵臓がん，肝がんと結腸直腸がんの患者に当てはまった。

近年の研究（Ross et al., 2009）では，結腸直腸がん患者（70％が Dukes' stage の B と C，14％が遠隔転移）を対象に心理的介入群と通常の治療群による無作為化比較対照試験が実施されている。心理的介入の内容としては，情報提供と情動的サポートを行なうために看護師と医師が1回〜10回の自宅訪問を行なった。介入の内容は，系統だったものではなかった。2年間のフォローアップ期間後，心理的介入が生存には影響を与えないことが示された。

仮説を肯定する結果が示された研究については，方法論的な批判が上がっている（Coyne & Palmer, 2007）。このような批判の中には適切なものもあるが，そうでないものもある。Coyneら（2009）は，「科学的な検証に失敗するような研究領域は財政支援を受けられないだろうと考えるべきである。結局のところ，フロギストン説，星占い，クリスタルセラピーには資金は提供されない」と批評した。心理療法とこのような信用に足らないセラピーの効果を比較することは，公平さを欠き，誤解を招く恐れがある。また，重要なこととして，現在の研究領域を法律で禁止することは科学的ではない。Kraemerら（2009）は，「優れた科学は，答えへの疑問をもち，疑問への答えを探ることである。しかし，それは際限のない疑問を宣言するわけではない」と指摘している。

2．割り付けは適切であるか

Cunninghamら（1981）は，興味深い提案を示した。彼らの見解は，生存期間に影響を及ぼす十分な生理的変化に影響を与えうる大きな心理的変化（ライフスタイル，態度，心身相関への気づき，その他）を生み出せる患者は非常にまれである，というものである。このようなモチベーションの高い人々は，無作為な割り付けを行なうにあたり，共通性が低く，適切なデータが得にくい傾向にあり，希望した治療を得るためのあらゆる措置を講じる人たちである。それゆえ，例えば，このようなモチベーションの高い人々が非介入群に割り当てられた場合，参加者が少なくなり，心理的介入群において大きな変化が得られないケースであれば，群の平均値を比較したとき，その効果が認められなくなってしまう。一方で，これらの人々が，介入群に割り当てられた場合，介入による変化の影響が強く表われる傾向となる。Cunninghamは，無作為化割り付けではなく，1人の患者の経過を追跡する単一ケース研究の介入デザインがより適切だと述べている。そして，これらの患者の心理的機能の効果については，医学的診断の特徴によって予測された生存期間よりも長生きした患者の割合を比較すればよいと主張した。

これらは，説得力のある議論である。自分をうまくコントロールしている患者を対象とした単一ケース研究は確かに適切なものかもしれない（Aldridge, 1992）。しかし，単一ケース研究の弱点は，無作為化比較対照試験に比べ，妥当性が低く，一般化ができないことである。無作為化比較対照試験にもある限界点が存在する。例えば，新たな治療と既存の治療もしくは，治療をしない場合とを比較し，治療の時期や適切性を判断する際に倫理的問題が生じる。また，患者に無作為化を説明するので，インフォームドコンセントを得ることが難しい。研究の遂行を考慮すれば，可能な限り早く，多くの患者数を確保し，研究対象である治療方法以外は，介入群とコントロール群とにおけるすべての点において同様の条件になるようにすることが望ましい。さらに，無作為化比較対照試験の結果は，各群の平均値を比較しているため，患者個人が心理学的介入から得られた効果については，報告できない。批判的な言葉で表現すれば，「無作為化は，治療と治療を受けた個人に対する効果を示すのではなく，より曖昧にする傾向がある」と言われている（Weinstein, 1974）。一方で，前向き対照試験はバイアスの影響を最小限にする，もしくはバイアスの影響を避ければ，重要不可欠なデザインであることは疑う余地はない。無作為化比較対照試験の限界点への対策は，バイアスを避ける試みのみが唯一の方法なわけではなく，マッチングがもう1つの選択肢としてあげられる。しかし，多くの研究者がこれまでに介入群とコントロール群を無作為に抽出することが最も効果的でバイアスがない方法とみなしてきた（Bradford Hill, 1961; Cawley, 1983; Fox, 1998a; Spiegel et al., 1998）。上述した理由から，我々は本章において，無作為化比較対照試験のみを選択して紹介したが，無作為化にも問題点は存在する。Winston Churchill は，「試みられたすべてのものを考慮しない民主主義は，政治の最も悪いところである」と言い表わした。これと同様に，無作為化もバイアスが生じる不十分な研究方法であるとみなされうる。

3．まとめと結論

本章では，無作為化比較対照試験を用いた研究を引用し，生物学的問題も含め，心理的介入が生存に影響を与える効果について検証した。これらの研究では，様々ながん種，ステージの患者を対象にしており，心理的介入方略も統一されていないため，研究結果に一貫性がなく，明確な結論を導くことができなかった。しかし，暫定的な結論として，将来の臨床試験における改善点を提案している。

①支持的感情表出療法や集団認知行動療法は，転移性乳がんの女性患者の生存に効果を示さなかった。
②進行性ではない（例：転移性以外）乳がんの女性患者は少人数の集団心理療法に

よって延命した。この結果は，追跡研究において検証していく必要がある。
③乳がん以外のがん患者を含めた臨床試験は，十分な数の研究が存在せず，エビデンスを示すために公表され続けている。
④多くの研究において，生物学的要因ががんの進行に及ぼす影響性の大きさを考慮に入れると，心理療法は，転移性もしくは進行性がん患者の生存期間に影響を与える可能性は少ないだろうという結論を示している。
⑤心理療法が非転移性乳がん患者の生存期間の改善効果を示した。今後は，大規模な無作為化比較対照試験により，さらなる検証が必要である。

第5章 セラピーの概要

1．がん医療における心理社会的介入の位置づけ

　本書の初版が発行された以降も，心理社会腫瘍学（Psychosocial oncology）は発展を遂げており，心理的支援のニーズが公式ガイドラインの中で認められている。2002年に我々は，専門家および支援方法に関する3つのステップを提唱した。

① 医療従事者としての基本的スキル：悪い知らせを伝える際のコミュニケーションスキル，苦痛のスクリーニングとマネジメント，情報提供，さらに専門部門による介入が必要とされる問題のアセスメント
② がん医療従事者による介入の提供：専門看護師やソーシャルワーカーが業務の一環として提供するカウンセリングやその他の心理的介入（構造化されていない短期心理療法や長期的なサポート）
③ リエゾン看護師やリエゾン精神科医が提供する精神腫瘍学に基づく専門的な介入

　英国国立医療技術評価機構（National Institute for Clinical Excellence; NICE, 2004）は，支持・緩和ケアマニュアルに基づき，国内の各がんネットワークにおいて，専門的な心理アセスメントとサポートに関する4段階モデルを実施することを推奨している。レベル1およびレベル2では，医療保健に従事する専門家がサポートを提供することが義務づけられている。レベル3およびレベル4では，心理学の知識を有した専門家が重篤な心理社会的苦痛に対して対応する。心理学の知識を有する専門家とは，カウンセラー，精神保健看護師，臨床心理士あるいは健康心理士・心理療法士，あるいはリエゾン精神科医のことを指し，各地のがんネットワークの病院やホスピスのほかプライマリケアやコミュニティにおいても活動することになっている。がん患者に携わるすべての医療保健の専門家は，心理的ニーズを評価することができ，傾聴・適

切な情報提供・共感的コミュニケーション・一般的な心理的サポートを提供するための技術を有していることが求められる（レベル1）。次の段階では，心理的苦痛のアセスメントと問題解決といった簡便な心理的介入が提供できるように訓練を受けた特定の医療保健の専門家が対応する（レベル2）。さらに，専門性を有した者が，理論的枠組みが確立しているカウンセリングや不安のマネジメント，あるいは問題解決療法などの心理的介入を提供する（レベル3）。最終段階におけるケアは，認知行動療法（CBT）など心理学・精神医学の専門家による介入である（レベル4）。しかしながら，これらのサービスがいつでも，どこでも利用できるというわけではない。必要とされるスキルの有用性に関するエビデンスを蓄積させながら，腫瘍学の専門家に基本的なコミュニケーションや心理的介入のスキルを訓練するという戦略も必要である（Mannix et al., 2006; Moorey et al., 2009）。また，精神医学の専門家にアクセスすることへの障壁があったり，精神医学の専門家だからといって生命の脅威にさらされた患者のための支援を確実に提供できるということでもないという現状もある。

　CBTは，心理的支援の4段階すべてにおいて適用が可能である。レベル1，2では，緩和ケアに従事する看護師が認知的枠組みを用いて心理的苦痛のケース・フォーミュレーションを行ない，基本的な認知行動的技法を実施することが有用であると報告されている（Cort et al., 2009）。Sageら（2008）は，腫瘍学の専門家向けにCBTの教材としてワークブックとツールキットを発行している。本章で述べる基本的概念と介入の多くはレベル1および2にも適用可能ではあるが，どちらかと言えばレベル3および4のがん患者に対してCBTスキルをどのように提供したらよいかを学びたいと思っている精神医学従事者，もしくはCBTの訓練を受けたより高度な専門家を対象にしている。

　我々はこの種のCBTを「補助的心理療法（adjuvant psychological therapy: APT）」と名づけた。補助的化学療法を受けるのと同じように，補助的心理療法を受けることができるべきだと考えている（Cunningham, 1995）。そのためAPTは集学的治療の中で身体治療と平行して実施できるように計画されている。肯定的態度で接することを強調しながらも，患者との協働作業を通して患者が治療に対処していけるように支援したり，情緒的苦痛を軽減させることを目指す。この治療は従来の薬物療法との併用も可能である。理論的・臨床的構成要素のうちいくつかは4段階すべてに適用可能である。例えば，患者が化学療法をさらに受けるべきかに悩んでいたとすると，腫瘍医は，患者と協力しながら治療のコストとベネフィットを考えるように支援することになる（第9章を参照）。乳がん専門看護師やマクミランの看護師主導による集団療法もしくは個人療法の中で，認知行動的技法を構造化して実施することもできる。臨床心理士や精神科医は，看護師や腫瘍医から紹介されたさらに強い苦痛を抱えた患者に対して心理療法を提供することが期待される。

CBT は，がんとの適切な付き合い方ができるように支援をしていくような正常反応レベルの患者から精神医学的な診断がつく患者まで，幅広い問題に対して適用されることを意図している。しかし，患者の多くは何かしらの苦痛を経験しているため心理療法の適用対象となる。**ストレス反応**を経験している患者は，心理的介入に紹介された患者の中で最も多い割合を占める。まずは非指示的技法が重視され，問題解決的アプローチを導入する前に，ネガティブな感情の表出を促すところから始める。**軽度から中等度の抑うつ・不安**を抱えている患者への ATP としては標準的 CBT が非常に適していると考えられる。慢性化した非機能的な調整スタイルが定着している場合には，感情表出はあまり重視されない。慢性身体疾患を抱えた成人の治療とケアに関する NICE ガイドラインでは，CBT は中等度の抑うつに適用することが推奨されている。

　がんに関連した**夫婦関係および性的問題**にも認知行動療法（CBT）的アプローチを用いた対応が可能である。しかし，夫婦関係は長期にわたる葛藤と軋轢が存在している経緯があり，がんの影響が第一の要因と考えられないこともしばしばである。その場合には，身体疾患への適応を改善することに主眼を置いた短期焦点型治療が適さないことがある。このような夫婦には，構造化された夫婦療法もしくは家族療法が必要となる。十分に確立された CBT 的アプローチは，がん患者に特有な夫婦の問題に対して用いる（Beck, 1988; Dattilio & Padesky, 1990; Dattilio, 1997; Jacobson et al., 2000; Shadish & Baldwin, 2005）。

　予期性悪心は，化学療法を受けている患者の 10％以上が経験する（Aapro et al., 2005）。吐き気と不安は化学療法を受ける直前に生じ，特定の環境内にある手がかり（シリンジ，白衣，病院など）がトリガーとなる。このような条件づけによる予期性悪心は，認知療法と行動療法の組み合わせによって改善し（Watson & Marvell, 1992; Watson, 1993），心理療法のトレーニングをそれほど受けていない医療従事者でも実施が可能である（Morrow et al., 1992）。

　がん性疼痛は CBT 的技法によって緩和が可能である（Turk & Fernandez, 1991; Crichton & Moorey, 2002）。

　状態が安定しない精神病性障害を有する患者に APT は適さない。統合失調症に効果があるとされる認知行動的技法を実施するためには，高度な訓練と経験が必要である（Kuipers et al., 1997; Kingdon & Turkinghton, 2005）。したがって，寛解している統合失調症患者や比較的コントロール良好な精神病性症状のある統合失調症患者は，心理療法のメリットがないということを意味しているのではない。錯乱状態やせん妄を呈している器質性精神病性障害への適用も同様のことが当てはまる。心理療法を適用する前に，腫瘍医と密に連携を図り，心理的反応の原因となっている器質的要因を特定し，器質的原因への治療を進めることが重要である。**重篤な抑うつ・不安状態**の患者には，心理療法と薬物療法を併用することが NICE ガイドライン（National Institute

❖表 5.1　がん患者の心理的反応と APT 適用のガイドライン

APT の適合性	障害
適合性あり	ストレス反応
	抑うつ
	不安
	性的問題
	夫婦間の問題
	予期性悪心
	疼痛
条件付きの適合性あり （薬物療法との併用や治療期間の延長などの 修正が条件となることもある）	重度の抑うつ
	重度の不安
	パーソナリティ障害の併存
	アルコール乱用
	がん以前から存在する対人関係上の問題
適合性なし	状態が安定しない精神病性障害
	統合失調症
	双極性障害
	器質性精神病性障害
	錯乱状態
	せん妄

for Health and Clinical Excellence, 2009）によって推奨されている。

　ストレス反応を呈した患者の多くは，APT による対応が可能である。表 5.1 は，がん患者によく見られる心理的反応と APT の適用についてのガイドラインをまとめたものである。

2．補助的心理療法の理論的背景

　がんへの適応に関する認知モデルは，患者の情緒的・行動的反応を規定するものとして，がんに関する評価や解釈があることを示している（第 2 章参照）。病気による症状や治療の副作用そのものよりも，患者が自分の置かれた状況をどのように意味づけるかということが情緒的反応に大きな影響を及ぼすと考えられている。適応できるかどうかは，患者が病気や病気がもたらす生活への影響をどのように考えるかということに左右される。がんを喪失と意味づけてしまうと，抑うつ気分を経験することになる。がんを健康や安全あるいは人生に対する重大な脅威だと考えると，不安という情緒的反応を経験する。一方で，がんを侵略・侵害と捉えると，怒りという情緒的反応となる。適応は，がんによるストレスタイプの解釈（ストレスに対処できていると評価しているか，対処行動をとれていると評価しているか）に影響を受けるとも言える。このように，情緒的反応は，病気自体の変化によっても異なるのはもちろんのこ

第5章 セラピーの概要

と，患者が置かれた状況の捉え方によっても異なるのである。

第2章において指摘した通り，患者は，がんが進行するかもしれないという考えだけが常にあるのではなく，自分自身のことや周囲のことに関しても自分なりの一通りの考えをもっているのである。がん患者は，がんにまつわる体験を自分の世界観に取り込むか，あるいは自分自身の信念を修正することを通して，がんという診断の意味を理解していくことが課題となる。がんに罹患すると世の中は善意から成るものではないことに気づかされ，自分の信念を変えなければならなくなるという指摘がある。一方で，「ポジティブ・イリュージョン」（例：もっと生活に困窮した人やもっと深刻な病状に置かれた人は他にいる）をもち続けることでその事態を乗り越えようとしているという見方もある（Taylor et al., 2000）。

診断後に訪れる最初の混乱期を乗り越える際に，多くの患者に共通して認める適応スタイルがある（Box5.1）。がんによる最も重大な脅威は，まさに患者の生存に関わることである。適応スタイルには5つのタイプがあり（第2章を参照），生存に対する脅威という点で異なる様相をもっている。適応スタイルは，思考，感情，行動を含む総合的な概念であり，適応していく上で必要なものである。適応スタイルは，認知的スキーマとして捉えることも可能である。または，病気や治療，その人の反応あるいは，今後の見通しを理解するためのテンプレートとしても捉えることができる。非機能的な適応スタイルの患者は，柔軟性に欠けるスキーマをもっている傾向があり，診断や病気，予後へのコントロール感をネガティブに捉える認知特性がある。例えば，無力感／絶望感の反応を示す患者は，がんを死刑宣告として捉えたり，誰も何もできないと考え，将来に希望を見い出せないと感じている。そうすると，がんの情報は偏ったかたちで伝わってしまう。**認知のゆがみ**は，希望のある情報を排除して病気に関するネガティブな情報を誇張し，無力感／絶望感というスキーマを助長する。患者は，1つの出来事を一般化しすぎたり（「今日はとても調子が悪い。私はもうやりたいことは何1つとしてできやしない」），白黒思考になってしまう（「以前のようにできないなら，何をしても意味がない」）。非機能的な適応スタイルが定着してしまうと，さらにネガティブな思考が強まる。そうなると，きわめて非現実的で誇張された**ネガティブな自動思考**が頻繁に浮かぶようになる。そういった思考は，患者の情緒的苦痛を長引かせ，効果的なコーピングの使用を妨げてしまう。進行がん患者の多くが自分の病状進行に悲観的になるのは正常な反応であるが，非機能的な適応スタイルは現実よりもさらに悲観を強めてしまう。無力感／絶望感を抱く進行がん患者は，病気をコントロールする方法や残された時間の質を高める方法には目を向けず，病気や生活の質（QOL）に対する不全感にばかりに注目してしまう。他のスタイルも同じような働きをする（表5.2）。現実的な思考となるか，非現実的な思考となるかは，適応スタイルによって異なる。

適応スタイル

ファイティング・スピリット（fighting spirit）
否認（denial）
運命論的態度（fatalism）
無力感／絶望感（helplessness/hopelessness）
予期的不安（anxious preoccupation）

❖表5.2 適応スタイルによる診断の捉え方・コントロール感・予後

生存に関するスキーマ

適応スタイル	診断	コントロール感	予後
ファイティング・スピリット	チャレンジ精神	病気・人生をコントロールできると感じている	良好
否認	脅威：低	不適切	良好
運命論的態度	脅威：低～高い	他の人はこの状況をコントロールできるが，自分自身はできないと感じている	不明
無力感／絶望感	脅威：高 喪失感もしくは敗北感	病気の結果をどうにもできないと感じている	不良
予期的不安	脅威：高	病気の過程をコントロールできるかどうかわからない	不明確

　がんと死に対する脅威への意味づけは，患者の適応に影響を及ぼす最も重要な要因である。しかしながら，病気に関する他の要因がさらに重要な位置を占める場合もある。それは，病気から快復できるかもしれないという現実的な信念の一方で，容認しがたい実際の治療に伴う副作用を経験している場合である。

　手術の合併症に苦痛を感じ，情緒的混乱が重篤もしくは長期化したために支援が必要となる患者もいる。このような患者には，非現実的な自己非難に関連したネガティブな自動思考が認められることが多い。例えば，患者は「私は醜いからこんな姿では外出できない」とか「誰も私のことを愛してはくれるはずがない」と考えている。また，病気の影響が生活の重要な領域に現われて問題が生じる場合もある。多くの男性患者は，がんのために就労をあきらめるようなことになると自分のことを価値がないと考える。これらは，魅力の喪失，役割の喪失，自己評価の低下によって自己イメージに対する脅威が生じることを意味している。患者は，がんの進行よりもまず，他人や世間との関わりの中で，これまでの安定した自己イメージを意識することがある。

このことから自己イメージに関連した記憶や信念，目標を統合した自己スキーマとして捉えることが可能である。がんは自己スキーマを侵害するとは限らないが，がんとその治療の影響が大きな脅威となることがあるのも事実である。例えば，他人が自分のことを魅力的な人だと理解してくれるだけで幸せだという強い信念をもっていたとすると，治療のせいで失ったものはその人の自己評価に深刻な影響を及ぼすことになる。治療やその副作用に苦しむ患者は，自分自身のことを醜いとか，病人だとか，愛されることもないとネガティブなイメージを抱いてしまうことがある。このように自己イメージに対する脅威を経験した患者は，強い不安を経験するかもしれない。例えば，化学療法によって脱毛や外見上の変化が生じると考えている女性は不安を強く感じるかもしれない。自己への脅威が生存への脅威とは別々に存在することもあれば，同時に存在することもあり，関連する認知構造は相互に関連している。

　生存スキーマが全般化すると，がんとは関係のない領域にまで影響が及んでしまう。無力感／絶望感という反応は，ネガティブ思考ががんとは関係のない自己・世界・将来にまで及んでしまうため，抑うつ状態をもたらす。予期的不安が全般化してしまうと強い不安状態をもたらす。安定した適応スタイルを身につけることができれば，患者は自分が置かれた状況を多種多様な解釈で乗り切ることができる。怒り，悲しみ，恐怖という感情は，適応する過程の中では自然な反応である。病気に対する適切なコーピングを身につけるためには，気持ちの整理をすることが必要である。こういった気持ちの整理を避けたり，感情を表出するための社会的なつながりをもたない患者は，病気に適応する際に困難を伴うことになる。

　がん患者に対するCBTの理論的背景の最後の要素は，がんへ対処していく際の対人交流に関することである。病気は社会的な文脈の中で生じ，患者にとって重要な他者は患者の感情への影響をもたらす。友人，親族，医療従事者は情報提供と情緒的サポートを提供する。患者がそういった人々の行為をどのように受け取るかによって情緒的な反応が異なってくる。例えば，病気のことを知らせた際の友人の反応を同情と噂話の混ざり合ったものと捉えた乳がんの女性患者は，診断のことは誰にも言わないと決意したのであった。卵巣がんの別の女性患者は，友人の反応が思っていたよりもサポーティブでなかったが，自分の病気のことを他人に話したことで安堵感が得られ，病気のことを人に知らせることに自信をもてるようになった。

　患者のパートナーは，患者のコーピング能力に対して非常に重要な役割を果たす。患者とパートナーとの間のダイナミクスは，がんによる影響を強く受けることがよくある。特に，怒りの感情表出は，患者とパートナーとの間のコミュニケーション上の問題をもたらすことがあり，心理的支援が必要とされる。

　以上の理論的枠組みから，セラピーの目標は導き出されている。

3. セラピーの目標

以下に示す通りである。

①情緒的苦痛を軽減させる。
②ポジティブなファイティング・スピリットを促進し，がんに対する精神的適応を改善させる。
③生活全般に対する自己コントロール感を促進し，がん治療への積極的な参加を促す。
④がんに関連した問題に対処できるように有効なコーピングを身につける。
⑤患者とパートナーとの間のコミュニケーションの改善を図る。
⑥安全な環境のもと，感情（特に，怒り，その他のネガティブな感情）を率直に表出できるように促す。

4. セラピーの構造

　APT は Beck の認知療法を修正するかたちで開発された。ロンドンのキングスカレッジ病院とロイヤルマースデン病院において，がん患者を治療した経験から，がん患者が抱える問題に対処するための数多くの実践的な方略が導き出された。臨床経験を通して，不安や抑うつ状態に悩む患者に従来から実施されていた認知療法の手法を適応することができた。APT は，週に1回1時間のセッションを6〜12セッション実施する。セラピーは，問題志向的であり，情緒（例：抑うつ），対人関係（例：パートナーとのコミュニケーション上の問題）あるいは，がん種に応じた問題（例：乳房切除後のボディイメージの問題）が扱われる。がんに適応するための認知モデルを提示し，どのような思考が患者の苦痛に影響しているかを説明する。セラピーにおいて，患者が習得すべきコーピングについて理論的背景を理解するためには教育的な構成要素が重要になる。各セッションでは，アジェンダを設定し，いくつかある問題のうち1つ以上の問題を扱うことになっている。患者がより建設的な代替思考を経験したり，新たなコーピングを実践できるように促すためのホームワークが設定される。
　治療関係は，「協働主義」を重視する。患者はがんに関する自分の考えを観察できるように手ほどきを受け，自分の考えを検証のための仮説として扱えるように導かれる。もし，予後が良好である早期がん患者が「私は来年には死んでいると思う」と話したなら，そのことを支持する証拠と反論を探し出しながら検証させるのである。考えというのは，誤解の上に成り立っていたり，まったく根拠がないところから成立し

ていることがよくある。がんがさらに進行したときでさえ，その考えが過度に悲観的であることがある。なぜなら，それは経過の中で避けられないものであることが前提になっているからである。セラピストは患者とがんに対処するコーピングを見い出し，実行できるように協働する。セラピーは問題解決エクササイズを概念化したもので，患者とパートナーの洞察や提案がセラピストのものと同じように役に立つようにする場なのである。

5．セラピーの構成要素

（1）感情表出

　感情の表出は治療的ではないようにも思われるが，このセラピーの中で唯一の機会だとしたら，ストレス反応を経験している患者にとっては治療の一部として重要な機会となる。感情を表現することは，問題解決的アプローチを行なう前に必要であると言われている。がん患者が抱く感情の1つである怒りは，表出するのが難しく（Watson et al., 1984)，APTでは怒りを建設的な表現に洗練することから始める（第7章参照）。

（2）行動的技法

　治療の初期段階から行動的技法を用いることが一般的である。段階的な課題設定，活動スケジュール，行動実験，リラクセーション，気ぞらしなど不安・抑うつに対するCBTで用いられている行動的技法と同様のものが用いられる。がん自体が患者の身体に対するコントロール感を奪い，がん治療は他の病気の治療よりもさらなる体力低下をもたらす。コントロール感の喪失は，患者の生活の様々な領域にまで及ぶ。行動的技法は，生活や環境に対するコントロール感を取り戻すのに有用である。行動的な課題では，治療への参加を促したり，視覚化などのセルフヘルプ技法を利用したりすることで治療全体に対するコントロール感を高める。がんに関係のない領域にまでコントロール感が及ぶようになり，間接的ではあるがファイティング・スピリットを促進する。

（3）認知的技法

　セッション中，セラピストは患者が直面している問題に関する自動思考を明らかにし，患者自らがネガティブ思考を同定できるように導いていく。1セッション目から2セッション目にかけては，セッション間に，患者が自分の思考をモニタリングする課題を設定する。こういった認知の存在が理解できたら，その思考の検証方法を学ぶための次のステップに移る。認知再構成法では，様々な技法を用いることになる。**現**

実テストでは，ある思考や信念を支持する証拠があるかどうかを探す。この作業によって，現実的な悲しみや不安に関する思考とネガティブにゆがんだ思考とを区別する。**代替思考の探究**では，非現実的な思考に代わる現実的思考を活用する。この作業では，現実的に可能な説明や予測を洗い出し，より現実的でかつポジティブな思考で対処できないかどうかを再検討する。**脱破局化**では，患者が最も恐れていることを考え，そのことが現実に起こるという最悪の事態を想定する。例えば，再発を恐れている患者は，治療がうまくいった場合のことと，再発したときに病気とどのように闘っていく方法があるかの両者を考える。**ネガティブ思考の効果検証**では，その思考が現実であったとしても，いつも役立つとは限らず，逆に問題解決能力や生活をうまくやりくりする力を妨害することがあることを理解する。患者は，ネガティブな自動思考を認識すると，その反動としてより現実的で，より建設的な思考を導くことがある。認知に挑む際には，新しい考え方を強化できるように**行動計画**が用いられることがよくある。代替思考が適切かどうかに自信がもてない場合には，新しい信念を過去のものと比較するための**行動実験**に取り組むことがある。

（4）カップルでの作業

APTではパートナーに参加してもらう2つの理由がある。パートナーは，患者の長所を気づかせてくれたり，過去にうまく対処できたときの状況を思い出させてくれたり，コーピングがうまくいったときに強化してくれるなど，心強い協働セラピストとしての役割を果たすことになる。また，関係性の問題は，認知的技法と行動的技法を組み合わせながら対処されるが，そのこと自体がコミュニケーションを促進する。

次の章では，より詳細な技法が言及されている。APTは行動的技法，認知的技法，感情焦点技法，対人技法を含む多要素からなるセラピーである（BOX5.2）。この技法は，患者のニーズに合わせて使い分けられる。パートナーがいない患者の場合には，個人療法のみが適用される。気持ちの面だけを相談したいというニーズがある場合もあれば，早急に問題解決モデルを始めたいというニーズもある。多くの患者は，認知的技法を適用することなく行動的技法だけでも急激な改善を見せる。一方で，行動上の障害を認めない場合には，認知的介入が治療技法の多くを占めることもある。

6．セラピーフェーズ

患者のニーズに応じて目的と技法を使い分けながらセラピーを進めていくという点でAPTは柔軟なアプローチである。このセラピーにおいては厳格なルールを設ける必要はない。しかしながら，大きく分けて3つのフェーズにセラピー内容を見直すことは有用である。通常，この3つのフェーズの目標は若干異なっており，そのために

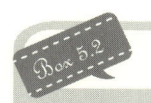

> **Box 5.2　APTの特徴**
>
> がんに適応するための認知モデルを基本とする
> 構造化
> 短期介入（6～12セッション）
> 問題解決焦点型
> 教育（患者はコーピングを学ぶ）
> 協働
> ホームワークの設定
> 多彩な治療技法の活用
> 　●非指示的対応
> 　●行動的技法
> 　●認知的技法
> 　●対人的技法

用いられる技法も多少異なる。

（1）セラピー導入段階

セラピー初期の目標は以下の通りである。

①症状緩和：セラピストは，差し迫った問題に対処できるように患者と協働する。その次に，抑うつ・不安，人生の危機などの情緒的苦痛に取り組む。この期間に，問題解決および気ぞらし，リラクセーション，段階的な課題設定，活動スケジュールといった行動的技法が用いられる。

②日常生活の暮らし方：セラピストはQOLを最大限高めるための原則を提示する。患者とパートナーは病気に伴う制限の範囲内で可能な限り活動的に過せるよう日課を計画する。この日々の活動スケジュールが基本となる。活動スケジュールは以下のようにすると有用である。

　◆体力を鍛える。
　◆コントロール感を促進するために達成感と喜びのある体験を活用する。
　◆患者とパートナーが次の新しい目標を計画できるように促す。

③認知モデルの提示：目標①と②は，認知的枠組みの中でも達成することができる。問題を同定し，対処していくために，認知的視点からケース・フォーミュレーションをする。セラピストは患者の思考と感情から実例を繰り返し提示していく。この時期に，思考のモニタリングができ始める患者もいる。

④オープンな感情表出の促進：現実テストを行なう前に，怒りや絶望などのネガティブな感情を表出したり，受容するように患者を促す。APTの優れているところは，目標②で述べられているような積極的なアプローチを通じて，がんの恐怖と向き合うことと，がんの恐怖から積極的に回避することの絶妙なバランスを保たせることにある。

　この段階に必要とされる期間は，患者によって異なるが，通常は2から4セッションかかる。

（2）セラピー中盤

　導入段階が終わる頃には，患者の情緒的苦痛はある程度緩和でき，認知モデルにも慣れてくる。セラピーの中盤は，さらに積極的に認知的枠組みの中で進めていくことになる。この時期の目標は以下の通りである。

① 思考のモニタリング方法と非機能的思考を扱う際の基本原則を提示する：非機能的思考の記録（Dysfunctional Thoughts Record）を自分で取り組む課題として活用する。

② 問題解決プロセスを継続する：治療初期の優先事項（例：情緒的苦痛の緩和や人生の危機への対応）よりも緊急性は下がるものの，その段階と同様に重要な問題（例：社会的孤立や患者・パートナー間のコミュニケーション上の問題，がんという不確実性へ対処することの難しさ）へと段階的にターゲットを移行していく。治療が進むにつれ，患者とパートナーは問題解決に積極的な態度で臨むようになっていく。

③ がん闘病のプロセスを継続する：QOLを改善することを今後も目標とするが，行動的技法に認知的技法を加える時期である。自分たちが取り組める方法を知りたいと考えている患者は，予後を改善するための積極的な手段を講じることができる。

　この段階に必要とされる期間は，3～6セッションである。

（3）セラピー終盤

　中盤から終盤にかけては，患者とパートナーは，新しい生活の送り方を身につけ，ネガティブ思考に反論する方法を習得してきている。すべての問題が完全に解決していることはないが，患者もパートナーもセラピーを終結した後もこの治療プロセスを継続していくことの意義について見い出す時期である。最終段階は，今後の展開を見据えて以下のような技法を用いる。

① 再発予防：がんが再発したときのことや，新たなストレスが生命に脅威を及ぼし，

情緒的な混乱をしてしまうなど，今後の生活で想定される出来事を話し合う中でコーピングについてまとめる。患者によっては，がんの再発や死をテーマにした話し合いをもっておくことが望ましいことがある。
②将来の計画：このセラピーが進むにつれ，ある程度良好な経過をたどっていれば，より長期的な目標を話し合っておく。3か月，6か月，12か月以内に達成可能で現実的な目標を計画し，目標を達成するための具体的計画を考えておくように患者とパートナーを促す。
③背景にある考えや中核信念の特定：情緒的問題をもたらした信念について捉え直したり，自分や周囲の事象にあてはめてしまういつものルールを修正させることが必要な場合がある。多くの患者は，がんに罹患したことで自分の生活スタイルを変えたいと考えている（例：仕事にばかり力を注がないようにする，より健康的な生活を送るなど）。この時期に，このようなポジティブな変化について話し合うことが望ましい場合もある。

この段階は，1もしくは2セッションで終了する。このような話題をどの程度詳細に扱うかは，これまでのAPTの段階での患者の様子を見て判断する。

7．補助的心理療法の解説

最後に，症例を紹介しながらAPTの基本原則を解説し，本章のまとめとする。技法をより明確に解説するために，個人療法の部分を中心に紹介する。なお，この症例の詳細は別章にも記載されており，APTをどのように夫婦に実施するかが紹介されている。

スーザンは34歳の乳がん患者である。彼女は，切除を行なった後に放射線による治療を受けた。2年後に同側乳房に再発，対側乳房のリンパ節転移が見つかり，タモキシフェンを開始した。しかし，ホルモン療法を受けているにもかかわらず腫瘍は増大し，スーザンは最終的に化学療法を受ける決意をした。複数の併用療法を受けたが，改善は認められなかった。彼女は，今後の治療が外見上の変化，特に脱毛にどのような影響があるのか不安になった。彼女は焦燥感，抑うつ気分，意欲低下が徐々に強まるのを自覚し，心理的支援を希望した。面談では，軽度の抑うつ気分，興味・関心の喪失，判断力低下，がんに関する反すうを認めた。特に，がんによって外見が変化することへの心配が強かった。不安を伴う軽度の反応性うつ病と診断された。セラピーとして，ATPが週1回12セッション提供されることになった。初回のセッションは夫と一緒に受けたが，夫は約束したにもかかわらず以降のセッションには1度も参加しなかった。

（1）セラピー導入段階
初回セッションでは問題が同定された。

①抑うつ気分
②外見上の魅力がなくなることへの強い心配と夫への不信感
③夫婦間の葛藤

　最初の目標は，スーザンの抑うつ気分の改善であった。彼女は，「やろうと思ったことだけすればいいのにそれができなかった……なぜ何もできないの？」と主張した。セラピストは，怒りや絶望感といった感情の表出を促した。がんによって多くのものを失ったという彼女の悲嘆に共感を示しながら，セラピストは彼女の言葉から本質的な特徴を指摘した。まず日常生活を送ることだけに集中できるようにスーザンのネガティブ思考と意欲低下に焦点を当てて進めた。セラピストは，彼女が計画した活動を取り上げ，何をしても意味がないという彼女の信念の存在を指摘した。彼女が喜びを感じる活動を探し，現実的な目標を次回までのホームワークとして設定した（例：クリスマスプレゼントを買うこと，友人と出かけること）。彼女は，がんの影響を受けていない日常生活のいくつかの領域でコントロール感を回復させることができた。上記のようなネガティブな自動思考は治療の早期で消失し，それらは認知モデルの説明のために活用された。最初の4セッションの間は活動スケジュールを継続し，スーザンの気分と意欲の向上に有用であった。

（2）セラピー中盤
　続けてのセッションでは，スーザンは自分自身で自動思考を特定する方法を習得した。抑うつ気分や不安を感じたときの自動思考をモニタリングすることから始めた。例えば，ある日スーパーマーケットに夫と出かけたとき，夫は店員に冗談を言った。彼女はすぐに「彼は彼女を誘惑している。なんて図々しいの！　もし私がいなかったら彼は何をしようとしたのかしら」と考えた。このことで彼女は精神的に不安定となり，見捨てられたと感じた。彼女のネガティブ思考はさらに「最終的には彼は私を見捨てるわ。それなら私が彼を見捨てたほうがいい」と続いた。詳しく聞いてみると，彼女は結婚前に夫の態度が冷たくなったという経験から拒絶されることに敏感になっていた。しかし，実際の夫は優しく，見捨てるような素振りをすることはなかった。彼女は結婚してから彼が誰かに冗談を言ったときのことを1度も思い出すことができなかった。現実テストを続けながら，彼が見捨てるかもしれないと心配が始まったときに，より現実的な思考を活用できるように取り組んだ。この期間は日常生活を送るためのプロセスを継続し，彼女は週に1回の頻度で具体的な計画を立てることが有用

だと感じるようになった。

(3) セラピー終盤

　セラピーの集結に向けて，スーザンのネガティブ思考の背景にある中核信念を特定した。彼女は，女性としての魅力があることが唯一の価値だと考えていた。魅力とは身体的な外見上の見た目だけを言うのか，それとも性格など他の要素も魅力と捉えられるのかということを検証した。見た目の違いは体の一部にすぎないという考えが有効であり，化学療法による大きな副作用に悩むことはなく，日常生活で実際にいつもと違うことはないことが確認できた。彼女はAPTを受けることで気分が改善したことを自覚でき，さらに，身体的な外見だけに基づいた自己評価へのとらわれも軽減できた。

8．実践上の配慮

　本章以降では，がん患者に対するCBTの構造と方法論を詳細に紹介している。ここでは，技法に入る前に，セラピーを実践する際の注意事項について言及しておく。表5.1には，心理療法の適合性とAPTの禁忌をまとめている。これらの範囲を超えて，治療効果が最も高く得られるのはどのような患者かを断言することは難しい。早期がんで比較的良好な予後の患者は，現実的に見通しのよい将来を基準に照らし合わせて，ネガティブ思考を検証することになるので，最も効果的な反応を示すかもしれない。しかしながら，進行がん患者が効果的な反応を示すことができないわけではない。我々の経験では，多くの患者が有効な反応を示し，進行がんや終末期に直面したときも効果を得られることが示されている。短期認知行動的技法は，患者の自信を取り戻し，コーピング能力を回復させることに有用であり，劇的な結果をもたらす。進行がん患者に対するCBTは効果を期待できるという結果が報告されている（Savard et al., 2006; Moorey et al., 2009）。進行がん・終末期のケースにおけるファイティング・スピリットの促進は，スーザンのようにQOLを最適化することを意図するものであり，完治を目指すケースとは異なることがある。

　通常，APTは6～12セッションで提供される。多くの患者は，短期間で効果的な結果が現われるが，中には12セッションすべてを必要とする場合もある。6セッション以上のセラピーを検討する場合には，患者の症状の改善度を考慮する必要がある。また，患者とパートナーにおけるAPTの理論と技法の習熟度も合わせて考慮する。コーピングが習得できたという証拠もないままに早期に症状が改善した場合には心理的苦痛の再燃が起こる可能性があるため注意が必要である。がんが自己と世界に関する中核信念を活性化させているときは，数セッションでは大きな変化は期待でき

ない。このような場合，セラピーは長期間継続することが必要であり，周囲が脅威で信用ならないという信念がどのように生じたのか，がんがこの信念をどれだけ強めているのかを理解することが作業の中心となり，その結果，より破局ではない思考が見い出され，効果を発揮できるようになる。

第6章

セラピーセッション

　セラピスト - 患者間の治療的関係の形成と治療構造において，多くの場合，セラピーの非特異的な側面が強調されるが，実際には，より専門的な介入を用いることがセラピーの成功には不可欠である。
　この章では，どのような治療的関係と治療構造が効果的な認知行動療法（CBT）を行なうために必要なのかを紹介する。
　治療的関係の重要な側面として以下のものがあげられる。

◆セラピストのぬくもり，誠意，共感性
◆考えや信念を探りながらパートナーシップを育てていく，協働的実証主義
◆考えや信念の質問として，誘導による発見を使用すること

　治療構造について，CBT は他のセラピーに比べ，構造化されたセッションというものを重視する。本章においても，以下のことについて取り上げる。

◆初回セッションの構造化の方法（ラポールのつくり方，問題と目標を定義する，モデルを説明する，最初のホームワークを設定する）
◆その後のセッションの組み立て方
◆アジェンダを設定するための基本的な原理
◆頻繁に要約することの有用性
◆意見を引き出すことの重要性

1．治療的関係

　CBT においては，他の心理療法と同様に，対人関係の基本的なスキルが求められる。患者はセラピストに理解されていると感じたいのである。興味深いことに，献身

的なセラピストのほうがよそよそしいセラピストよりも評価されるのである。もし仮によい治療関係が存在しなければ，ネガティブな思考を扱うといった技術は対立を生み，興ざめとなってしまうだろう。したがって，患者とセラピスト間の関係構築を妨げない技術が不可欠である。

　心理療法におけるセラピストのぬくもり，誠意，共感性は集約的に研究されてきており，それらによって治療効果が7～10%異なることが指摘されている（Bohart et al., 2002）。CBTを実施するセラピストは，この要因が重要であると考えているものの，変化をもたらす際にはそれだけが重要とは考えていない。がん患者は，自分がどのような経過をたどってきたかをセラピストに理解してもらいたいと望んでおり，患者自身やその幸福に純粋に興味をもってくれることを望んでいる。BurnsとAuerbach（1996）はCBTにおける共感の役割について概観し，抑うつからの回復における治療的共感の効果は大きく，認知療法といったきわめて構造化されたセラピーにおいても同様であることを述べた。治療同盟は，患者がセラピストを信頼していることであり，つらい感情や思考を話し合い探索する準備が整っていることを示しているが，セラピーにとってはとても重要である。セラピストがこの種のラポールをいつ成立させたかを知ることは簡単だが，どのような行動をすることでそれが成立したかを見極めるのは非常に難しい。ThwaitesとBennett-Levy（2007）は，治療的な共感を，共感的な同調，共感的な態度／スタンス，共感的なコミュニケーション，共感に関する知識，の4つの要素に分けた。

　第7章には，ラポールを築くために役立つ多くの要素を記述している。CBTは，患者とセラピストが問題解決におけるパートナーであるといった治療的な関係性を育てる。このパートナーシップは，下記に示す「協働的実証主義」と「誘導による発見」の2つの不可欠な構成要素から成り立っている。

（1）協働的実証主義

　ベックは，認知療法において展開する特別な関係を説明するために，この「協働的実証主義」という言葉を生み出した。治療は常に仮説を準備し，検証するという点において実証的なものである。患者は問題を定義し，セッションの内外で解決法を考案するという仮説検証に積極的に関与しているため，協働的であると言える。またこのアプローチは，この実証的なモデルを用いることで，患者のネガティブな「信念」が，検証可能な「仮説」へと変えられるという利点ももっている。

　もし患者が，昔抱いていた自分の人生へのコントロール感を取り戻せないという信念をもっている場合，彼らが無力感をも克服できないだろうという予測が成り立ちうる。そのような場合はこういった言葉をかけるとよいかもしれない。

　「今あなたは，これまでにしてきたすべてのことで，昔の自分に戻ることができな

いと感じておられるようですね。私はこれまで，そういった状況の中でも自分たちなりに折り合いを見い出した人を多く知っていますが，あなたは彼らとは異なっている点があるかもしれません。誰しもが将来を予測できるわけではないですし，挑戦や経験によって自分の信念を確かめることができるかもしれません。これまで，他の人が無力感を克服するために役立った方法をいくつかやってみませんか？」

　患者が，がんは今にも再発する可能性があるかもしれないから，どんな犠牲を払ってでも防がなければいけないという信念をもっていた場合，再発の兆候を毎日確認することが最もよい対処方略だ，という考えにつながる可能性がある。そのような場合はこういった言葉をかけるとよいかもしれない。

　「現時点では，あなたはがんが再発していないことを毎日確認しています。あなたはそれを行なうことで，安心感を得るだけでなく，できるだけ早く再発を見つけるのに役立つと確信していると思います。あなたが行なっているすべての確認が，果たして見かけほど有用であるかどうかについて，私たちは検証していけるのではないかと考えています」。

　協働的実証主義によって，セラピストは，患者の世界観が理にかなっていることを認めることができる。前述したように，すべてが絶望的と思った結果，あきらめる行動をとったり，恐怖が2次的に拡散することを恐れてそれを確認する行動をとる場合があるのだが，そこで行なわれている行動は，これらの信念体系の基では完全に理にかなった行動であると言える。セラピストは，信念を額面通りにとるよりはむしろ，患者がその信念を正確だとか有用だとか思っている証拠を探すのを手伝うことで，一部の人（患者）は，このモデル（考え方）を上手に活用するようになる。そうすると，治療は真に協働的で冒険的な取り組みとなり，患者はセラピストと同じようにコーピングの方法を考案していけるくらい創造的となる。

（2）誘導による発見

　患者の思考や信念を検証するのに役立つ最もよい方法の1つは，「誘導による発見」である。態度を変容していくにあたっては，何を信じているのかを明確にし，その信念を支持する根拠がなんなのかを質問するのは，説得という方法をとるよりもはるかに許容され，かつ効果的な方法である。患者は，がん以外のネガティブな思考はゆがんでいたり役立たないと考えている一方で，がんに関する多くのネガティブな考えは正しいと思っている。質問をすることで，すべての否定的な思考が間違っているという印象を与えることなく，その中で患者が現実的な思考と非現実的な思考とを切り離していけるようになる。命を脅かすような病気を抱える患者を対象とする場合は，論争することよりも尋ねる姿勢をとることが無難である。誘導による発見という考えを用いることで，がんと闘うために，より建設的な見方ができるような代わりの見方

第Ⅰ部　がんの心理学

があるかどうかを患者にうまく尋ねられるはずだ。質問と共感的な状態を交互に繰り返し，個人の思考や感情を要約することで，問題に関するすべての情報を統合し，最も適応的な評価をつくり上げられるはずだ。以下に，無力感を感じている患者に対し，誘導による発見がどのように使用されるかの例をあげる。

セラピスト：試す意味がないと思っているのはなぜですか？
患者：他の患者さんが戻ってくるのを多く見てきたので，とうていこれで終わるようには思えないんです。
セラピスト：他の患者さんのどういう様子を見たときに，そういう気持ちになるのでしょうか？
患者：そうですね，ずっとそう思っています。私も同じだって。
セラピスト：それはきっと恐ろしい感覚でしょう，それが避けられないようだなと。
患者：そうです，まさに避けられないことだと。
セラピスト：その人たちは，あなたと同じがん種でしたか？
患者：一部はそうですね。
セラピスト：同じがん種だけれども，入院していない人は誰かいらっしゃいますか？
患者：ええ，まあおそらく1人や2人はいると思います。
セラピスト：うまくいっている人や，何度も入院している人のこと両方を考えているのですか？
患者：私は何度も入院し続ける人のことをよく考えています。そうすべきでないのはわかっているのですが，どうしようもないのです。
セラピスト：そう考えると，どんな影響があるのですか？
患者：気分は悪くなりますね。
セラピスト：それが本当に避けられないかのように考えると，無力感にすら襲われるかもしれませんね。
患者：その通りです。
セラピスト：ということは，あなたはつらい時間を送っている人のことをより考えていて，そうすると自分の気分は悪くなっていく。自分もそうなるかも，とも想定する。その考えは，あなた自身の病気について知っていることに基づいているのでしょうか。もしくは，あなたの友だちを思いだしたときに，あなたが**感じた感情**に基づいているのでしょうか？
患者：実際は感情なんじゃないかと思います。自分の病気がその人と同じようになるという根拠をもち合わせているわけではないので。
セラピスト：そう考えるとどうですか？

患者：そのように**感じた結果**，私も**そうなるだろう**と推測しているような気がします。自分が思うほど避けられないことではないのかもしれません。

質問を使っていくことは，後述する認知的技法のすべてにおいて重要な構成要素である。

2．補助的心理療法の構造

ベックの認知療法は心理的な苦痛を抱えている患者に対して有効な短期心理療法であり，多くの構成要素から成り立っている（Beck, 1995）。補助的心理療法（APT）は，がん患者の治療プログラムにこれらの要素を組み込んだものである。典型的なセラピーセッションがどのように構成されているかを見る前に，まず初回セッションについて考えるべきである。初回セッションは特有な必要条件がいくつかある。患者とそのパートナーはセラピーに参加し，問題を抽出して，APTの課題について説明を受ける。そうしてセラピーは始められていく。

（1）初回セッション

リエゾン領域での多くのCBTは簡潔なものであるため，患者との最初の面接は，正しい基盤を築いた上でセラピーを始めるためにはとても重要である。私たちは初回セッションにおいて，評価とセラピー開始を同時に行なうというアプローチについて説明している。このアプローチは，問題に対処するための学習の取り組みをすぐに始められるという確かな利点がある。初回セッションはだいたい60～90分ほど要する。この方法はすべての臨床医が好むものでもなく，どんな治療であっても，治療を開始する前に，完全かつ詳細な評価を実施することを好む臨床医もいる。どちらのアプローチでも，APTと互換性をもつので，どちらを行なってもよい。ここでは，治療的な方法をとる場合，最初のセッションをどのように利用するかについて述べていく。初回セッションではいくつかの目標を達成する必要がある。

（2）信頼関係を構築する

がん領域において心理的なサポートを必要とする人の多くは，これまで精神医学や心理療法とは縁がなかった人たちである。そのため，最初のセッションで興味をもつか，反応を示さないかはとても重要である。信頼関係を構築するための最良の方法は，非指示的なカウンセリングのテクニックを用い，共感を示すことである。傾聴し，患者の状態を伝え返し，すべてを簡潔に要約するということは，自分のことをよく理解してくれているという感覚をもってもらうのに役立つ。APTは直接的で，問題志向

的なセラピーであるが，こういった非特異的な要因の重要性を軽視しているわけではない。おそらく他の CBT よりもそれを重視していて，その理由として自分の感情を表出することで，ストレスが軽減されるからである。どのような経緯でがんが発見されたのかや，セラピーの経過について話してもらうことから始めたり，個人史の中の関連した側面を扱うために患者に尋ねることから始めることがおおよそ有用である。このアプローチで，情報を集め，人として患者に興味をもっていることを示し，ラポールを形成する。

　ラポールはまた，最初のセッションで他の目標を探究していくことで確立していく。問題を定義することは，患者の圧倒されている感覚を和らげ，セラピストの信頼性を確立する。それと同時に，APT の理論的根拠を説明することは問題を理解する枠組みを患者に与えることとなる。

（3）問題と目標を同定する

　患者ががん体験によって生じた感情を表現することで，セラピストはそれを治療の焦点として捉え直すことができる。最初は必ず，患者やそのパートナーがどんな問題に直面していると考えているか，から始めるべきである。抑うつや不安，焦燥感といった症状かもしれないし，経済的困難，病気が広がっているといった生活の問題かもしれない。

　最初の面接では，カップルの病気に対する思考や感情について検討するだけでなく，患者の自己イメージにおけるがんの意味についても検討すべきである。以下のアセスメントツールからの情報は，問題の形式化に有用であろう。

① Hospital Anxiety and Depression Scale（HADS; Zigmond & Smith, 1983）は 14 項目の質問紙で，身体疾患のある患者を対象にしている。7 項目は不安を，7 項目は抑うつについて測定する。がん患者における心理測定学的特性も検討されている（Moorey et al., 1991）。精神症状の重症度が測定可能である（臨床上問題があるとされるカットオフ得点は，抑うつでは 8 点で，不安では 10 点）。個々の質問に対する回答は，目標となる問題の同定にもなる。

② Mental Adjustment to Cancer Scale（MACS; Watson et al., 1988）は，がんに適応するための方略を測定するものである。MACS は 5 つの下位尺度（前向き，無力感／絶望感，予期的不安，運命論的態度，肯定的回避）からなり，患者が使っている適応スタイルについての情報が収集できる。

③ Cancer Coping Questionnaire（CCQ）は 21 項目の質問紙で，Royal Marsden Hospital で作成され，APT で教えるようながんに対する対処方略（認知，行動，対人関係）を測定するものである。信頼性・妥当性は近年検証されている（Moorey

et al., unpublished manuscript)。個々の質問に対する反応を見ることで，患者のコーピングの強さや不足しているところに関する情報も収集できる。
④ Cancer Concerns Checklist（Harrison et al., 1994）は 14 項目からなり，がんに関する懸念を測定する。4つ以上当てはまるか，セクシュアリティ，落ち着かない感覚，違和感にチェックが入った場合には抑うつや不安が生じている可能性がある。この質問紙への応答は，ターゲットとなる問題を話し合うための出発点として使用することもできる。

上記②～④の質問紙は付録5に掲載されている。これらの質問紙を使うことにより，以下のような典型的な問題が特定される。

①がん種と関係のない一般的な問題（例：無力感，結果の予測ができないことに対する感情，死や再発・治療への恐怖）
②がん種と関連する特定の問題（例：子宮頸がんや大腸がんでの不潔な感覚，乳がんでの女性性の喪失，乳がんや婦人科がん・精巣腫瘍でのセクシュアリティについての心配）
③情緒障害（例：抑うつ，不安，罪悪感，怒り）
④対人関係の問題（例：パートナーとの議論，社会的孤立，違和感）
⑤身体的問題（例：無気力，嘔気，痛み，物事に取り組めないこと）
⑥社会経済的問題（例：仕事に関係した問題，経済的困難）

すべての問題を徹底的に探し当てることはできないが，セッションの終わりには最も重要な問題のリストが書き上がるだろう。問題を同定するというこの取り組みは，患者に自分の人生を取り戻すことができるのだということを示す際の最初のステップとなる。一度リストを書き上げれば，患者やそのパートナーにとってどの項目が最も重要な問題かを選択していくことで，患者やそのパートナーとセラピストとが協働することができる。その際，カップルにとって最も重要と思われる問題を扱うべきである。またセラピストは，迅速かつ効果的に取り組むことができる問題を探すべきである。例えば，女性の患者が，自分の子どもの将来がどうなっていくかを知りたいことが一番の問題と考えている場合がある。もし患者が抑うつ的である場合，問題が大きすぎて治療の早期段階では扱えない場合があるかもしれない。この問題の重要性を受け入れられたほうがよいが，まず抑うつ気分や興味喜びの喪失，無力感といった他の症状に焦点を当て，一番の問題は後で扱ってもよいかもしれない。気分症状が改善されたならば，重要な決定についてよりうまく考えられると感じることができるかもしれない。

❖表 6.1　患者の問題リスト

問題	目標
不安とストレス	不安やストレスへの対処方略を学習する
がんに対する態度：絶望感と予期的不安	より希望をもち，がんにとらわれずに，1週間をやり過ごす
ボーイフレンドとの関係性	短期目標：相手にプレッシャーを与えずに彼と楽しく過ごす
	長期目標：関係性について結論を出す
娘との関係性	週に2時間，口論せずに充実した時間を一緒に過ごす
仕事上のストレス	自分が立てた要求のもとで仕事をしていると感じられるよう，作業負荷を管理する

　例をあげてみよう。ある時40歳の卵巣がんの女性が紹介されてきた。彼女の腫瘍はとても早期に発見されたが，予後がとてもよいものだと受け入れることに大きな困難さを抱えていた。面接の最中，彼女は大きな無力感を感じており，頻繁に涙を流し，緊張感をもっていた。がんはまだそこにあると確信しており，自分の体のどこか別の場所に広がっている可能性を常に考えていた。彼女は最近，肝転移があると考え検査を受け，嚢胞だと証明されたという事実があったのだが，それでもなおこの確信は変わらなかった。

　がんに加え，彼女の人生ではその他のストレスも認められた。彼女のボーイフレンドはしっかりした関係を約束してくれず，15歳の娘は反抗的で，講師としての仕事では強いプレッシャーを感じていた。

　セラピストはこの背景について聴取したが，現在の問題に焦点を当てた。問題リストを表6.1に示す。

　セラピストは大きなプレッシャーの状況下にいる患者の気持ちを繊細に扱い，不安症状は，がんや生活状況の結果として体験していたストレスに対する反応であると概念化した。最初の介入は，リラクセーションや，不安を引き起こす考えの同定といった，不安のマネジメント技術を教えることから始まった。ここに焦点を当てることで，様々な問題に適用できるような対処方略を教えることができた。その様々な問題はその後の治療で扱われた。

　最初のセッション中では，問題リストの中から目標を変更することが可能であることが多い。「どうやったらその問題が解決されたり軽減できると考えていますか？」「この問題に対する心配を減らすにはどんなことが起きる必要がありますか？」「この問題が緩和されたとき，何ができるようになっているかを考えることができますか？」といった質問は，現実的で，達成可能で，どこでも行動的に定義可能な目標を引き出す。

（4）認知モデルとセラピーの理論的根拠を説明する

　短期間のセラピーでは，セラピーが終了した後も使い続けられるようなスキルの獲得に力を入れている。自助スキルを適切に使用するためには，患者がこの理論的根拠を理解する必要がある。APT の基本的な効用は初回セッションで説明される。自動思考が引き出され，セラピストは患者に対し，この自動思考が精神的苦痛にどのように影響しているかを示す。初回セッションでは，患者はこの概念を完全には理解できないかもしれない。しかしたいていの場合，何らかの方法で思考が苦痛に関連しているという考えに納得することができる。セラピストが「状況の捉え方によって反応が変わる」という認知療法の重要な概念を紹介していることが不可欠である。3つの主なポイントは以下の通りである。

① APT は活動的で，指示的であり，患者ががんに対して建設的かつ積極的なアプローチ法を発展させていけることをねらいとしている。
② APT は認知療法に基づいている。患者自身の体験は，思考と感情との関係を示すための例示として使用する。
③ 実用的であることが説明される（例：6～12 セッションであること，話し合いに参加すること，自分で取り組む課題を用いることなど）。

　教育的なプロセスはセラピーの間中続けられる。患者は介入が行動的であろうと認知的であろうと，それぞれの新しい介入の目的について理解する必要があるし，その介入がどのように他の状況に適用されるかを確認する必要がある。本章以降では，治療の中で様々な技術を取り扱う際，それらの理論的根拠をどのように患者に説明するかを検討している。

　治療に関するある種のロードマップを提示することの重要性は過小評価できない。Fennell と Teasdale（1987）はうつ病患者に対してベックの認知療法を使用したが，認知モデルの受け入れの差が治療に対する反応を予測することを見い出した。彼らは，認知療法に即座に反応した人とゆっくり反応した人を分け，即座に反応した人は，初回セッションにおいて，抑うつの認知モデルの説明をより積極的に捉えやすかった。そして最初のホームワーク課題にも肯定的な反応がより多かったという結果を示した。理論的根拠は，患者やそのパートナーががんに対する反応を理解でき，それが希望をもたらすという枠組みを提供する。患者は「がんと向き合うための対処法」という冊子（付録1）を読み，そこから知識を得る。これは通常最初のホームワーク課題で扱われ，初回セッションの教育的要素を強化するために使用される。

　この段階での認知モデルでは通常，患者の思考，感情，気分，行動との間の相互作用だけを扱い，このシステムと現在の問題がどのように関連しているかを紹介する。

第I部　がんの心理学

❖表6.2　ストレスフルな状況のモニタリング：最初のホームワーク課題

状況	ストレスの程度 (0〜10)	自動思考	コーピング
ボーイフレンドが時間どおりに来なかった	7	彼は私との関係を終わらしたいんだ。私にストレスを与えるべきではないのに	忙しくしたテレビを見た
パーティーのためにとっておいたポテトチップスを娘が食べた	9	なんてこと！　何も家に置いておけない。娘はもっと私を助けるべきなのに，私のことなんて考えていない	シェリー酒を2杯飲んだ娘に出て行けと怒鳴った

　この相互作用の図を描くことは，セラピストと患者双方にとって非常に役立つことがある。ケースの中には，最初のセッションですでにより深い概念化が可能なことがある。問題リストとこれまでの歴史から，個人の中核信念が非常にはっきりとしたテーマとして浮かび上がってくるかもしれない。

(5) ホームワークを設定する

　セラピストは患者に「がんと向き合うための対処法」の冊子を読むよう伝えた後，通常は今抱えている問題に関するホームワークを設定するだろう。多くは行動的な課題であるが，場合によっては，ネガティブな思考のモニタリングといった認知的な課題となることもある。不安が問題である患者にはリラクセーションを教え，次回までにそれを練習してくるよう伝えてもよい。抑うつ的な患者には，楽しい活動の予定を立てる，セルフコントロール感が得られるような活動を予定するといった多少体系化された課題のほうが役に立つこともある。前述した例は，卵巣がんに関する先入観に不安を抱いていたというものであったが，この例では2つのホームワークが課せられた。1つ目は，自分が経験したストレスに関し，それがどういう状況で生じたかを記録してくることだった。セラピストは，ストレスの大きさ，それが生じた状況，自動思考が記述できるような表を作成した（表6.2参照）。2つ目はリラクセーションのテープを聞き，可能であれば毎日それを練習する課題を課した。加えて，「がんと向き合うための対処法」の冊子を読むように伝えた。

　すべての患者がこのような課題に応じられるわけではない。例にあげた女性は知的で教養があったため，治療で求められていることを非常に早く理解することができた。しかし，例えば特に支障が生じているような症状がある患者の場合はそういった見込みは薄いだろう。その場合は，最初のセッションでは近しい人を訪ねるなどの比較的簡単な課題を設定すると，実行できることが期待できる。

3．その後のセッションの構造

1回目，2回目のセッションが終わると，その後の構造は規則的なパターンをとる。セッションには，前回のセッションの振り返りや，前回以降にあった出来事，ホームワークの成功あるいは失敗についてといった内容を，患者が話し合いたいと思う主なテーマと同様に含める必要がある。セラピーセッションにおける通常の流れは以下のようなものである。

① アジェンダを設定する。1つか2つにしておくべき。
② 前回以降の生活の振り返りをし，前回のセッションから得られたものについて意見を聞く。
③ ホームワークを確認し，主な内容を特定する（例：学んだことや難しいと感じたことについて）。
④ 今回のセッションのメインの話題を始める。
　(a) 問題を明確に定義する
　(b) それに関連したネガティブな思考を同定する
　(c) 答え（概念化）を示す
　(d) これまでとは違う形で問題に対応するとしたらどのような方法をとるかを検討する
⑤ ホームワークを設定する。個人とセッション内容両方に関連するようにする。
⑥ 意見を求める。

セッションの構造は一定であるが，内容は治療の時期や患者やそのパートナーが経験してきた問題の性質によって変化する。

（1）アジェンダを設定する

APTは短期的なセラピーであるため，時間は重要である。セッションを構造化することで，患者がアジェンダに合意し，セッション中に特定の問題や介入について要約することを効果的に行なう時間をつくることが可能となる。治療の構造は柔軟性をもっており，厳格に適用されるというよりもフレームワークとして作用する。場合によってはこのフレームワークから外れる必要もあるかもしれない。例えば患者の病気が最近再発し，ただちに感情を表出する必要があった場合は，正規のアジェンダを設定することは不適切だろう。しかし，セッションが終わるまでに患者が感情を吐ききった場合は，通常はセッションの内容を要約したり患者が試したほうがいい対処方

略を探したりすることで治療構造を再度示すことができるだろう。

　各セッションの最初に，患者とセラピストは話し合う主なテーマを決める。アジェンダの一部は前回のセッションのフィードバックや，患者のホームワークの報告や，先週の簡単な振り返りといったもので構成される。それからセッションの残りの部分はメインのアジェンダに専念する。通常は1つか2つに制限するとよいだろう。1つの問題に取りかかった際，重要な内省が生じることもあるので，次のセッションでもその問題を扱うことを続けたほうが別の問題に切り替えるよりも有用である。1つのアジェンダを設定したら，とても重要な新しい問題（例：自殺念慮）が生じそれに変更する必要がない限りは，それを固守することがベストである。

　アジェンダを設定する利点は以下の通りである。

①短い時間を賢く使うことができる。
②問題定義やその解決のプロセスをモデル化するのに役立つ。
③構造化することで患者を治療の本題から外れなくするのに役立つ。この点は抑うつや不安のために注意集中が損なわれている患者の場合は特に重要である。
④アジェンダの設定がうまく使われるならば，協働的な関係の一部として役立つ。

（2）要約する

　セラピストはCBTのセッションの中で時折要約を行なっていくが，それはたいてい重要な介入の終了後やアジェンダの最後に行なう。要約することは，セラピストと患者両方にとって，問題を認知的にどう概念化したのか，それに対処するためにどんな方法が生み出されてきたのかを明確化することに役立つ。セッション終了後の最後の要約もまた有用である。要約することは，本題から外れないようにすることに役立つし，洞察力と治療戦略を保つことの補助として役立つ。治療が進むにつれ，患者には要約することの責任が増えてゆく。これは患者をエンパワーするためのもう1つの方法であり，セッション中にどのくらい学ぶものが生じているのかを見つけるための方法である。

　典型的な要約は以下のようなものである。

　「今日話し合ってきたことは興味深いものであり，あなたにとって重要な問題のように思います。あなたの気分をつらくさせる状況をふりかえることから始めましたが，そういう状況は他の女性と会うことでしばしば生じることがわかりました。そういう状況で生じる思考について整理していくと，すべて"比較"というテーマを含んでいるようです。あなたは，『"彼女"は私よりかわいい』とか，『"彼女"が乳房切除していないから嫌いだ』と言いました。次の段階は，こういった考えや"比較"が現実的で有用であるかどうかを確かめることです。それを始める前に，私の要約がこれでい

いかを教えてくれませんか？」

（3）意見を求める

　治療同盟は，クライエントが，問題や治療，セラピストをどう認識しているかについて専門家がはっきりとした考えをもっている場合にのみ確立する。驚くべきことに，伝統的な心理療法は，セラピーの主な介入に対して患者がどう反応しているかという情報を体系的に収集することにあまり注意を払っていない。CBTでは，各セッション終了時と，セッション中のここぞというときに意見を求める。患者に意見を求めることは，治療関係がこじれるのを防ぐことにも役立つ。全体的に，このタイプのセラピーでは転移については焦点を当てないので，問題解決のアプローチがうまくいくように，可能な限り協働的な治療関係をつくることが推奨される。ただしセラピストやセラピーに関するゆがんだ認知はこれを妨げうる。

　例えば，12か月前に悪性黒色腫の治療を受けていた女性が，病気に対する不安をつのらせていた。再発の兆候は見られなかったが，彼女は他のことを何も考えられないでいた。最初のセッション中，支持的な受け手に対し自分の不安について話すことができたことで，深い安緒を覚えた。セラピストは徐々に彼女があまり話したがらないような死に対する恐怖について話すことにポイントを移していった。そのセッションの後，彼女は劇的に態度を変え，もう大丈夫，よくなると主張した。セラピストが不安をコントロールするためのいくつかの方略について話そうとしたときに，患者は非常に怒りを示した。セラピストが彼女に与えた影響について意見を求めたとき，セラピストが行なった質問があまりにもネガティブすぎると受け止めていたことが明らかとなった。彼女はただ，がんに関してよい情報を聞きたかったということと，セラピストが恐怖について強制的に考えさせようと的はずれな行動をしていると思い込んでいた。もしセラピストがセッション中の彼女の感情の変化により敏感になっていて，もっと早く意見を求めていれば，この問題は防げたかもしれない。

　意見を頻繁に求めることで，セッションに何が役立つかという考えが患者とセラピストで非常に異なることが明らかとなるし，またそれは有益な発見である。また，意見を求めることはセッション中の課題でどこに躓いているかを明らかにする。「これはできないだろう」「何がポイントなんだろう」「やりたくない」といった自動思考はホームワークに対してよく生じる自動思考であるが，多くの場合はっきりと尋ねたときにしか表出しない。いったんそういった思考が明らかとなったら，協働的な治療関係において問題があることがありえる。

4．まとめ

　CBT では，すべての心理療法と同様，セラピスト個人のスキルは治療的な関係が確立される基礎をつくる。傾聴，反映，共感は日常的に使われるものであり，他の心理療法よりもそういったスキルがより使いやすいとわかる者もいるだろう。これら基本的なスキルに加え，問題解決を協働的にやっていくことや，誘導による発見を通じて患者が自分の信念を確認することを助けるなどの特定の関係性を CBT は促進する。この協働的実証主義は，患者とそのパートナーが「個人の科学者」のようになっていくスキルを育ててゆく。患者とセラピストの協力関係は構造化されたセッションの中に組み込まれており，アジェンダを設定する，要約する，そして定期的に意見を求めることを行なうことによって患者—セラピスト関係を最大なものにし，がんに対処するための新しいスキルを学習していく。認知，行動，感情のどれを用いるかにかかわらず，構造化された協働的な治療セッションは CBT の特質である。

第7章

補助的心理療法における感情体験とその表出

　この本の前半で見てきたように，死に至る可能性の高い病気に罹患することは，個人の世界や自己に対する前提を打ち砕いてしまうことがある。自己の世界観の再構築には，認知的過程と情緒的過程の両方が必要であるが，脅威の大きさと経験された生々しい感情はときに人々を圧倒する。Horowitz（1986）は，人々の適応過程において2つの規則性を伴う変動段階を説明した。すなわち，回避と否認が現われる「過剰調整的」感情と，極端な感情を経験する「過少調整的」感情である。トラウマに直面している人は，古いスキーマに新しい情報を統合できるようにするため，あるいは新しいスキーマがつくられるようにするために，感情を調節しながら，これらの感情状態を行き来する。第8～10章で説明された行動的技法と認知的技法は，主に，過少調整的でネガティブな感情を，患者が調整しやすくすることを目的としている。この章では，がんの影響が非常に脅威的になったときに，感情がどのように遮断されるのか，あるいは過度に調整されるのかについて説明する。感情体験の回避のメカニズムや，人々が強い感情を抑圧するためによく用いる方法についても説明する。そして適応過程において，感情を認識し，表現することの重要性を検討する。

　私たちはこれから以下の臨床的技法について説明する。

◆感情を促進するタイミングと患者の感情調節を助けるタイミング
◆感情体験とその表現を促進する方法
◆否認への働きかけ
◆患者が怒りを表出し，そらすことを助ける方法

1．ネガティブな感情からの回避

　認知的観点では，人が現実の苦痛な出来事に直面した際には，強い感情を経験することを防ぐために3つの異なる過程が働く。それは，認知のゆがみ，認知的回避，情

緒的回避である。

　ネガティブな形態をとる認知のゆがみの概念についてはすでに紹介した通りである（第5章参照）。また，私たちはわずかにポジティブな偏見をもちやすい傾向にあることも話題にした。例えば，Weinstein は，人生において肯定的な結果を経験する可能性を人々が過度に多く見積もったり，ネガティブな出来事を経験する可能性を低く見積もったりすると述べている（Weinstein & Lachendro, 1982）。このポジティブ・バイアスは，楽観的視点（これを私たちはファイティング・スピリットとよぶ）から客観的に見えて非現実的と思われる楽観主義（これを私たちは否認とよぶ）へと，気づかないうちに変化するかもしれない。多くのがん患者は，あらゆる困難を乗り越えても治癒させることに固執している。彼らは，彼らの病気が死に至る可能性が高い病気であることを否定するかもしれない。極端な場合，がんを患っていることでさえ，いっさい認めないかもしれない。第2章で述べたように，この否認は，がんや生存への脅威の意味について理解するためのネガティブなスキーマとして捉えることができる。認知のゆがみは病気の影響を最小化する。否認において，認知のゆがみは非現実的に楽観的に働くが，その他の適応スタイルにおいては，認知のゆがみは通常ネガティブなものである。よい知らせのみに関心を向けて，悪い知らせを排除した結果，人は知覚される脅威を軽減し，そして，つらい感情を経験することから回避する。

　数年前，研究でがん対処尺度を検証している際に，私たちはポジティブなゆがみの例に出会った。60歳女性の頚部がん患者は根治的外陰切除を受けた。加えて，彼女は，人工肛門造設術と人工膀胱造設術を受けたが，これらの手術にもかかわらず，彼女はとても明るく見えた。彼女はストレスをいっさい感じておらず，対処を要する問題が存在するとは思っていなかったため，彼女のがん対処尺度得点は低かった。彼女は手術が自分の人生に何か問題を生じさせたとはまったく思わなかった。そして，孫が「おばあちゃんはとてもラッキーだね。おばあちゃんはトイレと買い物を同時に済ますことができるんだね」と言ったとき，とても楽しかったと彼女は自発的に報告した。この女性は選択的にがんのネガティブな側面にすべてフタをしていた。彼女はそれを挑戦や脅威ではなく，ささいな問題としてしか捉えていなかった。

　つらい気持ちを回避する2つ目の方法は，他のどこかに注意を集中させることである。認知的回避は，個人が自発的にまたは自動的に苦痛を生じさせるかもしれない考えやイメージを回避するときに生じる。この過程はすべての人間において時折用いられ（例：他のテーマに集中する，気を紛らわせる，「考えないことが一番だ」と言う），適応的な対処方略となることもある。しかし，その他のときは部分的にのみ有効であり，ネガティブな感情が打ち破ってしまう。さらに，患者はその気持ちを生み出す認知へ即座にアクセスができない。この例としては，テレビを観ている間，どういうわけか泣いてしまう喉頭がん患者の男性があげられるだろう。彼はなぜ自分がそんなに

動揺してしまうのかわからなかった。さらに状況を究明していくと，彼は，妻と口論をして怒鳴った男のテレビ番組を観ていたことが明らかにされた。この映像が，喉頭切除術後に自分の強い感情を伝えることがどれだけ難しくなったかを彼に思い出させた。「私はもはや，口げんかもできない」や「私は自分の気持ちをわかってもらうことができない」といった認知がそのときに生じたかもしれないが，彼はそれを即座に回避したのである。

　回避の最終形態である情緒的回避は，つらい感情を人が遮断する解離機制である。患者は心理的苦痛を伴う出来事について，情緒反応なしに話すことができる。この解離はつらい気持ちから彼らを守るときもあるが，頭痛やめまいなどといった身体症状を伴うことが多い。外陰切除術を受けた女性は，彼女が手術の影響について現実的に話し合いをしていた際に情緒的回避を行なっており，少しの感情も伴わなかった。

　知覚と解釈をポジティブに偏らせ，つらい考えから気を紛らわし，つらい感情から解離することは，すべて経験に基づいた回避の形であり，「気持ち，考え，身体感覚などの経験と接触し続けることに対する抵抗と，これらの経験が生じる形または頻度，文脈を，変容，コントロール，予測，または回避する試み」（Fledderus et al., 2010, p. 504）と定義されている。適応段階では，感情が非常に強く耐え切れなくなったときには遮断し，嫌悪的な経験にさらす量を漸増していくのがよいだろう。これらは情緒の過剰調整の一部分であり，トラウマ的出来事に対する情緒的処理において必要なものである。しかしながら，長期的には，経験することからの回避は役に立たないであろう。なぜなら，人が考えたり感じたりする内容をコントロールする試みは，その人が回避しようとしている経験の侵入性を実は高めてしまうかもしれないからだ（Gold & Wegner, 1995）。

2．ネガティブな感情の抑圧と表出

　多くの人々は適切なネガティブ感情を経験するが，それを率直には表出しない。そこには，がん患者が感情を認識し，表出することを困難にするいくつかの要素がある。患者は相対的にある意味どうすることもできない立場にあり，それが彼らにとって怒りを見せたり，病人役割の中で「戦う」ことを難しくさせる。もし難しい人や過激な人として捉えられてしまったら，専門家や親族，または友人から見捨てられるのではないかという恐怖は，本当はどれだけ恐怖に耐えているのか，または怒りを感じているのかを患者が表出することを妨げてしまう。利他主義などの動機（すなわち，すでに多くのことに対応しなければならない状況なのに，ネガティブな感情で介護者に余計な負担をかけるべきではないという懸念が根底にある，自分を失った状態）はまた，その状況下における情緒的抑圧を促進する。がん患者は，彼らの感情を抑圧し，自分

の欲求ではなくその他の人の欲求に思うがままにされる傾向にあるという臨床的印象が長い間あった。この印象をいくつか支持する研究もある。Fernandez-Ballesteros ら (1998) は 311 名の女性の乳がん患者と 103 名の女性の健常者を比較した。乳がんの女性は，合理性／情緒的防衛尺度における「抗情緒性」の得点が高く，友好関係を実現し保つために，彼ら自身の欲求を犠牲にする準備ができていた（調和への需要尺度により測定された）。Servaes ら (1999) は 48 名の乳がんの女性と 49 名の健常女性を，無感情症（感情を表出できない症状），感情表出，自己主張，抑圧，苦痛について比較した。無感情症と，感情表出，さらには感情について周囲に話すことへの意欲において，両群間に違いは見られなかった。しかしながら，患者群は，感情表出に対して態度を決めかねているものが健常群に比べて多く，より抵抗を示した。この著者は，この研究から浮かび上がる乳がん患者のイメージについて，感情表出することに葛藤があり，控えめで，不安で，自分を表に出さず，攻撃性と衝動性を抑圧する人であると報告している。彼らは，感情抑制は性格特性というよりもむしろ病気に対する反応であると結論づけており，その他の研究における知見と対峙するものであった。その他の研究では，感情抑制は特性に比べて状態により近いこと，感情抑制はがんの病因学的意義を表わしているかもしれないこと，また病気の転帰と関連するかもしれないことを示唆している (Temoshok, 1985)。感情抑制の根底の原因がなんであれ，がんに対する低い適応と関連があるようであることは確かである。Stanson ら (2000a) は 92 名の乳がん患者を対象に医学的治療の直後と 3 か月後にそれぞれ調査を行なった。感情表出によって対処していた患者は，次の 3 か月にわたって，苦痛が少なく，身体的健康や活力においてもより良好であった。表出による対処は，積極的な対処とファイティング・スピリットを活性化させる媒体として働く可能性が考えられる。

3．感情表出の価値

感情表出がそれ自体で癒す力があると断言するのは，あまりにも単純すぎている。カタルシスは心理療法の基本的な構成要素の 1 つとしてよく説明されるが (Frank, 1971)，この領域における研究結果は決定的でない。感情の表出またはカタルシスは，認知処理が伴う場合にのみ有効であるようだ (Lewis & Bucher, 1992)。Greenberg と Safran (1987) は，感情が確かに経験され，保持され，表出されている下で，その感情についての新しい意味を見い出すことは，治療的変化の重要な要素であると考えている。また，感情は建設的な行動へ導くことによって問題解決を促す働きがあると彼らは捉えている。感情への関わりと適応的な対処行動とのつながりは，情緒焦点型対処の概念の中で扱われている (Stanton et al., 2000b)。情緒焦点型対処は，がんに関する思考と感情との積極的な対立を意味する。情緒焦点型対処が，Stanton によって

「目標志向性のある決意感と目標を達成するための計画を立てる能力」として説明された構成要素である希望（Stanton et al 2000a）と正の相関関係にあることは当然のことといえる。情緒焦点型対処は，2つの要素から成る。すなわち，感情処理と感情表出である。最近の知見では，特に情緒的サポートまたは自己効力感が低い女性において，感情処理がその後の抑うつ症状とがんに特異的な侵入的思考や回避的思考の増加と関連していたことがLowら（2010）により示されている。また，感情表出は，フォローアップ段階におけるがん特異的な侵入思考の抑うつ症状への影響を和らげ，ソーシャルサポートまたは情緒的な自己効力感が低い女性において増悪した苦痛から救った。感情の承認と表出は，新しい方法で状況を解釈することや，ストレスに対処するための適切な計画を立てることと完全に関連している。認知的変容は，情緒が喚起されている状況下で生じた場合に，最も有効である。

　話をする機会を患者に与えることはセラピーにおいて最も重要な側面の1つであるというのが，私たちの臨床的印象である。診断への適応過程を経験しているとき，または再発などの新しい動向に折り合いをつけようとしている人々は，彼らの感情を表出するためだけの時間を確保することによって恩恵が得られる。社会的要因ががん患者ががんに関する思考や感情を洗いざらい話すことを防ぐ働きをしていたかもしれない。社会的に孤立した患者は話す相手がおらず，人間関係に問題を抱えている患者は自分自身を表現するに十分なサポートを受けていると感じない。また，先に述べたように，家族とよい関係を築けている多くの患者は家族に負担をかけたくないと思っている。先行研究では，がん患者の多く（ある研究では86％；Mitchell & Glicksman, 1977）が彼らの状況を周囲により詳しく話せたらと願っていたことが示されている。

4．感情処理か問題解決か

　感情表出により利益を得る患者は多いが，ただ感情を表出するために多くの時間を割くばかりでは，利益がほとんど得られない，あるいはまったく得られない患者も存在する。事実，認知モデルでは，ネガティブ感情について話すことは，その状況に対する再解釈がない限り，その人の感情をよりネガティブにすると予測している。抑うつまたは不安を抱えるがん患者は，自分では再評価ができず，反復的でネガティブな思考パターンにはまってしまうことが多い。これらの患者と一緒に取り組むときの課題は，関与と寄り添い，受容と変化，そして感情処理の促進と積極的な問題解決の促進といった二者間の，ちょうどよいバランスを見つけることである。原則として，感情調整が過剰な場合は，感情への関わりや感情表出が必要となるが，感情調整が抑制されている場合は認知的技法や行動的技法が必要となる。WiserとArnow（2001）は，心理療法において感情表出が促進されるべき場合とそうでない場合に関するいくつか

のガイドラインを提唱した。Moorey（1996）は，不運な生活環境に直面している個人に対して，感情表出を促すべきかどうかを判断するときに考慮するべき要素をいくつか提案した。第一に考慮されるべきものは，その人が適応過程を経験している渦中であるのか，または持続的にネガティブ気分の状態にとらわれているのかどうかである。適応反応が持続している，あるいは，滞った状態を示す証拠がある場合は，感情を用いた技法が適切かもしれない。しかしながら，その人の不安または抑うつが著しい場合，または高度な情緒的覚醒状態に耐えることが困難な場合は，問題焦点型の技法のほうが望ましい。

5．感情表出促進の適用

感情表出を促進する条件は，以下の通りである。

①がんの病状について特異的な変化（例：診断，再発，クリニックでの健診）が生じて精神的苦痛が生じている。
②著しく変動する情緒反応がある。
③初期情動（抑うつよりも悲しみ，不安よりも恐怖）が存在する。
④認知のゆがみが欠落（思考内容はネガティブだが適切である）している。
⑤感情表出によるネガティブな影響についての著しく強い信念がある。

6．問題焦点型の介入の適用

問題焦点型の介入の適用条件は，以下の通りである。

①長期のネガティブな気分状態（不安，抑うつ，怒り）がある。
②患者が打ちのめされるほどの感情がある。
③著しい行動的欠陥（例：抑うつ気分により長期間寝ている），または行動的回避（例：化学療法に対する恐怖症）がある。
④不適応的感情と認知のゆがみ（例：罪悪感，自責感，蔓延する絶望感）が存在する。

7．感情表出の促進

実践では，感情表出と問題解決の区切りは必ずしも明確ではない。認知的介入または行動的介入を用いる前に，患者が自身の感情に向き合い，それを表出するよう助け

る必要がある。これ抜きには，その状況に対する患者の個人的な意味を理解することは不可能である。それがいかに非現実的であろうとも，どんなにネガティブな感情も患者にとってはすべて真実であるということを，セラピストはいつも認めなければならない。この共感の過程は，治療同盟を築き維持するために重要である。問題の認知的内容に進む前に，患者のその感情は承認されなければいけない。患者側の感情への関わり（経験）と融合した良好な治療同盟は，抑うつに対する認知行動療法（CBT）においてより良好な結果と関連があることが，いくつかの実証的根拠によって示されている（Castonguay et al., 1996）。また，セラピストによる介入が，患者が強い感情体験を保持するのに役立つことも示されている（Wiser & Goldfried, 1998）。

　適切な感情体験の促進方法は多く提唱されている（詳細な内容は Greenberger & Safran, 1987 を参照）。

①がんに対する情緒的反応について患者に教育する（ノーマライゼーション）。
②活性を弱める。しばらくただ黙っていることが，感情を生じさせるかもしれない。
③閉ざされた質問よりも，開かれた質問を用いる。
④内省的なコメントを用いる（例：「あなたがどのように感じられているかお察しします」）。
⑤感情に関連のある経験に焦点を当て，患者がそれに焦点を当てられるよう助ける（例：「あなたにとって今それはどのような感じですか？」または「どのように感じますか？」）。
⑥表情や姿勢，ため息など，患者の表出の仕方に注意する。
⑦今ここを経験するように集中し続ける。
⑧「つらさの寒暖計」を用いる。その題材がセラピストにとってつらいものであれば，適切な感情表出につながるだろう。
⑨患者の言葉が三人称になったときは，一人称に戻す（例：「あなたは〜と感じる」）。
⑩感情表出に対するネガティブな思考や信念を再検討する（Moorey, 1996）。

（1）感情を受け入れる

　患者にネガティブな感情を受け入れさせることで，彼らが経験している苦痛の悪循環を断ち切ることができることが多い。Teasdale（1983）は，人々が倦怠感に注目し，集中力を欠き，快感情を伴う活動をなくすことが，いかに「うつ的に落ち込む」ことにつながるかを説明している。臨床経験では，これが，がん患者にも応用可能であり，うつ症状に限ったことではないと示唆している。患者は，興奮しやすくなったり激しい怒りを感じることについての罪悪感を頻繁に報告する。もし彼らが彼ら自身の怒り

を受け入れることができれば，その状況を大幅に打開することができるだろう。感情を受け入れることはまた，患者が一歩離れて自身を客観的に観察することを可能にする。以下のような方法をはじめとして，患者は様々な方法を用いることができる。

①感情に従って行動を起こす，または感情を回避する前に10を数える，または深呼吸する。
②「これは当たり前の感情だ。怒り／恐怖／悲しみを感じることは悪いことではない」と言う。
③感情は波のようであること，そして，患者はその波が消えるまで波に乗るサーファーであることを想像する。

（2）マインドフルネス

マインドフルネスは，感情の中にどっぷり浸かってしまうことなく感情を受け止めることにより，感情を理解するという特殊な方法である。マインドフルネスは，「今という瞬間に，判断を下すことなく，刻一刻の経験の展開に意図的に注意を払うことを通して得られる気づき」であると定義されている（Kabat-Zinn, 2003, p. 145）。マインドフルネスを向上させることは，私たちが己を見失ってしまうまで経験にとらわれてしまうのではなく，何が起こっているかについて十分に認識することを可能にする。がんについての悪い知らせを受けたことによって生じた打ちのめされるような感情は，まるでこの先も永遠に続くように見え，「これは永遠に終わることがない。私はいったいどうしたらいいだろう？　どうすることもできない」という考えに私たちは自分を見失ってしまう。私たちは即座に，物事がこれからどのようになるのか，これがどのような意味をもっているのか，家族にとってどのような意味をなすのかについて，自分自身に物語を話し始める。それは，私たちを今現在から，ここではない，そして永遠に着地することもない，将来に対する心配にいざなってしまう。マインドフルネスの技法は，「完全な破滅的状況」（Kabat-Zinn, 1990）に自分自身をさらしながら，心配のループに消えることなく，何が起ころうともありのままに現在にとどまることを助けてくれる。これは究極的に，わずかな，または，あからさまな回避を用いた通常の逃避方法を行なうのではなく，感情体験に開かれた状態でいることを意味する。

苦痛にとどまることは，それから身をそらすことと相いれないものであるため，マインドフルネスは，技法としてよりもむしろ，通常プログラムの一部として教えられる（Kabat-Zinn, 1990）。マインドフルネスを根幹としたストレス解消法は，通常6～8週間の集団療法であり，がん患者にも用いられてきた（Speca, 1999; Lengacher et al., 2009；がん患者のためのマインドフルネス認知療法のマニュアルについては，Bartley [2011]）を参照）。

第7章 補助的心理療法における感情体験とその表出

しかしながら,マインドフルネスは,私たち誰しもが生まれながらにしてもつスキルであり,感情の受容を促進したり,心配や反すうを和らげることを意図して,補助的心理療法(APT)のコースに組み込むことができる。以下に,患者に役立つであろう2つのマインドフルネスの実践を提案する。

(3)「一息つく時間」

考えをまとめようとしているときや,空想にふけっていたと気づくときはいつでも,私たちはマインドフルネスを実践している。現在にとどまるための時間をつくりだす方法を学ぶことは,死に至る可能性の高い病気への感情反応の大きな渦にとらわれたときに非常に役立つ。一息つく時間(Segal et al., 2002)をつくるための教示は以下の通りである。

①自分が今従事していることからいったん離れる機会を見つけて,自分が体験していることにアクセスします。あなたが聞こえるもの,考えていること,感じている気持ち,身体に起こっていることについてメモをとります。今起こっていることとただ一緒にいることを,自分に許してあげましょう。
②次に,あなたの呼吸に注意を向けましょう。鼻孔,胸,またはお腹など,あなたが最も適当と感じるところに焦点を当てながら,呼吸を続けましょう。
③次に,全身に注意を向けるために,あなたの呼吸を広げていきましょう。緊張感または軽い感覚に気づき,刻一刻と生じる感覚の変化を追いましょう。自分自身に優しく,あなたが思っていること,感じることはすべて受け入れましょう。
④開かれた気づきとともに,盲目的に反応するのではなく,賢く反応できる方法を決断する準備が整った状況に戻りましょう。

(4) 毎日の生活におけるマインドフルネス

日々の活動の中でマインドフルネスを実践することで,あなたが経験していることについてより気づきを得るためのスペースをつくることができる。そして,心配や反すうから「今ここ」の体験へとあなたを導いてくれる。患者は,彼らがしていることに対して十分な注意を向けるための時間を過ごせるように励まされる。例えば,ご飯を食べることや匂いや香りに気づくこと,シャワーの暖かさや濡れていることを十分に体験すること,顔にあたる風に気づくこと,歩きながら筋肉を感じることといったことである。これにより彼らは自分自身を自動操縦モードから取り出すことができ,マインドフルネスの練習によってマインドフルになれる「安全地帯(Colette Hirsch,私信)」をつくり出すことができる。

セラピストは,セッションの中で,一息つく時間またはマインドフルな注意につい

91

て，概念を説明し練習していく。そして，ホームワークとしてそれらに患者が挑戦するように提案する。マインドフルネスの実践方法に関する役立つ情報や教示については，Segal ら（2002）や Bartley（2011）によって提供されている。患者が解離傾向にある場合は，非常にまれではあるが，この技法により解離が引き起こされる場合があるので，注意が必要である。

（5）感情の合図を同定し働きかける

APT における初回セッションから引用された以下の例は，感情面において重要度の高い可能性のある領域を，患者が示す手がかりから，セラピストがどのように同定していくかを示している。このケースの患者は 55 歳の女性で，子宮頸がんを患っていた。アセスメントの一部として，セラピストは彼女の家族について尋ねた。

患者：自分の家族といえる人が私には誰もいないのです。
セラピスト：それはなぜですか？ ご両親は亡くなられたのですか？
患者：そうです。兄弟が 1 人いるだけです。彼の姿はまったく見ないし，それでおしまいです。
（ここで，兄弟が見舞いに来ないことに対して，患者が怒りを感じているとセラピストは感じた。最初の発言「自分の家族といえる人が私には誰もいないのです」とともに，この発言は患者が孤独感と見捨てられたような印象をもっていることを示唆している。）
セラピスト：ご両親はどのくらい前にお亡くなりになられたのですか？
患者：私の父は 5 年前に亡くなりました。私の母が亡くなってからは 13 年になります。
セラピスト：（セラピストは，緊張と悲しみを思わせる患者の非言語的反応から，これはまだ彼女にとって重大な喪失であると感じた。）あなたはご両親ととても仲がよかったのですか？
患者：はい（涙ぐんだように見える）。
セラピスト：そしてあなたはまだご両親が恋しい（患者の喪失感に共感をもって言及する）。
患者：（うなずき，すすり泣く。）
セラピスト：ただその話をするだけであなたを動揺させてしまうのですね。
患者：それはこれまで私が整理してこなかった問題です。それが問題なのです，あなたがまさに言い当ててくれました。
セラピスト：誰がいちばん恋しいですか？
患者：母です（すすり泣く）。

セラピスト：お母さん（患者の言葉を繰り返す）。
患者：母が死ぬまで私が介護したのです。彼女のために私は何でもしました。恋しくてしかたがないのは母です。私が母の死を乗り越えることは永遠にできないでしょう。

　この強い情緒的反応を誘発したことにより，この喪失の意味について探索し，なぜそれがいまだにそんなに鮮明であるのかについて，セラピストはいくつかの仮説を立てることができた。2つの重要な要素が見い出された。1つ目は，母親と非常に親密であったこと，そして肝硬変を伴う長期の病気であったにもかかわらず，母親は彼女に強い情緒的サポートを与えていたということである。2回目のセッションでは，患者が自分の母親だったら，彼女が乗り越えられるように，どのような援助をするかについてセラピストは尋ねた。「母はそのことを心配したと思います。彼女ならきっと，大丈夫よ，と言うと思います」と，患者は答えた。彼女の母親は，彼女の重荷をすべて肩代わりし，彼女を安心させていたのである。
　セラピストは，その女性が自分のための対処方略をいくつか学ぶことを促し，彼女の社会的な支援ネットワークを用いるような行動計画を組み立てる必要があった。2つ目の要素は，病気が彼女の母親の死の記憶を呼び起こしたことによる反響である。母親の死に関する記憶が呼び起こされたことについて気持ちを表出すること，特に死に対する消えることのない彼女自身の恐怖を受け止めることによって，彼女は安心感を得ることができたのである。
　重要な問題に関連して，カタルシスはときに治療の後半に起こることがある。ジェニーは，子どもに関する恐怖の表出を許されることで救われた1つの例である。治療の半ばを過ぎたところで，彼女は病院にいる同僚を尋ねた。この同僚の女性もまたがんを患っており，死期が近かった。そのときは，ジェニーはこの状況に非常に上手に対処することができていたが，後に遅延反応を経験し，非常に動揺した。このことについて，治療セッションの中で深めた際，彼女は友だちとの一体感と死に対する恐怖を話した。セラピストは彼女にネガティブな感情を率直に表出するように促すと，彼女は治療の中で始めて涙を流した。彼女の主な恐怖は，疑う余地もなく，彼女の息子と彼の将来についてであった。彼女は「とても恐ろしいことを彼にしてしまうこと」に対する罪悪感を説明した。また，彼女が死んでしまった場合の彼の将来の展望についても彼女は心配していた。セラピストは共感と内省を用いて，彼女がこのことについて話し，関連する感情を経験させるようにした。彼女はおそらくそのことについてずっと考え続けていたものの，そのことに直面することを躊躇していたため，彼女が自分の罪悪感や心配について話し，それに関連する感情を経験すること自体が役に立ったのである。

第Ⅰ部　がんの心理学

　セッションの後半では，息子を置いていくという考えについての現実的な悲しみを明確にさせて，これを彼女の罪責感と関連していたゆがんだ考えから切り離す手助けをセラピストは行なった。すると，がんになったことや彼女の死が息子に与える影響について彼女が責任を負うことはできないが，息子の将来が保証されるために彼女の力でできることをすべて行なうことはできるということを彼女はすぐに理解した。そのセッションでは，彼女の病気に関する客観的な要因，すなわち，彼女が患っているのは治療が奏功した早期の乳がんであることを復習して終了し，彼女が病気と戦い続けることができるようにした。

8．否認に働きかける

　否認に関する文献レビューにおいて，Vosとde Haes（2007）は，がん患者における診断に対する否認の割合は4〜47％であると報告した。一方で，診断による影響に対する否認は患者の8〜70％で，生じた感情に対する否認は患者の18〜42％であると報告されている。文化的背景と年齢が否認と関連している一方，性別とがん種は関連していなかった。否認は時間とともに減少するようである。否認とその他の対処方略，および適応との関係は研究データからはいまだ明らかではないが，臨床的には，否認に挑戦することは自然の成り行きでは行なわない。なぜなら，それは患者が現実の状況に対する最も適応的な対処方略かもしれないからである。もしそこに，ゆがんだ肯定的思考が患者に害を与えているという客観的なサインがある場合は，前述した感情表出を促す技法と，第9章で説明される現実テストの技法を用いて否認に取り組むべきである。否認に取り組む必要があると思われる状況は以下の通りである。

①存在に対する否認やがんの深刻度が，患者の治療への取り組みを妨げているとき。
②コミュニケーションの問題や精神的苦痛が生じるほどに，患者側または配偶者側の否認が病気に対する認識に不一致を生じさせているとき。
③否認が効果的な対処方略になっておらず，不安またはうつが生じる入口になっているとき。
④否認が積極的な問題解決を妨げるとき（例：死期が近い人は，家族の未来のために必要な計画を立てない）。

9．怒りの表出を促し導く

　否認と同様に，怒りも感情ベースの技法や認知行動的技法を通して取り組むことができる。怒りに関連した思考に向かっていくための技法のいくつかについては第10

第7章 補助的心理療法における感情体験とその表出

章で説明している。ここでは，適切な怒りの表出を促し，建設的に導く方法をいくつか紹介しよう。

(1) ガス抜き

　自身の状況を不当だと知覚するとき，患者の情緒的反応は一種の怒りの様相となる。多くの人はこれを率直に表現する方法を見つけたり，あるいは少なくともその感情を受け入れるだろう。怒りを抑圧する人は，怒ることが安全でない，または道徳的に間違っているとさえ感じる。また，認知的回避は，このネガティブな感情に関連する思考に注意を向けることを妨げるかもしれない。つまり，怒りに対する否認も存在するのである。しかしながら，知覚された侮辱に関連する認知過程は作動し続けてしまう。その結果，押し殺された自己破滅的な怒りが誘発されるだろう。

　多くの状況において，ただ単に怒りを表出することだけでも治療的であるかもしれない。ガス抜き（ventilation）は，怒りの感情に対する表出命令をそれとなく強化するため，怒りの不合理な根拠に働きかけようとすることに比べてより簡単であろう。あなたが彼に怒っていることをただ単に誰かに話すことで，怒りの増大を防ぐことができる。感情を押し殺してしまう人には，「感情的に」なれる時間をとっておくことが役に立つだろう。感情を表出することによって情緒的安堵が生じれば，その感情に関する認知を検証することが可能になり，その感情に将来対処するための代替方法を見つけることができる。

(2) ポジティブな行動

　怒りを率直に表現することが常に可能とは限らない。もし神や上司に対して怒りを感じた場合，その怒りを面と向かって表現することはできない。その場合は，ストレスを解消できる活動（例：ジョギングにいく，枕を叩くなど）を計画するとよい。ストレス解消の代替方法は，問題解決アプローチを選ぶことである。怒りから生じるエネルギーは，知覚された問題を乗り越えるための行動に向けられる，または「昇華される」。例えば，患者が「医者に質問するための十分な機会を与えてもらえなかった」と言った場合，そこには，その患者が知りたい内容を明らかにするという目標をかなえるために，患者がとれる多くの行動があるはずである。その医者に直接向き合うこともできるし，または代わりに，その他の情報源に助言を求めることもできる。患者が積極的な活動の目標を達成することができるように，自己主張するスキルを教えることも必要かもしれない。自己主張が得意でない人は，彼らがその状況を解釈した方法で，怒りを絶望感にすぐに転換してしまうかもしれない。障害を乗り越えるために何かに取り組ませることは，彼らの自己効力感を増加させる手段となる。怒りの対処におけるさらなる行動的技法と認知的技法については第10章で述べる。

10. まとめ

　認知と行動を強調するとともに，APT は感情についても非常に重要視する。感情，認知，行動は適応過程において一体としてつながっている。ネガティブな感情は，死に至る可能性のあるトラウマを認知的および感情的に処理するために，経験され，表出される必要がある。また，感情処理が促進されるべきときと，問題解決に焦点を当てることがより適切であるときについての指針を提示した。感情表出を促進する技法と，否認および怒りに働きかける技法についても述べた。第8章と第9章では，認知 – 行動 – 感情システムにおける行動と認知の構成要素について言及する。

第Ⅱ部

がん患者に対する認知行動療法

Oxford Guide to
CBT for People with Cancer

第8章 行動的技法

　補助的心理療法（APT）における行動的介入の第1の目的は，疾患によって制限が生じている状況においても，可能な限り最大限に患者が行動を遂行できるようにすることである。この介入は，ファイティング・スピリットと自己コントロール感を高める上で役に立つ。行動的技法は，ストレスに対処する手段（リラクセーション・トレーニング）や，ストレスへの態度を変容する手段（行動実験）として，用いられる。今回は"**認知**"行動療法であるので，行動変容は通常，特定の思考や信念を検証する目的で計画される。理想的には，この介入は患者の問題を概念化することから始める必要がある。例えば，ある1人の女性の例で言うと，がんとは，自分が今1人ぼっちで孤独であるということを意味していた。セラピストは彼女に対して友人に連絡するよう促すことで，その信念を検証する手助けをし，会おうという彼女の誘いに友人がどのような反応をするかをアセスメントした。一部の友人は忙しいと言ったり，病気である彼女と話すのが気まずそうであったが，多くの友人は彼女からの連絡を喜び，何か自分たちにできることをしたいと思ってくれたことに，彼女は気づいた。その他の例で言えば，行動的技法が不安や抑うつの軽減を目的として行なわれることもある。いずれの介入であっても，その理論的背景が常に患者に説明され，概念化を共有していくことで理解に至る。また行動課題は，ホームワークとして協働的に設定される。このときの課題は，ネガティブ思考から患者の気を紛らわせるための方法として提案されるかもしれないし，役に立たない信念を検証する方法として提案されるかもしれないし，あるいはセルフエフィカシーの感覚を築くための方法として提案されるかもしれない。課題が実行される頻度を上げるために大切なことは，いずれの課題にせよ理論的背景を患者が理解しておくことである。

　本章では，以下の行動的技法を紹介していく。

◆リラクセーション・トレーニング
◆活動スケジュール

◆段階的な課題設定
◆将来的な計画
◆行動実験

　実例では，心配にとらわれ，絶望している患者における「生存の危機」に対して，どうやって行動的に働きかけるか，「自己像や自尊心の危機」から生じる不安や抑うつに，どうやって介入するか，を提示する。

1．リラクセーション・トレーニング

　不安は，がん患者に最もよく見られる症状の1つである。認知モデルでは，このような不安感情は生存の危機，または自己や周囲の世界などの危機が知覚されることで生じるとともに，この脅威に対処するために利用できる資源を自分は有しているのだという自信が，ゆらいでしまうことで生じると考えられている。がんは，確かに生命を脅かすものであるし，患者の受けている支援や治療が治癒を保証するものであるとは誰も確信できないので，不安は現実的で自然な反応である。「正常の」不安と名づけることができるもののうち，ごく一部は病的な不安に当てはまる。不安症状が治療を必要とするレベルであるかは，客観的ながんの脅威との関連，日常生活への支障度，患者が問題と捉えているかどうかなどの深刻さによって決められる。

　リラクセーションは自宅で定期的に行なうもの，と決めつける必要はない。ストレスの多い状況下でのコーピング方略として用いることができる。患者は，緊張や不安を感じたときであればいつでも弛緩を試してみるよう教示される。呼吸法は，座っているときや歩いているときにも使えるので，筋弛緩法より有用かもしれない。セラピストは，不安を誘発する場面を詳細に分析し，弛緩状態を思い出すきっかけとなるシグナルを見つけなくてならない。セッションの中で患者は，特定のシグナルを用いて弛緩する練習をする。それぞれの患者に合わせた不安マネジメントのパッケージをつくる際には，これらのエクササイズを，気ぞらし，自己教示，あるいは認知再構成法と組み合わせることもできる。このようなリラクセーションが使われる場面には，放射線療法や化学療法を待機・施行するときや，新しい社会的状況に置かれるときなどがあげられる。

　リラクセーション・トレーニングは，人々が自分の不安感情をすぐにコントロールできるようになるという点で，簡便でかつ効果的である。リラクセーションの2つの方法として漸進的筋弛緩法と呼吸法を紹介しよう。研究では同等の効果があると示唆されているが，個々の患者はどちらか一方を望むだろう。肺に問題を抱えていたり，息切れに苦しんでいる人は，呼吸法をリラクセーションの最善の方法と思わないかも

しれない。イメージ法のテクニックはこのような患者に有効な方法となる。

以下に示したエクササイズは Beth Israel Hospital で開発されたハンドブックに書かれた患者への説明文である（Borysenko et al., 1986）。これらは，患者に2つの方法を教えるときの手引きとして使える。

（1）漸進的筋弛緩法

以下に示すそれぞれの緊張／緩和のエクササイズは，呼吸法のエクササイズと併用されます。息を吸っているときは，それぞれの体の部位を最大限に緊張させ，つらくなければ，その状態をしばらく続けましょう。そして，息を吐くにつれて，徐々に緊張を解いていきます。

①つま先にギュッと力を入れます。はい，リラックス。
②両脚を後ろに引き，つま先を膝のほうへもっていきます。はい，リラックス。
③大腿部の筋肉を緊張させます，体重に反して両脚を持ち上げるように。はい，リラックス。
④でん部をつまみ，持ち上げて固くします，岩の上に座っているように。はい，リラックス。
⑤胸で大きく呼吸をし，腹部を引っ込めて力を入れます。はい，リラックス。
⑥胸で大きく呼吸をし，上半身全体を緊張させます。はい，リラックス。
⑦両手にギュッと力を入れます。はい，リラックス。
⑧手首を起点に手を後ろに引き，ひじの方に向かって曲げていきます。はい，リラックス。
⑨肩を耳まで持ち上げます。はい，リラックス。
⑩眉を上げて，おでこにしわを寄せます。はい，リラックス。
⑪目をギュッと閉じます。はい，リラックス。
⑫微笑み，口角を上げて，歯を出します。はい，リラックス。

（2）呼吸法

①呼吸への気づき：あなたはそのままの状態で，自分の呼吸に注意を向けていきます。息を深く吸って，そしてそれを完全に吐ききることを繰り返しながら，腹式呼吸に注意を集中させます。このエクササイズは短ければひと呼吸，長くても数分です。
②10から1へのカウントダウン：目を閉じます。深く息を吸って，完全に吐ききります。横隔膜で呼吸し始めます。あなたの頭，下半身のすべての通り道，足の裏から緊張が流れ出るのを感じましょう。次に息を吐き出すとき，ある数から1

第8章　行動的技法

までさかのぼって数え，筋緊張が抜けきるところまで吐き続けましょう。
③呼気とともに緊張をほぐす：身体が重力に引っ張られるのに従って，呼気とともに自然に筋緊張が緩和されていきます。ちょうど10から1のカウントダウンと同じように，呼吸を使って緊張が解かれていきます（Borysenko et al., 1986）。

　通常の手続きとしては，セッションの中で患者にリラクセーションを教え，ホームワークとして定期的に続けるよう促していく。細かい指示は様々であるが，セラピストは通常，1回20分，1日に1～2回の練習をするように指示する。睡眠障害のある患者は，ベッド上でリラクセーションに取り組むことも可能である。
　このテクニックを教える際，「どう感じていたか？」「何をしていたか？」について，患者からフィードバックを得る必要がある。手続きを教示する前後では，リラクセーションに向かうステップを要約して伝えると効果的である。そして，教示を補助するものとして，患者に冊子やテープを渡すこともある。セッションが録音されている場合，カセットを持ち帰って自宅で使うことができる。または市販されたリラクセーションテープが使われることもある。Neil Fiore（1984）は，がん患者に特化したリラクセーションテープを作成した。患者にパートナーがいる場合には，彼らもリラクセーションのエクササイズに巻き込むのもよいだろう。
　一度リラクセーション反応を体得したら，その人はストレスの多い状況下でも実践することができるようになる。そうした人は，身の周りにリラックス感を思い出させるシグナル（鏡上の付箋，テレビなど）がなくても，リラクセーションを始めることができるし，それぞれのステップで自分自身をさらにリラックスさせるために5や10からのカウントダウンを用いるなどの応用が可能である。一度始めれば，彼らは逆から数えていきながら，筋弛緩に集中することによって，「感情の起伏を落ち着かせること」に焦点を当てることができるようになるだろう。

2．活動スケジュール

　がんは，徐々に活動量が減少し，ファイティング・スピリットが失われる体験である。治療により，倦怠感，嘔気，その他の症状が出現した際に，時としてこのような体験が引き起こされる。ほとんどの人は放射線療法や化学療法のコースが終わった後には普通の生活に戻ることができるが，活動できない状態にとどまってしまう人もいる。不安症状は社会的状況からの回避から生じる。抑うつは，社会的引きこもり，意欲の喪失，楽しめていた活動に対する興味の喪失から生じる。乳がん局所再発をした既婚の若い女性は，仕事を辞めて，新しい家を買いたいと願っていた。彼女と夫は，先の計画は立てず，彼女が治るまで待とうと自分たちに言い聞かせ続けた。結果的に，

2 人の生活の中で変化できる可能性は,「待ち,そして見守る」ということでしか叶わなくなってしまった。大きな目標だけでなく,家を飾りつけるといったささいな短期目標さえ延期され,患者の落胆や失望を招いたのである。

このような無気力を乗り越える1つの方法として,活動への報酬を促進する方法がある。この夫婦にとって,一緒に部屋を飾りつける計画は,がんの脅威が未解決であっても,普段の生活を続けていくことがまだ可能だということを指し示した。行動的介入ではファイティング・スピリットを高め,ポジティブな回避的方略を獲得させる。ポジティブな回避とは,活動的・意図行動的・認知的な回避であり,患者が常にがんのことを考えるのではなく,毎日の生活に専念できるようにさせるものである。ときに自分の思考からがんのことを追い払える能力というのは,病気に上手に対処できる多くの人たちの特性のようである。ポジティブな回避とは,「人生におけるがん以外のことと比較して,がんに関連した思考にどのくらいの時間を費やすのか」ということを患者にコントロールさせる方略であり,柔軟性に富み,意図的である。

3. 活動スケジュールの機能

(1) 情報収集

セラピストは,いつ患者の気分が落ち込み,どのようにそれが行動に影響するのかを明らかにしていく。例えば,抑うつの男性は夜にテレビを見るときに最も落ち込むかもしれない。ネガティブな思考は,このようにある一定の活動や,友人を訪問するなどのように予定されていた能動的な活動と関連している。患者は,それぞれの活動について満足度（P0〜10）と統制度（M0〜10）を評価し,セラピストはどの活動が最も抗うつ効果があるかを特定する。

(2) 気ぞらし

患者が不安や抑うつに関連した思考に心奪われる時間帯に,何か別の活動を計画することによって,そのような思考から気をそらすことができる。ネガティブな思考がとても強くなったときには,それに立ち向かうことが難しくなることがある。気ぞらしは,患者の気分が改善するように使うという意味では,最も効果的な対処方略かもしれない。患者,セラピスト,パートナーで協働して,最も効果的な気ぞらし活動を特定し,患者が1日の中で最も衰弱している時間にその活動を行なうようにする。

(3) セルフエフィカシーの向上

コントロール感や統制感を患者に与える行動というのは,絶望感や無力感と闘う上で特に有用だろう。統制感の向上は,症状の改善にもつながるかもしれない。Byma

ら（2009）は，看護師による症状管理をねらいとした8週間の介入の中で，統制感（人生に重大な影響を与えたと受け止められる出来事を乗り越えた患者による，個々のコントロール感，と定義される）は，疼痛軽減の予測因子となった。しかし興味深いことに，疲労感軽減の予測因子にはならなかった。パートナーは，何が患者に成功体験や統制感を与えたのかを知っている有用な情報提供源である。

（4）モチベーションの向上

多くの人は，モチベーションは感覚的に起こるものだと信じている。しかしながら，認知行動モデルでは，モチベーションは行動のポジティブな効果を認識することによって生じると考えられている。活動に対する報酬が生じるほど，よりその活動に従事しやすくなる。ファイティング・スピリットを失った患者は，何をするにも意味を感じず，不活動とモチベーション喪失の自滅的なサイクルへ陥っていくのである。

（5）ネガティブな態度への挑戦

うまく対処ができないと考えている患者の場合，がんによって自分の人生が支配されていると思い込んでおり，もはやまったくコントロールできないと感じている。患者がかつては重要だと思っていた活動に従事させることは，生活を通常に戻すことができると証明する効果がある。行動変容とは，常にそうであるように，ネガティブな信念の反証を促し，認知変容に達するほど強力な手段としての機能を果たし得るものである。

4．活動スケジュールを使う

行動的課題は，認知行動療法（CBT）の重要な構成要素である。課題は，ある1つの活動（例：患者が交流を絶っていた古い友人に手紙を書く）が用いられる場合もあれば，活動スケジュールという枠組みが用いられる場合もある。スケジュール表は，1日や1週間という形式で提示される。患者が病気で働けない場合，慣れ親しんだ仕事という枠組みがないと，1週間が急に空っぽに見えるかもしれない。しかしながら，小さなことでも毎日できる何かを計画することは，1週間の中に構造を生み出し，患者が楽しみにできるイベントを提供することになる。毎週の活動スケジュール課題は，通常，最初のセッションの終わりに提示される。白紙のスケジュール表は付録3を参照。課題は，患者個々の問題に応じて導入されることになる。以下に，2つの例をあげよう。

（1）予期的不安

「がんとは，すべての時間を治療について考えることに費やしてしまう闘いのような状態であり，長期的にこれが続いていきます。時々これが，生活の中の休息さえも奪い取ってしまうことがあります。あなたは，心配がゆえに避けてしまっていることや，やめてしまっていることはありますか？」

（2）無力感／絶望感

「あなたは，自分の将来がどれほど見通しのたたないものかを私に語ってくれました。そしてあなたは何もする意味がないと言いました。我々が思うに，多くの人は悪循環に陥っています。意味がないからと物事をあきらめてしまい，人生からの恩恵をほとんど受け取れなくなっているのです。そのため，さらに落ち込み，モチベーションの欠如した状態になっていきます。もしあなたがやってみたいと思うならば，我々はこの悪循環を断ち切ることができると思いますよ」。

一般原則として，活動スケジュールを用いるときには，ある活動がいつ患者にコントロール感や，達成感（統制感），満足感をもたらすかを見い出すことが最も重要である。特に，彼らが抑うつ気分で，生きることに何の喜びも感じられないようなときには，困難感を最初に感じてしまうかもしれない。患者が過去にしていてあきらめていた行動や，常々始めたいと思っていた活動について時々尋ねることで，有用なリストをつくり出すことができる。パートナーは，患者が価値を見い出していた活動について本人に思い出させるという形で，協働セラピストとしての役割を果たすことができる。患者のもっている強みは新しい活動を計画する際の道しるべとして活かされるべきであるし，パートナーはそういう意味でもエクササイズに一緒に参加するとよいだろう。

統制感と満足感の体験について，以下に例示する。

（3）統制感の体験

①手術以後，初めて車を運転する。
②新しい趣味を再開する。
③（他の患者の）面会者になる。
④午後に孫の世話をする。
⑤お見舞いカードを送ってくれた友人にお礼状を書く。

（4）満足感の体験

①映画を観に行く。
②本を読む。

③休暇旅行をする。
④新しい服を買う。
⑤外食をする。

　課題は，個々のパーソナリティに合わせて用意されるべきである。他者のために何かすることでよかったと思える人もいれば，自分の成功により満足を感じる人もいる。活動のスケジュールを立てるとき，患者は統制感や満足感について，0から10で点数化する。統制感（M）や満足感（P）が高く評価された活動は，次の週のスケジュールに組みこまれる可能性が高い。ネガティブな思考や感情に脆弱な人の場合，週のタイムテーブルをつくると空欄ばかりになることもしばしばである。例えば，不安の強い女性は，夫が夜勤に出かけている夜になると，がんについて心配ばかりしてしまう，ということを自分の活動記録から発見した。セラピストは，次にこれが起こったときにはどのような方略を用いるか（ベッドで本を読んだり，物を書く。目が覚めたら起きて紅茶を入れるなど）を決めるように，彼女に指示した。
　認知のゆがみが，行動的な問題の1因となることもある。全か無か思考は特に頻繁に生じる。倦怠感や抑うつは患者が今までやっていたことを妨げ，「以前と同じようにやらなくては」と考えたり，「この先，まったくできなくなってしまう」とさえ考え始めてしまうだろう。統制感や満足感を評価していくと，患者は白か黒かという言葉ではなく，体験を点数化することができるようになる。その他に頻度の高い認知のゆがみとしてわい小化（例：「これでは意味がない。以前は毎日できたのに」など）がある。化学療法の治療後であれば，単に夕食をつくることさえ大きな成果になるかもしれない。患者ができていることに目を向けることで，ネガティブな思考を特定し，立ち向かう手段を見つけることができる。
　行動的技法が最も有用な治療コンポーネントとなる患者もいる。行動活性化単独で，がん患者における抑うつ治療に高い効果があることを示唆するエビデンスもある（Hopko et al., 2005）。

5．段階的な課題設定

　がんの発症前と同じくらい素早く，効率よく，物事を遂行する能力は，様々な理由で障害されてしまう。病気の初期には，身体的要因（治療の副作用など）や，心理的要因（抑うつなど）が，発症前には簡単だと思えていた課題の遂行にも影響を及ぼすかもしれない。病気の後期には，疼痛や倦怠感が患者を衰弱させる。これに適応するのは難しいだろう。結果的に，患者が必死に発症前と同じペースを保とうとするか，すべてあきらめてしまうか，となるのが通常である。我々は，次章でこの全か無か思

第Ⅱ部　がん患者に対する認知行動療法

考に対処する認知的技法を紹介する。この技法の行動的補助手段が，段階的な課題設定である。抑うつや身体疾患のある人は，元の活動レベルにすぐに戻ることは期待できない。課題は，個別のコンポーネントに切り分けることで，1度に1段ずつ達成していくことが可能となる。例えば，ある抑うつの患者の夫は，妻が病院から自宅へ戻ってきた後，社会的活動への参加を徐々に増やしていく計画をつくり上げた。お店への買い物から始め，難しい課題へと移行していった。手術から回復した患者の場合は，毎日の運動レベルを徐々に上げていく課題を設定するといったこともする。身の周りを歩くことから始め，次に庭を歩き，家の周りを歩き，といった具合だ。大きな課題をスモールステップに落とし込むことによって，それぞれのステップは，賞賛が得られ，次のステップに進む意欲を高めることのできる課題となる。

6．将来のための計画

　無力感と絶望感を抱えている患者が将来をあまりに悲観的に捉えているとき，患者の日常生活で一時的に焦点が当たっているものが，治療の中で重要となる可能性がある。とても高いハードルを設定していて，毎日同じレベルでパフォーマンスできることを期待している患者もいる。倦怠感や嘔気が生じるような不快な治療を受けているとしたら，これは不可能である。しかしながら，患者が自分の身体的強度に合った活動レベルに調整するよう促すことで，この問題は解決できる。「1日1日着実に」というところに目が向けられるようになり，段階的な課題はステップ・バイ・ステップで活動を増やしていくことを目指して用いられる。

　多くの患者は，将来に対して反対の態度をとる傾向にある。彼らは「私は1日1日着実にやっている」と言いながら，結果的に自分の命を限定的に考えている。このような人たちにとって，前もって計画を立てることが最もよい方略だ。1か月以内に自分は死ぬと確信しているが，実は年単位の余命がある患者にとって，「人生の目標エクササイズ」は彼らの絶望感を劇的に改善する効果があることが証明されている（Lakein, 1973）。セラピストは患者に，「もし通常の寿命を生きられると知ったら，人生の目標は何か」と尋ねる。エクササイズの目的は，患者の時間スケールを延ばし，将来に対する考えを開くことだ。そして患者に「いま1年間の活動的な生活を送ることができると知ったら，人生の目標は何か？」と繰り返し問う。そして，この目標に向かっていくプロセスを始めるにあたり，来週何ができるかを患者に決めさせるのが，最後のステップである。それゆえ，実際の予後がどうであれ，患者は今や重要な目的を達成するために十分な一歩を進む，ことができるのだ。

　よかったと思える活動を計画する時間的スパンは，患者とパートナーによって最良な形で決められる。病気についての客観的な知識は，考慮される必要がある。前もっ

て年単位の計画を立てられる患者もいるだろうし，週単位や月単位で考えたほうがよい患者もいるだろう。1年後に休暇旅行に行こうと宣言するのは，病気に対してかなりの強気であると言える。

7．行動実験

CBTにおける介入の多くは，患者個人の自己・世界・将来に対する信念を検証する実験として設定される。行動実験は，数回のセッションにわたって話し合いを繰り返すよりはるかに，ネガティブな態度を変容するのに効果的であることが証明されている。セラピストも患者も結果が事前にわかっていないのであれば，上述した活動スケジュールと課題設定を，実験として患者に位置づけることも可能である。思考とその手段を検証することによって，患者がネガティブな信念を分析することで生じる事象について具体的な予測を立てることができる。行動実験は，以下の5つのステップにより成り立っている。

①思考または信念を引き出す。
②この信念が正しい／正しくないとしたら何が起こるかを予測する。
③この予測を検証する実験を考案する。
④実験を実行する。
⑤結果を評価する。

【例1】
思考：私は何にも集中できない。
予測：私は5分以上集中できるものは何も見つけられないだろう。
実験：①5分間集中できるものを何か探し出す。
　　　②これに費やす時間を1日1分ずつ延ばす。
結果：①私は5分間論文を読むことに集中し，とても興味深かったので気づくと15分間読んでいた。
　　　②私はこれを読む時間を1日5分ずつ延ばしていくことができた。私の集中力は，思ったほど悪くなかった。

【例2】
思考：乳房切除のせいで，夫は私に性的な関係を求めない。
予測：男性は，魅力的な胸をもっていなければ女性に興味を抱かないだろう。
実験：①夫が女性の何に魅力を感じているかを見つけ出す(例：性格,服装,見た目)。

②あなたは，このうちいくつの特徴をもっているか。
結果：私の夫はパートナーの性格とユーモアのセンスに最も価値をおいている。彼は私を愛していて，今までと同じように求めていると言う。もしかすると，彼は私が思っていたように私に対する興味がなくなったわけではないのかもしれない。

　実験はホームワークとしても設定できるし，セッションの中で実施することもできる。上記の2つの例では，実験はセラピストがいる状況で行なわれた可能性がある。最初の患者は何かを5分間読むように指示され，集中することがいかに簡単かを報告したかもしれない。2つ目のケースでは，患者がいる状況で女性の魅力を感じる事柄をすべてリスト化するようにとセラピストがパートナーに依頼したのかもしれない。
　セッション中の行動実験は，患者の不安に働きかける上では非常に有用である。もし患者がパニック発作に苦しんでいるのなら，不安による身体症状に対する破局的認知を浮き彫りにする必要があり，これをセッションの中で検証することになる。息切れの感覚が，息ができなくなり，窒息してしまう予兆と誤認していると考えられる。セラピストは，自主的に過換気を起こすよう患者に指示することで，パニックの感覚に誘導していくことができる。

【例3】
思考：息苦しくなったら，それは窒息することを意味する。
予測：①もしこれが本当に身体の異常だったら，単に過呼吸だけではすまなくなるだろう。
　　　②もし呼吸がコントロールできなかったら，私は窒息するだろう。
実験：セッションの中でセラピストと一緒に過換気を起こす。自分の呼吸をコントロールしないようにする。
結果：①呼吸エクササイズは，パニック発作中に自分に起きた症状と同じ症状がもたらされる。
　　　②自分の呼吸をコントロールしようとしなかったら，息切れは早く過ぎ去った。
　　　これは不安であり，私の呼吸の異常ではないのかもしれない。私がもっと自然に呼吸をしようとすれば，実際には悪くなっていくのではなく，よくなっていくのかもしれない。

　ときに行動実験は望んだ結果にならないこともある。抑うつの患者が戻ってきて，ホームワークが最悪だったと報告する。彼女は（セッション内の）取り決め通りに友

人に電話をしたが，みな忙しくて彼女に会えなかった。患者にとっての，この事象の意味を検証していく。彼らの反応に対して彼女の解釈はどういうものであったか。結局，本当に彼らは忙しかったのか。彼女は彼らの返答のネガティブな部分に選択的注意を向けているのか。ある友人は「今週は予定があるけれど，他のときに会いたい」と言ってきたのに，患者が結論からそのことを消し去ってしまったのかもしれない。「失敗」実験は，常に患者の思考に関する情報をもたらし，どのようにして課題の成功を妨げる行動になってしまったのかも示してくれるだろう。このように実験に対して真にネガティブな反応があった場合，拒絶の意味を破局的に受け止めないために認知課題がなされることもある。

8．不安にとらわれた患者への行動的技法の活用

　不安にとらわれた患者は，がんを自分ではコントロールできないような大きな脅威と捉えている。将来が恐ろしく不確かであると考えている。予後の不確かさや，自分が対処する強さをもっているかどうか心配になるといったことは，すべてのがん患者にとって共通の問題であるが，不安な患者にとってはそれが圧倒的に重要なことに思われるのだ。行動的な課題は，コントロール力を増やすことと不確実性を減らすことの両方に働きかけることが可能だ。以下のケースでは，単純な行動介入が態度の変容に対してどのように効果的であったかを示している。

　このような活動スケジュールの活用は注意の焦点をがんから患者の人生における他の領域に移行させるのに役立つ。不安にとらわれ，疾患をコントロールする能力がないことに関心がいってしまっているような患者においては，以下の方法で新しいアプローチを導入することができる。

　メアリは56歳の未亡人で，1984年に頸部のがんを治療していた。彼女は2回の化学療法を終了し，骨盤全体への根治的放射線療法を続けていた。そして彼女は2回のセシウム挿入を行なっていた。細胞が完全には反応せず，治療から6か月後に再発した。メアリのがんは2コース目の治療によく反応し，再発からは解放されたにもかかわらず，がんがまだ残っているという彼女自身のとらわれからは解放されることができなかった。

　1週間の彼女の活動を分析してみてはっきりしたことは，彼女がかなりの時間を1人で過ごしており，ほとんど誰とも連絡をとっていないことだ。連絡をとっていたのは彼女の職場である妹の店のみで，ごくたまにであった。彼女は仕事をよくやっていたにもかかわらず，批判されているのではないかと常に恐怖心を抱き，頻繁に「彼らは，私にここにいてほしくないと思っている……私はいつも失敗ばかりだ」と頭の中で考えていた。彼女が1人で退屈な時間を過ごしているとき，病気についての思考が

最も際立っていた。この思考は，自分が必要とされていないという他の自動思考とも絡みあうようになった。セッション中に病気から解放されたと語っているときには，心のどこかでいかに医師たちを信用していたかを彼女は正直に語ることができていた。しかし1人でいるときには，自分の恐怖心に対処できずにいた。

　行動的介入では，メアリががんに関連した思考に対処できないとき，そこから気をすらすことを目指した。この介入は，彼女がこれまでの人生の中でうまくやってきた領域に対する彼女自身のコントロール感をさらに高める，という位置づけでもあった。セラピストは週間活動スケジュールを使うことから始め，毎日できるような活動を計画するよう彼女に求めた。活動は彼女のセルフエフィカシーを高めるものが選ばれた。彼女は1つの目標として，長い間あきらめていた自宅の内装を選んだ。散歩に出歩くというのも満足感を高める活動であり，彼女はそれを継続したいと願っていた。彼女は自分の部屋を上手に塗っていくにしたがって，自信を取り戻していった。これらの行動から得られたポジティブ・フィードバックもまた，自分にはまだがんがあるという彼女の信念を打ち崩し始めた。彼女は言った，「もし私がまだ病気であるとしたら，この1週間でやってきたような事はとてもできなかったでしょう」。

　セラピーが進むにしたがって，メアリはより大胆な課題を行なうようになった。彼女は地域の慈善活動（人生の中で彼女が必要とされていると感じることのできる場を与えてくれるもの）に夢中になり始めた，そして彼女はもっと自己主張が上手にできる方法を模索し始めた。このケースでは，活動スケジュールがAPTプログラム全体のほんの一部を担っているにすぎなかった。

　メアリは，不安に対処するためのセルフヘルプ・スキルを身につけるべく，リラクセーションのグループにも参加していた。セラピーを通して成長するにしたがい，彼女は自分の自責的な思考が特定できるようになり，最終的には自分が求められていない落ちこぼれの人間だ，という信念を代えなくてはいけないと思うようになった。

　「人生のある特定の領域に対して完全にコントロールできることなどほとんどないと知ったとき，我々は無力を感じる。この感覚は，実際にはきちんとコントロールできている他の領域にまで無用に広がってしまうかもしれない」。

　そしてセラピストは患者に対し，病気にだけ集中的に注意を向けることの利益と不利益に目を向けさせる。病気が進行した患者は，「死はコントロールできないけれど，人生はコントロールできる」というように自分自身を再生させるのに有効なフレーズを見つけてくることもあるだろう。

　不安のある患者は，必死に情報を探索したり，ある治療の後で他の治療法に挑戦することによって，むだにがんに対処しようとすることがしばしばある。APTは，このような患者のエネルギーをスキルフルで適応的なコーピング方略へと方向づけていく。時に予期的不安のサイクルにちょうどはまってしまっている場合には，情報探索

を禁止する場合もある。またあるときには，より効果的な情報探索家になるように患者を仕向けるようにすることが最も望ましい場合もある（例：医師にもう1度質問をすることによって，なぜ特にその情報が必要だったのか理由を特定するなど）。

　自己コントロール力を身につけさせるもう1つの方法として，患者が健康維持のための現実的なアプローチを選択するように促すこともある。予後を改善するために一歩進むというのは，何も病気の医学的治療に限定されるわけではない。自分の健康づくりのために患者ができることはたくさんある。可能であれば定期的な運動をする，タバコをやめる，健康的な食事をする，リラックスできる方法を見つけるなどである。このようにそれ自体が健康的な活動によっても病気と闘うことができるかもしれない。患者とパートナーで協力し，自分たちができる病気によい影響をもたらすようなことをリスト化することも可能だ。この作業は，ブレーン・ストーミング・エクササイズといって，ビタミンC摂取からアロマセラピーに至るまで，少しでも可能なことをカップルでノートに書きだしていくものである。紙に考えを書き記すという行動は，自分にできることは何もないという患者の信念に反証するための，さらなる1歩である。不安のある患者はすでに書き出すという方法を使っているかもしれないが，セラピーによって秩序立てて役立つようにしていくのである。例えば，ある卵巣がんの女性が，1セッションに60本を泳ぎ，毎日ジョギングして疲れ果てていたとする。彼女の場合には，話し合いを行なって，健康的な運動を適切に，そしてほどよく活用していく計画を立てる必要があった。

　同様の方法が，治療転帰が不確実であることに対処する目的でも用いることができる。行動的技法は，病気の予後から注意をそむけさせるために活用することが可能なのである。セラピストは「我々は再発リスクを減らすことはできませんが，あなたの人生でがん以外の領域における不確実さを減らすことについてはお手伝いできるでしょう」と言うことができる。活動は，自分でイメージができ，楽しめるように計画される。関心が深い活動に従事することもまた，再発へのとらわれから患者の気をそらす手助けになる。例えば，がんが身体の至るところで再発しているのではないかという心配を繰り返し訴える女性は，クリスマスに伴って自分の不安が減少したことに気がついた。幼い子どもたちの面倒を見る喜びによって，病気から注意がそらされたのである。

9．無力感／絶望感を抱えた患者への行動的技法の活用

　病気に対して無力感／絶望感といった反応を示している患者になると，もはや不確実さや疑念は抱いていないが，将来に対する強い悲観を抱いている。彼らは，病気をコントロールできる方法は何もないと確信をもっている。活動スケジュールは，不安

を抱く患者より，こういった患者により有効かもしれない。

　ジェニーは45歳の教師である。乳がん（T2N1b）は彼女を日常的に診察している一般開業医により発見された。彼女は部分摘出を行ない，放射線療法を続けていた。放射線療法を始めた後，彼女は抑うつ気分，絶望感，怒りを感じるようになった。彼女は腕の硬直について気にかかっており，化学療法を受けて仕事ができなくなってしまうのではないかと恐怖心を抱いていた。彼女は離婚しており，8歳の息子がいる。両親もすでに他界しており，親戚や友人からの社会的サポートもほとんどなかった。

　最初の治療ターゲットは，絶望感であった。セラピストは，もし将来的にがんが治ったら，ジェニーは何を目標とするのかを引き出していった。彼女は抑うつ気分のせいもあったし，自分の目標を自己中心的と捉えていたせいもあり，最初は目標を定めることが難しいと思われた。彼女は，フランスの友人を訪ねる，引っ越しをする，何か創造的な書き物をする，身体を鍛える，息子に適切な教育を受けさせる，息子と一緒の活動をするなどの目標をあげた。彼女は，成功と満足感を体験して自分の時間をつくることのできるプログラムの一部として，これらの活動に取り組んでみることに同意した。

　セッションの最後にセラピストがフィードバックを求めると，ジェニーは「どうせ私はすぐに死んでしまうのだとしたら，自分を鼓舞してこれをやる意味は何かしら？」と言った。ホームワーク課題が成功することを保証するためには，このような自動思考に対する認知的介入が必要だった。セラピストは，彼女の病気が進行したとしても，気分が改善することで生じるいくつかの利点について彼女が考えるように促した。活動スケジュールの論理的根拠について繰り返し説明し，ホームワークを実験と位置づけた（「これらのことに取り組んでみたら何が起きるか見てみましょう！」）。

　その後の2週間でジェニーの絶望感は減少し，ネガティブな自動思考に打ちのめされると感じることも減っていった。彼女は自分自身で設定した課題を実施し，日々自分のために時間を費やすようになった。彼女はまた，軽い運動プログラムもやり始めた。一連のセラピーの経過の中で，活動スケジュールは，専門的な認知行動的介入の土台としての機能をもった（表8.1参照）。

　生活の質（QOL）に焦点を当てることは，患者のがんに関連のない活動領域に対するコントロール力を向上させる。統制感およびコントロール感を高めるという体験を促進することにより，セラピストは患者が活動的な方法で再び世界と交流し始める手助けをするのだ。統制の概念を説明し，その感覚を生み出す活動リストをつくるよう患者に促す。このエクササイズにはパートナーを巻き込むことができる。もう1つのアプローチとして，患者はこれらの行動のうちいくつかを試してみて，その行動を行なったときに感じたコントロール感の度合いを評価する，という実験がある。CBTのどの手続きでもそうであるように，活動は個々に合わせて設定されるべきである。

第 8 章 行動的技法

❖表 8.1 無力感／絶望感を抱いている乳がんの患者における 1 週間の活動スケジュール

時間	月	火	水	木	金	土	日
午前 9 時〜10 時	治療のため病院へ行く		治療のため病院へ行く	治療のため病院へ行く	治療のため病院へ行く		洗濯をする
午前 10 時〜11 時	自宅へ帰る		自宅へ帰る	自宅へ帰る	自宅へ帰る	買い物をする	
午前 11 時〜正午 12 時	洗濯をする		郵便局へ行く	友人とお茶をしておしゃべりをする	友人とお茶をする	セラピーのテープを聴く	妹に会いに行く
正午 12 時〜午後 1 時			昼食		友人宅で昼食	昼食	
午後 1 時〜2 時			友人と飲みに行く	昼食と家事		本を買う	妹と昼食
午後 2 時〜3 時	庭仕事をする		散歩に出かける	職場の同僚が訪ねてくる	買い物をする		歩く
午後 3 時〜4 時	息子を迎えに行く	45 分間書き物をする	隣人を訪ねる	学校へ息子を迎えに行く			お茶をしに友人と妹を訪問する
午後 4 時〜5 時	20 分間の書き物をする　息子をサッカー教室へ送る	息子を迎えに行く　息子をサッカー車で送る	息子を迎えに行く	買い物			
午後 5 時〜6 時	自宅を歩く	サッカー教室				料理をする	自宅へ帰る
午後 6 時〜7 時	息子を迎えに行く	夕食	夕食	夕食			食器洗いをするなど
午後 7 時〜8 時	夕食　子どもを寝かしつける	子どもを寝かしつける	子どもを寝かしつける		友人宅で夕食	夕食	
午後 8 時〜深夜 12 時	ニュースを見る　運動をする	ニュースを見る　運動をする	ニュースを見る　運動をする	ニュースを見る　電話をする　運動をする	自宅	本を読む　運動をする	アイロンがけをする　息子を寝かしつける

113

そして，協働的な方法で生み出されることで，患者は実験の論理的根拠を理解し，その解釈に積極的に加わることができるのだ。

コントロール感と関連した活動というのは，選択をすることから雛形をつくることにまで及ぶ。患者が現実的に目標を定められるように促すべきである。紅茶を入れるくらいの些細な活動も，化学療法のコースを受けている最中であれば，患者が元気な時と比べてより難しく複雑なものとなるかもしれない。

理想としては，できる限りパートナーもこのアプローチに加わることを考慮する。絶望感に影響してしまうような対人関係の問題があるかもしれないので，2人の関係性は調べておくべきである。パートナーの中には，家のことはすべてやってしまい，がん患者には何もさせなくなってしまう人もいる。このようなケースの場合には，患者が病気の制約の中でも可能な限りは実行する，という協力関係を結ぶように交渉をしておく必要がある。健康なパートナーは与えることに加えて受け入れることも学ばなくてはならない。これには，彼らが行なっていることのうち，パートナーがしてくれたことに感謝する目的で患者がパートナーに何かしてあげる，というような特定の課題を設定する必要があるかもしれない。

無力感を抱いている患者は，自分の健康について他人から受けるかもしれない影響性についてのネガティブな認知を報告するかもしれない。行動的な課題はこのような無力感に苛まれた態度を変容させるために立てられる。回復に向けてどのように活動的に動くかを患者に見せることによってファイティング・スピリットが高まる可能性がある。

（1）医学的助言に従う

この単純な方略が，医師-患者関係におけるローカス・オブ・コントロール（自己統制の所在）の再構成を引き起こす。患者は個々の治療選択に関してほとんどものを言わずにきたかもしれないが，治療に応じるかどうかについてまで，自己選択することにするのだ。治療コンプライアンスとは受け身な現象ではなく，実は患者自身が選択する積極的な行ないなのだ。予約をとる，定期的に薬を飲む，血液検査を受ける，といったことはすべて，回復の可能性を高めるために患者が行なう方略である。個々の外来予約というのは，病気と闘う上で医師と協働するための意識的な選択である。治療に応じないという結論を検討することによって，これが際立ってくるだろう。

（2）情報を探索する

無力感／絶望感を抱いた人が，適切な情報源（病気の説明が書かれている小冊子，患者によって書かれた著書など）に向かうことは，病気をコントロールする手助けとなる。患者は病気について医師に質問しやすくなる。医療的な診察は，すべての権力

が医師に委ねられてしまう恐ろしい状況である。そのため，適切な回答を得る確率を高められるような効果的な質問を患者ができるように，あらかじめ医師は患者と協働する必要があるのかもしれない。外来時に忘れないように質問を書きとめておくことは，簡単で，有用な手続きになるかもしれない。医師に言いたいことをセラピストと練習したり，ロールプレイをしたりする必要もあるかもしれない。

　この技法によって，こうした場面における患者の自動思考についても貴重な情報が得られる可能性がある。効果を発揮できる情報探索家になるためには，患者は努力して，質問ができる程度の専門的な知識を身につけないといけない。こうした患者の負担を下げるためには，セラピストが医師に対し，患者が治療について質問をしようとしている，と情報提供することもできる。この技法は強固な統制感体験を確立する。また，医療スタッフに対する信頼感の向上につながり，加えて医師による病気のコントロールに対する信念を向上させる。医師や病院に対して患者が抱いている信頼感を聴き出していくことによって，この技法は一歩前進することができる。患者との治療チームとしての信頼関係を構築するため，必要に応じて現実テストなどの認知的技法が用いられる。他の病気もそうであるように，患者が健康に対してなすすべがない「がん」のような病気をもったときには，患者を診る者との信頼関係を築き，効果的なコミュニケーションをとるということが，同時に重要である。

　方略の選択は，個々の患者の問題次第である。セラピストは常に，ネガティブな思考に直面した上で患者のがんを理解することと，ネガティブな思考に打ちのめされることから患者の気をそらす手助けをすること，との間の微妙なバランスをわかっておく必要がある。

10. 行動的技法の将来的適応

　ここまで，我々は「がんとともに生きる」という，脅威に対処するための行動的技法の使い方について考えてきた。病気の進行および余命についての心配事は通常，患者の人生において大切にしている領域に対してがんがどのような影響を及ぼすのかについての心配事に付随して起こる。初めてがんと診断された患者を対象とした研究で，Harrisonら（1994）は，患者の50％が現在の病気を重度または中等度の心配事と報告し，22％が将来についての心配を抱えていることを明らかにした。また患者は，治療効果（24％），身体症状（18％），物事ができないこと（18％）についても，心配をしていた。生存への危機と患者の人生におけるその他の側面に対する危機の区別は，臨床実践の中では通常主観的な問題とされてきた。さきに提示した不安にとらわれる患者は慢性的に自尊心が低かった。絶望感を抱いている患者もまた，過去に対人関係上の問題を抱えており，彼女が病人だというサインとしてがん治療の副作用（放射線療

法後の腕の硬直）が見られた。行動的技法は，患者の人生におけるその他の側面の中で生じる問題（治療，身体障害，人間関係，自尊心など）に対処するために使うことができる。

　これらについて，病気にはよく適応し，将来への絶望感もなかったが，抑うつ症状があって行動的介入によく反応したケースの例で，説明する。

　ベティは会社を退職した60歳の女性で，ステージⅢの卵巣がんであった。彼女の実施した治療は成功したが，3年後に再燃した。治療の2コース目にはよく反応したが，持続的な疲労感，早朝覚醒，涙もろさが残った。彼女は，一般開業医から抗うつ薬を処方されてわずかに改善したが，精神科に紹介されたときにはまだ強い抑うつ気分が残っていた。

　抑うつ気分のせいで，ベティの行動レパートリーは激減していた。彼女はもはや今まで楽しめていた活動の多くができなくなっていた。これは，腫瘍が再発する直前に彼女とその夫が別荘に引っ越したことによっても増悪されていた。結果的に開梱および室内装飾のほとんどが行なわれないままになった。彼女のネガティブな自動思考は「私はこんな風になるべきではない。ここから抜け出せるようにしなくてはいけない」や「私は，こんな風に家事もできなくて恥ずかしい」といったように自己批判的であった。

　彼女は，「引っ越してから，すべてがうまく行かなくなった」や「引っ越さなければ再びがんになることはなかったのに」と引っ越しについて憤慨していた。

　彼女は，自分自身を怒りで閉じ込めてしまった。なぜなら，それが新しい家で何かをするというモチベーションを下げてしまったからだ。しかしながら，このように活動しないことで，彼女が過去の自分と同じように行動できないというネガティブな思考がより助長されていた。

　ベティは，抗うつ薬との併用でCBTの治療を行なった。最初の週のホームワーク課題として，自分の活動をモニタリングすることと，家を片付け始めるための何か小さな活動（このケースでは，1日30分間編み物をすること，衣装ダンスの3か所を整理すること）を行なってみることが求められた。これにより，治療経過1週間で気分が改善してきた。彼女は活動から得られる統制感を量的に記録し，満足感もそれぞれの活動について評価した。たいていの場合そうであるように，彼女においても，一度自分の行動から報酬が得られると，モチベーションが高まり，初めにやろうとしたよりもずっと行動するようになった（表8.2参照）。

　彼女の気分はその後数週間改善し続けた。しかし疲労感が持続しており，数週後腹痛のため入院した。彼女は卵巣がんのために受けていた治療に続いて，急性骨髄性白血病が見つかった。そして，短い期間のうちに彼女は亡くなった。

　このケースから，いくつかの興味深い疑問点があげられる。第1に，患者の抑うつ

❖表 8.2　抑うつを抱いている卵巣がんの患者における 1 週間の活動スケジュール：統制感（M）と満足感（P）による活動の評価

時間	月	火	水	木	金	土	日
午前 9 時～10 時							
午前 10 時～11 時							
午前 11 時～正午 12 時	新しいキッチン設備の計画を話し合う（M10, P5）				編み物を 45 分間する（M10, P5）		
正午 12 時～午後 1 時	編み物を 35 分間する（M10, P4）	アイロンがけを 30 分間する			家事を 45 分間する（M10, P5）		
午後 1 時～2 時	衣装ダンスの区画を整理する（M8, P3）					買い物をする（M9, P5）	
午後 2 時～3 時							
午後 3 時～4 時		友人を訪ねる（M10, P4）	買い物へ行く（M10, P4）				友人の誕生日（P6）
午後 4 時～5 時							
午後 5 時～6 時							
午後 6 時～7 時	食事で友人を訪ねる（M10, P6）				夕食の準備をする（M10, P5）		
午後 7 時～8 時				編み物を 35 分間する（M10, P5）			編み物を 1 時間する（P6）
午後 8 時～深夜 12 時		編み物を 35 分間する（M10, P5）			編み物を 50 分間する（P6）		

は初期の白血病のためではなかったか。この可能性は排除できないが，彼女の気分症状は身体症状が発現する数週間前から低く，もしかすると 3 か月以上前のまだ治療を受けている時からあったかもしれない。彼女の抑うつの原因は何であれ，短期間で心理学的治療に反応していた。

　第 2 に，この患者を APT で治療したことは適切であったか。もしも誰かが彼女の寿命が短いと知っていたら，今回用いられた特定の治療形態は選ばれなかったかもし

れない．しかしながら，たいていそうであるように，この患者の身体状況も治療経過の中で変化していき，新たに考慮すべき事項や計画変更が必要となった．セラピストは，患者を治療している医療スタッフから入手できる証言をもとに，判断を下す必要がある．CBTでは，仮説として問題が定式化される．例えば，セラピストはたいてい「あなたの疲労感と倦怠感は何らかの身体症状からきているものではなさそうなので，抑うつのサインである可能性が高いです．私たちは，あなたの気分症状を改善できるかもしれませんし，あなたの疲労感がなぜ起きているかを解明できるかもしれません」と言う．これが実際に起きていたことだ．ベティの疲労感は少し改善されたが，完全には消えなかった．

　最後に，この事例では，段階的な課題設定アプローチを適用している．設定された課題は，初めはとても単純できつくないものだった．ベティの気分が改善するにしたがって，セラピストはより困難で複雑な活動を選べるように手助けしていった．表8.2では，1週間の経過の中で彼女が編み物に費やす時間が徐々に35分から1時間まで，どうやって増えていったかを示している．

11. まとめ

　行動的介入は，「ネガティブな姿勢を打ち崩す」「自己コントロール感を与える」「セルフヘルプの方法を教える」といった側面でたいへん効果的な手段となるだろう．この介入は，CBTの始まりの頃によく選択される戦略である．行動実験は，セラピーの経過の中でどの時期であっても有用である．ホームワーク課題を設定するときは，以下の事項について検討されるべきである．

①課題は患者のニーズに合わせる．可能な限り，課題は協働的に設定し，患者のパートナーを巻き込む．
②それぞれの行動課題の論理的根拠を説明し，課題に対してフィードバックを行なう．
③ホームワーク課題は個々に特異的なものを設定し，できるだけ明確にする．患者が持ち帰れるように，課題は書き留める．どんな結果が期待されるかをクリアに予測しておく．
④患者の教育レベルおよび身体・心理的な能力に適切な課題を立てる．
⑤必ず成功するような状況をつくり出すよう努める．可能な限り，患者が課題に成功することを確認する．
⑥次のセッションで，課題の効果についてフィードバックするよう求める．

第9章

認知的技法 I
——ベーシックな認知的技法

　補助的心理療法（APT）は患者を情動的な苦痛から解放し，不適応状態を改善することを目的としている。認知的技法は，セラピーにおけるもっとも重要な介入ストラテジーの1つであり，セラピーの第2フェーズの中心となる。この章では以下のトピックスを取り上げる。

◆認知的技法の適用について：特に，否定的認知を同定し，検討するためにもっともよく使われている非機能的思考記録表（DTR）に焦点を当てる。
◆思考や信念を引出し，観察し，評価するために，どのようにDTRを用いるか。また行動計画をどのように立案するかについて。
◆思考や信念を評価する5つの基本的な方法：現実テスト，代替案を探す，再帰属，脱破局化，メリットとデメリットを比較検討する，を取り上げる。
◆さらに4つの認知的技法，すなわち気ぞらし，自己教示，認知的リハーサルとイメージの使用，を取り上げる。

1．認知的技法の適用

(1) 自動思考と信念を引き出す

　どのような認知的介入であろうと，目の前の問題と関連した思考や信念を同定することからはじめる。患者が面接で扱いたいと思う問題が明確になったら，セラピストはその問題にまつわる患者の考え，感情，行動そして身体感覚を探り始める（第2章の図2.3参照）。私たちがどう感じて，どう行動するかということに認知がどのように関与しているかを理解することはセラピー全体の流れの中心である。そして患者が自分の考え，情動および行動のつながりがわかるように援助することは，認知行動モデルに患者が適合していくプロセスでもある。この段階で，患者がどのように問題を体験しているのか，上記4つの項目に分けて記述しておくといいかもしれない。例え

身体感覚	思考	感情	行動
倦怠感	「今は何もできない」「私は役立たずだ」	落ち込み，絶望	ひきこもり，活動量の低下

ば，疲労感で困っている患者の場合だったら，各項目に該当する内容は上記のようになるだろう。

　認知モデルは，患者が疲労にどう対処するかは，患者がそれをどのように捉えるかに大きく影響を受けることを示す。このように症状の意味を患者1人ひとりについて明らかにするためには，その症状についてどのように考えているかを本人から聞くのがいちばん信頼できる方法である。患者が直接報告してくる考え（例：「自分のことが大嫌いだ」）やイメージ（例：「がんが私を食っているのが見えるようだ」）は，患者が感じているかもしれない，あるいは感じているに違いないというセラピストの想像よりも重要である。ここでは，認知とは「注目しない限り，自覚されない思考または視覚的イメージ」と定義される。したがって思考は，すぐに明らかにはならず，何が自分を困らせているのかはっきりさせるまで，少し練習が必要かもしれない。ベックら（1979）は，自らの思考を観察して記録する方法を患者に教えるために，以下の5つの段階を推奨している。

①自動思考について説明する。
②特定の例を使いながら，思考と感情（あるいは行動）の関係を明示する。
③患者の最近の経験の中から認知の存在を明示していく。
④患者が自らの思考を拾い上げるための宿題を設定する。
⑤患者の思考記録表を見返して，具体的なフィードバックを提供する。

認知の存在を明示するにはいくつかのやり方がある。

①患者に，セッションの直前にセラピーにまつわる考えが浮かばなかったか質問する。
　　例えば患者は「セラピーは役に立たないに違いない」「私は狂ってなんかいない。なんで精神科医なんかに紹介されたんだろう」，あるいは「私の病気は進行しすぎているから助からないにちがいない」と考えていたかもしれない。
②セラピストはセッション中のあらゆる情動変化についてコメントする（例：患者が涙を流していたり，心配そうに見える時）。このような情動的変化を通して「ホットな認知」が明らかなることはよくある（例：「先生は時計を見ていたから，私の話に興味がないのだと思った」）。
③いちばん最近体験した強い情動について思い出すように促す。その状況で頭の中

で起きていたことを再現することによって、そのときに生じた思考やイメージを少しずつ明らかにすることができる。
④最近の経験について、セラピー中にロールプレイをさせるまたはイメージさせて再現させる。その際、「どんなことが今、あなたの頭の中に浮かんでいますか」と聞く。

　これらのテクニックは、重要な出来事に関する患者の思考を引き出するために、セラピーのどのセッションでも使うことができる。思考を引き出す時、セラピストはその状況がもつ、その人にとっての様々な意味を見い出すように努める。考えが1つまたは2つ出たところで止めるのではなく、できるだけたくさんの考えを特定するべきである。なぜなら最初に描写されたものは往々にしてうわべだけのものが多いからである。それが「ホットな認知」に行き着いたかどうかを知る手がかりとしては、その考えを思い浮かべることで、嫌な気持ちになるかどうか自問してみるという方法がある。セッション中、認知についてセラピストと話し合うことに加えて、患者はセッションとセッションの合間に自分の認知をモニターするように求められる。自動思考の概念を把握できたなら、日常生活の中でこれらの思考に気づき、それらの思考を評価する方法がわかるようになるのは患者にとってきわめて重要である。

(2) 自動思考をモニタリングする

　思考が情動的な苦痛とつながっているという発想に患者が馴染んだら、次のステップは、これらの思考を記録し始めることである。患者には自動思考記録表を手渡して（付録4参照）、かつてあった否定的な思考とそれが生じた状況、およびそれに伴う情動を思い出してもらう。特定の問題について、教示にしたがって記入してもらう。例えば、落ち込んでいる患者には落ち込みが悪化するときの考えを書き出すように提案するとよいだろう。がんへの不安にとらわれている女性には、特定の身体の症状について心配し始めたときにいつも浮かぶ考えを思い出してみることを提案するとよいかもしれない。特定のテーマにまつわる思考、例えば絶望や予想不可能性について書き出してもよいだろう。最後に、もし問題が状況依存的なら（例：病院恐怖症や条件づけられた吐き気）、その特定の状況において生じる思考をモニターしてみるとよい。何を、いつ記録するかについてしっかりガイダンスすることは、ホームワークがきちんと行なわれる可能性を高めるだろう。

　私たちが例示した先ほどの患者はとても疲れていたので、ホームワークは、いつ疲労を感じたか（症状を0〜10のスケールで評価する）、そしてそのときに浮かんだ思考や感情を記録するものにした。

　自動思考を正しい形式で記録するためには、説明と練習が必要である。そのために

役立つヒントを以下に記した。

① 短くまとめる：「昨夜，家に歩いて帰る途中，彼は私がひどく嫌な気分になるようなことを言った。それはさも私が間違いをおかしたと言われたかのようだった」と書くよりも「私は失敗者だ」と書くのが望ましい。
② 状況，情動そして思考の区別をしっかりつける：上記の例はすべてを混在させている。
③ 疑問よりも断定で書く：「どうしたらいいの？」よりも「助けになるようなことは何も考え付かない」と書くのが望ましい。
④ 自動思考はそれぞれ分けて書く：長い日記のように意識の流れを書き綴るような形式で書かない：多くの人が「借金がある」という現実に即した文章を書く。しかし，その後に続く苦痛を生じさせる源となっている考え，例えば「彼らは私を訴えるに違いない」や「恥ずかしくて耐えられない」または「具合が悪すぎて対処できない」などを省略してしまう。

思考が生じたその瞬間に記録することがいちばん望ましいが，これはいつもできるわけではない。思考を書きとめるために，毎晩15分確保しておく必要があるかもしれない。宿題として思考のモニタリングが設定されているなら，セッションの最初に毎回それを見返すべきである。

この段階では，思考を評価するようには求めない。ただ単に記録をとるだけで，その出現頻度を低下させることができることもある。

（3）自動思考と信念を評価する

自動思考という概念が理解され，患者がそれをちゃんと記録できるようになったら，次のステップはそれに立ち向かうことである。たいていの患者はたくさんの思考を書いてくるため，どの思考に立ち向かうのかを選ぶことが重要である。多くの情動的反応を説明できそうな認知を選ぶのは1つの方法である（例：もっとも苦痛を生じさせる思考）。そしてこれをその人が検証すべき「ホットな考え」と名づけるのである。思考が特定され，記録されたら，まずは認知のゆがみに該当しないか検討をする。下記にいくつか例を示した。

ゆがみを発見することは，考えが非現実的であることを示す最初のステップになり

自動思考	ゆがみ
「夫はもう私と性交しない」	勝手な推測
「私には魅力がない」	
「がんになった私は誰からも愛されない」	過度の一般化

得る。セラピーにおけるこのステップでは，認知のゆがみについて説明されたパンフレットが役に立つかもしれない。本書の付録2にがん患者用のパンフレットが掲載されている。次のステップでは，思考記録表の代替反応の欄を完成させることである。このプロセスは簡単ではない。なぜならこのプロセスでは，思考や感情に対する新しいアプローチの仕方を学ぶことになるからである。思考記録表を丸ごと1枚完成させる宿題を出す前に，少なくとも1枚は患者と一緒に完成させることが望ましい。否定的な思考に立ち向かう方法を後ほどいくつか紹介する。思考記録表の代替反応は，患者にとって個人的に意味をなすものでなければならない。例えば自動思考の逆の内容を記述しただけ，という説得力のない論拠をもってきてしまうのはよくある間違いである。例えば，乳がんの女性は「誰も私なんかを愛することはできない（自動思考）」という考えに対して「誰もが私を愛せる」を合理的な反応としてあげるかもしれない。しかしながら「主人はまだ私に魅力を感じている。だってそう言っていたから。私は性的魅力と愛を混同としている。子どもたちは私を愛しているし，主人も私を愛している」のほうがより意味のある反応であろう。表9.1では疲労，絶望あるいは抑うつといった症状に対して，どのように思考記録表が用いられるかを示す。

　記述が具体的で明確かつ検証可能であるならば，非常に効果がある。表9.2は患者が否定的な思考を評価するときに，自問するための質問項目をまとめてある。

（4）行動計画を考案する

　思考記録表を完成させることで確実に行動につながるのであれば，それはより効果的なものになるだろう。もし今の思考に対する説得力のある代替案が発見されるなら，書き留めておくことで，将来，同じような考えが出現したときにそれを単語帳のように取り出して使うことができる。患者は，次に同じ状況になったときのために，今回とは別の見方で捉えることができるようにリハーサルをしておくのもよい。行動課題はこのような練習の中からおのずと浮かんでくることが多い。表9.1には疲労で困っている患者が，3歳の孫娘と遊ぶことができなかったときの沈んだ気持ちを扱う2つの方法について発見できた時のことが示されている。まずは体を動かさないで孫と一緒にできることを思いつき，次に疲労感が少なく，孫を家に呼び寄せても大丈夫という日が来るのを待つことを思いついた。否定的な思考に立ち向かうことによって，患者は問題解決に対して積極的になれる。多くの場合，思考記録表を書くことで，明確な行動計画を立てることができるようになる。もし，否定的な思考が正確に現実を反映しているのかどうか患者が迷っていたら，行動実験（第8章参照）を試してみてもよい。表9.1では，患者は自分の疲労感が完全に身体的なものか，もしかしたら抑うつの症状なのか見極めるための実験として定期的にベッドを整えることにした，という例である。

❖表 9.1　疲労，絶望そして抑うつがある患者の思考記録表

状況	疲労感 (0〜10)	情動 (0〜10)	自動思考	代替反応	行動計画
孫娘がやってきたが，疲れすぎていて彼女と遊べなかった	8	落ち込み，絶望，10	何もできない。役立たずだ。	今日はきつい1日だ。いつもより息切れがする。でも疲れないようなゲームなら孫と一緒にできる。誰も私が役立たずだとは思っていない。激しい遊びはできないにせよ，孫は私と一緒に過ごすことを喜んでいる。	あまり体を動かさなくてもできるゲームを考えておく。疲労が少ない日に孫娘たちを家によぶ。
ベッドを整えようとした	6	落ち込み 5	できるようになる日は二度と来ない。役立たずだ。こんなことに何の意味があるんだ？	昨日はすごく疲れていたけどできた。この疲労感は身体的なものというよりも，いくらかは心理的なものであることはわかっている。試しにやってみたからこそ「少しでもやろうとしたんだ」と思えて，気分はよくなる。	疲れているからとすぐにあきらめない。試してみてやれるかどうかみてみよう。

❖表 9.2　否定的な自動思考を評価するときに用いることができる質問項目

1. これが真実だと信じる理由は何か
   これが真実だと信じない理由は何か

2. 他の捉え方はできないだろうか
   他の解釈はないか
   友達がこの状況にいたら，なんと言ってあげるか

3. もしそれが真実だとしても，それは私が恐れているほどひどいことなのか
   起こりうる最悪のことは何か
   起こりうる最高のことは何か
   もっとも起こりそうなことは何か
   どうやってこれに対処できるだろうか

4. このように考えることによって得することは何か
   このように考えることで損することは何か

2．思考と信念を評価するための基本的な方法

　自動思考を検証してその過程をモニタリングすることは認知療法の基本である。患者が否定的な思考に立ち向かうために用いる技法はセッションの中で明示される問題解決のプロセスの一部である。何が問題なのか特定されたら，関連する否定的な情動も把握する。患者は否定的な情動も包み隠さずに表出するように促される（第7章参照）。否定的な自動思考が引き出された後に，下記に示す認知的介入が1つまたは2つ用いられる。これは思考記録表を参照しながら行なわれることが多いが，かしこまらない，自然なやりとりの中で行なってもよい。

以下に，思考や信念を検証する技法で頻繁に使用される5つである。

①現実テスト
②代替案を探す
③再帰属
④脱破局化
⑤メリットとデメリットを比較検討する

(1) 現実テスト
　現実テストとは，思考や信念が妥当かどうかを検証してみることである。患者は信念を支持するあるいは支持しない根拠を探す。
　現実テストは認知的プロセスの中心的な技法の1つである。 ゴールは現実的な悲しみから抑うつ状態を切り離し，現実的な恐怖から不合理な不安を切り離して区別することである。がんはそれ自体がとてつもない苦痛を引き起こすが，私たちは極端になったり，助けにならないような考え方をすることで，その苦痛を大きくしている可能性がある。再発への恐怖はこのよい例である。がんになった人すべてが絶えず再発の可能性を抱えて生きなければならない。再発の可能性が比較的低くても，それについて考えなければならないと感じる人もいる。根拠を検証するという行為は，恐怖がどのぐらい現実的なのかに関して患者が正確な考えにたどり着くように導いてくれる。病気が初期段階で予後も順調な患者にとって，現実テストは現実的で楽観的な見方を促進させることになる。一方，罪の意識や自責，無価値観や孤立感がゆがんだ思考の原因になっていることも多い。

　「がんになったから，私は二度と仕事に就けない」
　「私は1人で死んでいくんだ」
　「私ができることは何もない」

　核心をつくよい質問は，患者の信念の誤りを描きだす。根拠を探している時，セラピストは以下のような様々な資源を活用することができる。

①患者の過去の体験
②患者のもっている知識や他の人の行動や経験に対する患者の観察
③根拠ある資料からの情報（例：本，専門家など）の参照
④患者自身がもっている判断基準の参照
⑤日常的に守られている道理

第Ⅱ部　がん患者に対する認知行動療法

症例1

　人工肛門を創設したばかりで，人の集まりに参加するのが恐くなっている女性の例について考えてみよう。

ステップ1：自動思考を引き出す

　「この機会を生かすことはできない——私は臭いかもしれない」
　「行かない——恥ずかしすぎる」
　「周囲のみんなは，私には二度と来てほしくないと思うに違いない——恥をかくに違いない」

ステップ2：もっとも苦痛を生じさせる「ホットな考え」を特定する

　「この機会を生かすことはできない——私は臭いかもしれない」

ステップ3：この信念を支持する根拠と支持しない根拠を探す

①過去の経験を援用する：患者は手術以降，人の集まりに参加したことがあるか。他の人が何かに感づいていたことを示すことは起きたか。
　　もしそのようなことがあったとすれば，誰かが匂いを気にしていた，ということを患者は何に基づいて判断したのか（勝手な推測というゆがみに立ち向かう）。
　　患者は何人，匂いに気づいていた人と話をしたのか。逆にどのくらい気づかなかった人と話をしたのか（勝手な抽象化に立ち向かう）。
②他の人が知っていることを援用する：彼女は匂いがするかどうかを自分に近しい人に聞いたことがあるだろうか。彼女が知っている限り彼らが嘘をついて「匂わないよ」と言う可能性はどのぐらいか。
③情報資源を援用する：ストマ専門看護師に，このような問題は起こり得ることなのか聞いてみるのはどうだろうか。
④患者自身の判断基準を援用する：もし彼女が逆の立場なら，手術によって問題が生じているという理由で誰かを拒否するだろうか。
⑤道理を援用する：自分で自分の匂いを感じるという事実を推測の根拠にするのなら，他の人も自分と同じように匂いを感じている可能性はどのぐらいか。

　これらはすべて，人の集まりに参加したら起こり得る恐ろしい結末という患者の推測を検証するために用いることができるアプローチである。彼女とこの作業を行なうことを通して，人の集まりに参加して人々が実際に何かに感づくかどうかを探り，考えを検証する宿題を設定してもよい。もしこの信念が現実であることが証明されたら，セラピストは問題解決法を使って，匂いを減少させるための方略（例：ストマ専門看

症例2

　以下は43歳の乳がん患者とのセラピーセッションからの抜粋である。この患者Hospital Anxiety and Depression Scale（HADS; Zigmond & Snaith, 1983）では不安が19点，抑うつが2点だった。またMental Adjustment to Cancer Scale（MACS; Watson et al., 1988）の不安へ没入尺度では34点（36点満点中）であった。不安が優位になっているこの所見は患者の臨床状態を反映していた。がんは彼女のプライベートな領域を徹底的に脅かしていた。彼女は，性的魅力がなければ幸せになれないと強く信じていて，がんはその魅力を奪う脅威であると思っていた。主治医は抗エストロゲン療法を行なうべきだと提案した。この提案によって，彼女は人工閉経し女性としての魅力が奪われてしまうという考えに脅かされた。セラピストは質問法を使って彼女の恐怖が妥当なものであるかどうかを検証した。

　患者：閉経のことを考える時，どんな未知の恐怖が待ち受けているんだろうと考えるんです。未知の恐怖なのです。
　セラピスト：閉経を経験した後も魅力的であり続けている人を誰か知っていますか？
　患者：ええ，1人すごく仲のよい友だちがいますけど……彼女は人工閉経しました……彼女55歳なんです。
　セラピスト：それはあなたに訪れるかもしれない閉経と似たようなものですか？
　患者：そうです。
　セラピスト：ということは，閉経してもなお，魅力的であり続けることはできる，という根拠があるわけですね。彼女は今も積極的な性生活を送ってそうですか？
　患者：ええ，それはもう。
　セラピスト：彼女は閉経したことによる悪影響を受けたと言っていましたか？
　患者：いいえ，というか，そんなに根掘り葉掘り聞いたわけではありませんが，そんなことはないのは確かです。
　セラピスト：おもしろいですね。閉経は未知のものに対する恐怖を呼び起こすけど，お友だちの経験では影響はかなり軽いもののようですね。
　患者：そうですね。

　この介入は，閉経後に性生活がなくなってしまうという患者の信念に立ち向かうことに一定の効果があった。この介入はまた，情動のみに支えられた確固たる信念は間違っているかもしれない，というアイデアを彼女に提供するという効果もあった。

このことを通して，彼女は自分の信念を情動的な理由づけではなく根拠に基づくものにするという考え方の土台を築くことができるようになった。

(2) 代替案を探す

　この技法には，状況に対して別の見方を探すことが含まれている。そういう意味では現実テストの一部としても使えるが，思考が現実的なものである場合にも使える。もしその人の否定的な考えが現実を正確に反映していても，状況を別な角度から捉えることができるようになるかもしれない。がんに対して非適応的なスタイルをとっている人たちは，限られた選択肢しかない中で，その先を見据える能力が閉ざされてしまうような心理的状態にある。絶望的になっている患者は将来に対する否定的な側面に選択的な注意を払ってしまう。実現の可能性がある他の結果を書き出すように彼らに伝えることで，セラピストは，波及してしまう否定的思考を克服させようとする。患者は最初，否定的な選択肢しか思いつかないが，他の可能性はないかセラピストが質問を繰り返すことで，患者は肯定的な選択肢が増えていくことを発見する。

　この方法は患者がアイデアを書き出してリストにすることで効果を増す。自分の考えを紙に書くことで自分の考えと距離を置くことができるだけでなく，書き出すことで，自分の否定的な考えがかなり非現実的に見えることを多くの人が発見している。これは将来に対する予想に限らない。患者とそのパートナーに，自分たちのことを別な見方で見るとどう見えるかを書き出してリストにするように伝えるのも有効な技法である。意気消沈している患者であれば，最初，自分の弱さに関するリストができあがるだろう。セラピストはその時，「じゃあ，自分の弱さを書きだしたその横に，今度は自分の強みだと思うことを書いてみましょうか」と提案する。ここで書き出された情報は，患者とそのパートナーの強みをつくり上げる治療計画の一部になる。

　弱さに関する記述には注意を払うべきである。まず，患者が事実を曲げたり自分のことを低く見積もったりしていないかを調べることができるということ，また，もしリストに書かれている自分の弱さに関する記述が正確なものであるようなら，それは解決すべき問題としてアジェンダに加えることができる。

　がんをどう捉えるかについて新しい視点を発見するために，この技法を応用することもできる。カップルであれば，がんになった結果として，自分たちの人生がよい意味で変わった点はないかをブレイン・ストーミングすることができる（例：より多くの時間を一緒に過ごすことができるようになった，自分たちの健康に対してもっと気

私の弱さ	私の強み
①心配しすぎる	①他の人のことを気遣ってあげられる
②対処できないと思うことが多い	②一度決めたことを最後までやり遂げる
③人に頼りすぎる	③良心的である
	④信頼できる

を使うようになった)。もし何も思いつかないようであったら，このエクササイズは，自分たちの人生を改善する方法を計画するよい機会であると彼らを励ます。

人生の中で，がんになったことによる肯定的な変化に気づくことができる患者は，よりよい心理的適応を示すということ (Taylor et al., 1984: Tennen & Affleck, 1999)，そして認知行動的技法はがん患者による「利点探し」を増やすという証拠もある (Antoni et al., 2001)。

これまでに患者が報告した肯定的な変化には以下のようなものがある。

①私たちは家族としてより親密になった。
②一緒にいられる時間が貴重に思える。
③なんでもないことを楽しいと思える。
④些細なことで言い争いをしなくなった。
⑤生きることに意味を感じる。

別の方法で物事を見る方法を見つけるために，同じような状況にいる友だちに対して，どんな言葉をかけるかを聞いてみる方法もある。自分がどう見えるかということや社会の中での自分の役割について厳しい目で見る人はたいてい，他の人を評価するときはそれほど批判的にならないことが多い。このようなダブル・スタンダードを明らかにすることで，彼らが自分自身に対してもっと優しい視点をもつことを促すことができる。必要なら友だちとのやりとりをセラピスト相手にロールプレイしてみて，代わりとなる視点を強化してもよい。

(3) 再帰属

再帰属とは代替的技法の特殊例である。私たちは誰でも自分の身に起きたことの因果的な説明を探そうとする。がんになった人が病気を誰かのせいにしようとするのは一般的なことである。理屈が通らない自責に対しては責任円グラフが活用できる。例えば思春期の息子の素行の悪さを自分のせいにする女性には，問題の原因にも解決策にもなり得る以下のような多彩な人や状況を特定することが役立つであろう。

図9.1の責任円グラフでは，100％自分のせいであるという最初の反応が，他の要因も配置することで，その思考がどのように調整されていったかが示されている。他の人の行動の責任までもすべて自分が負うことなどできないということは当然だ。

身体の症状もまた間違った帰属の原因となり得る。パニック発作のある患者は動悸など不安の身体症状に注目する傾向があり，それを心臓発作だと解釈する。再帰属訓練は彼らの体験に対する他の説明が可能かどうかを検討させるものである。がん患者で不安に捉われる人は，些細な身体症状を病気が再発したサインとして着目する。彼

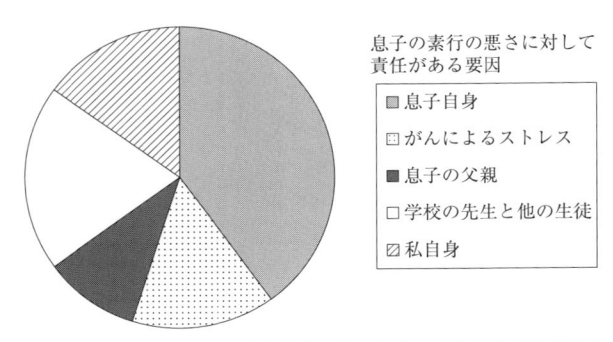

❖図9.1　息子の素行の悪さを自分のせいにする女性の責任円グラフ

らの痛みに対する解釈を変化させることは，不安への援助において大事なことである。

（4）脱破局化

　不安な患者は，どんな状況にあってももっとも脅威的な結果を予測し，自分の予想に関する鮮明なイメージをもっているものだ。彼らはこれを詳細に突き詰めて考えており，現実的な結果について吟味することはめったにない。しかしながら「そうだとしたら次に何が起きるのですか」と問い続けることで，セラピストは患者が最も恐れている結果を突き止めることができる。時折，自分が恐れていることが実はまったく悪いことではなかったということを発見する人もいる。このプロセスはイメージを用いて繰り返し行なう。そしてそのたびにイメージは次第に現実的で脅威性が低いものになっていく。

　同じ手続きは，がん患者の現実に即した恐怖に対しても用いることができる。もし不安になっている患者が再発を恐れているなら，イメージを用いて，もっともおそろしい再発のタイプをリハーサルすることができる。患者がこれを行なっている間，リラクセーション法を用いることもできる。このような方法によって，再発を快適な体験に変えることはできないが，対処可能であることを示す手助けになる。

　乳がんで乳房切除を行なった女性は，検診でとったマンモグラフィーで，もう片方の乳房にもあやしい兆候があるから，3か月ごとに再検査する必要があると医師に伝えられた。彼女は平静を装っていたが，非常に気がかりになっていた。彼女は抱いていた恐怖を探索することによって怒りと絶望をオープンに表現できるようになった。涙を流すことで，恐怖という感情の奥に隠れていた自分の考えを明らかにするができたのだ。これらの考えは死と直接つながってはいなかったが，治療についての彼女の考えが根底にあった。彼女は「私はこの事態に対処できない」「私はこの事態に耐えられない」そして「もう一回乳房切除を行なったら彼はもう私のことをいらなくな

る」と考えた。自分の考えを書き出してみるやいなや，彼女はすぐにそれに立ち向かうことができた。以前，自分がうまく対処できたことを思い出し，何が起こるかを今や知っているから前よりも簡単に対処できると感じた。もしこれが再発なら，初期の段階で発見されたし，乳房切除は必要ないかもしれないということまで考えることができた。彼は依然として，深い理解を示していたし，彼らの性的関係はなんの問題もなかったため，彼が突然彼女を拒絶する可能性もなさそうだった。

　脱破局化によって，何も心配することはないのだというような間違った説得をしたわけではない。がんが再発したという考えは怖いし起きてほしくないことではあるが，彼女とそのパートナーがともに対処していけるストレスであることが分かった。幸いにも次の受診で再発の疑いは否定されて，彼女は健康であるという通知を受け取った。

(5) メリットとデメリットを比較検討する

　もし化学療法をしないといけないということになったら，仕事には行かずにずっと家にいるんだと決めていた患者がいた。セラピストはこの行動のメリットとデメリットを整理するために質問法を用いた。

　ある行動をとることのメリットやデメリットを書き出すことで，患者はメリットとデメリットのどちらに重きを置くのか決めることができる。さらなるステップとして，患者は各項目の重要性を評価してみるのもよい。これをすることによって，患者は1つの選択肢が他のものよりも重みがあるかどうかを大まかに推定することができる。一連の治療を行なうかどうかを決める際にもこの技法は有用である。

3. 他の認知的技法

(1) 気ぞらし

　対処できている患者は，もはや自分の手には及ばない領域についてくよくよ考えるのではなく，自分の人生の中でコントロールできている側面に着目して，そこに関与していることが多い。不適応になっている患者は，自動思考に悩まされて，自分が置かれている状況の否定的な側面をわざわざ選んで，そこに関与しようとしている。したがって，まずはじめに注目する対象を変えることが役立つかもしれない。しかしながら，この方法はいつでも間違った保障を与える安全確認行動になってしまう危険性を孕んでおり，患者が自分の否定的な考えに立ち向かう機会を奪うことにもなってしまう可能性があることに注意しておく必要がある。予期的不安のある人は自分の身体症状のモニタリングを頻繁に行なっているかもしれない（乳腺腫瘍摘出術後の患者が絶えず自分の乳房を点検しているなど）。病的ではない身体感覚が間違って解釈されて，さらなる不安と強迫的な自己点検のきっかけとなったときに悪循環が成立してし

第Ⅱ部　がん患者に対する認知行動療法

メリット	デメリット
ブリストル・ダイエットのための準備ができる（最近3週間の休みがあってそのときはやらなかったけれど）	いろいろなチャンスを逃す 1人でいるのは好きじゃない 日常生活をやっていけない

まう。この悪循環は健康不安の患者において見受けられる身体感覚への選択的注意と似ている（Salovski & Warwick, 1986）。このような場合，身体感覚に過剰に注目して不安を増加させるスパイラルを破るために，気ぞらしが有効かもしれない。

気ぞらしの手続きは以下の通りである。

① 今現在，身の周りで起きていることに焦点をあてて，可能ならそれらを声に出して詳細に描写する。
② 誰かと会話する。治療プロセスに伴うパニック様の気分を軽減してくれるかもしれない。
③ 心や頭を使うエクササイズを行なう（例：暗算，詩を朗読する）。

　私たちの経験から言えば，これらの技法が最も効果的である。否定的な経験を避けるために使用されるのでなければ，これらは達成する価値のある目的に向かうための一歩と考えることができる。静脈用抗がん剤治療を何度か行なうことになったある患者は，ポルトガル語を習得することに熱心だったので，治療中はMP3プレイヤーを持ち込んで，ポルトガル語の学習テープを聞くことにした。この方法によって彼女は，苦痛な体験から気持ちを逸らすことができただけでなく，自分にとって大事な目標に向かうための楽しくて建設的な活動に取り組むことができた。
　多くの行動的技法は否定的な自動思考から気を逸らすために用いることができる。気ぞらしが何らかの回避に転じるリスクはあるため，セラピストはこの方法を用いる際は注意する必要があるし，通常，恐怖は彼らが信じ込んでいるほど破局的ではないということを証明するために，直面化することを促すことのほうが多い。

（2）自己教示

　Meichenbaum（1977, 1985）は自己教示法を開発したが，これは課題へのパフォーマンスを促進させることやストレス対処法として活用することを意図していた。患者はストレスを感じたときに，自分に向かって言うセリフを用意しておくように教わる。何を言うかは患者自身が考えるべきであって，セラピストによって押しつけられるものではない。例えば肺への副作用として時折起こる呼吸困難がある患者の場合，まずは自分の否定的な考えを次のようにモニタリングしておくとよい。

　息切れする：「二度とよくならない」

モニタリングが行なえたら，建設的な対処法を促進する自己教示をセラピストと協力して探し出す。息切れしてきたらいつでもそれを手がかりとして，自分の助けになるようなセリフを使うようにする。

（3）対処的な自己陳述
「化学療法が腫瘍を小さくしてくれているのだ」
「これが私の人生を台なしにするわけではない」
この形式の対処ストラテジーを拡大することで，対処技法にまで発展させることもできる。継続的に病気の再発への恐怖に悩まされていたある患者は，以下の4段階からなる行動計画をつくった。

①深呼吸する。
②もう一度観察してみる（つまり，痛みや皮膚の傷に直面するなど）。
③心配しなくちゃいけないことだろうかと自問する。
④対処できた自分を褒める。

上記のような自分に向けた指示を，患者は小さなカードに書きだしておいて，ストレスを感じたらいつでも取り出して見られるように財布に入れておいた。対処的な自己陳述は，思考記録表を一枚丸ごと記入することができない時やふさわしくない場面において便利である。もし患者がすでにいくつかの思考記録表を記入していて，そこに書かれた思考が何度も繰り返し浮かぶようであれば，代わりとなるバランスのとれた考えだけをカードに書いておくと見返すときに便利である。誰もが思考記録表を使えるわけではないので，セッション中に思考を検証しておいて，否定的な考えが浮かんだ時，適応的な思考をセッション外でも使えるような一連の回答を一緒につくっておくことはセラピストにとっても患者にとっても非常によいことだ。

（4）認知的リハーサル
問題解決はセラピーの中では重要な部分を占めており，1つの問題に対する解決法が見つかったら，セッション中でその新しい対処方略をリハーサルすることはとても価値がある。ロールプレイを用いることもあるだろうし，単純な認知的なリハーサルが適切な場合もある。問題が起きていたときのイメージを浮かべて，決めておいた対処戦略をリハーサルしてもよい。このようなことを行なっているときに「この技法自体がうまくいかないかもしれない」というさらなる自動思考が出てくることがままあるが，そのときはその自動思考を扱えばいい。受診の準備をしたり，治療に対処するなどという場面にも応用できる。次章では不安に捉われている患者に対する認知的介

入のセクション（第10章の1.）で，母親ががんと診断されたことを夫婦が娘に伝える方法を提示している。

（5）イメージ技法

認知的リハーサルは，認知療法で使われているイメージを用いた方法の1つにすぎない。がん患者に適用できる可能性のあるものは，イメージ下での曝露，イメージを使った修正，そして視覚化である。

①イメージを用いた曝露

恐怖症になっていたり，条件づけによる予期的な吐き気のある患者は，リラックス状態にあるときに，嫌悪的な刺激をイメージしてみるとよい。この方法は現実場面でのエクスポージャーに比べると効果は低いが，実生活でのエクスポージャーができないときには必要になってくる技法である。古典的な脱感作の手続きでは，患者はリラックス状態に入りながら，少しずつ恐怖度が増す場面をイメージしていく（事前に恐怖場面の階層はつくっておく）。患者が不安になるたびに，その不安がコントロール下に治まるまでリラクセーションを行なう。

②イメージを用いた認知修正

ストレス状態にあるといろいろなイメージが出現することが知られている。抑うつ状態にあるがん患者は過去の出来事（たいていは病気，けがや死に関する記憶）に関する侵入的なイメージを体験することが多い（Brewin et al., 1998）。これらのイメージは認知であるからこそ，自動思考を扱うときに用いた同じ技法を活用できる。イメージのゆがみを同定することで，どのようにそのイメージを変えたらいいかというアイデアを捻出していく。一度ゆがみが発見されてしまえば，患者はそのイメージの裏にある認知が事実ではないことを示すために，イメージ自体をどのように修正すればいいか考えることになる。例えば，悪性腫瘍の治療がうまくいっていたある女性は，今抱いている不安は，自分がまるで子どもであるかのようなイメージと連結していることを報告してくれた。彼女は11歳の頃に非常に重い病気にかかり，がんは自分が無力で依存的な病人であるという彼女の思い出を活性化させたのであった。これらのイメージは現在あるいは将来の彼女についての現実的な姿を反映したものではなく，過去からやってきたものであることを彼女に思い出してもらう。そのために1人ぼっちで病院にいるという映像を，服を着て退院するというイメージに置き換えた。鮮明でリアルなイメージは心の中のテレビスクリーンに映し出して，それを友だちや家族と眺めている，という視覚化を行なうことで修正することができる。これを行なうことでイメージと距離ができ，遠近法的に自分を置くことができる。そしてイメージが思考の産物であって現実を知覚したものではないという考えを確実なものにする手助けとなる。不愉快なイメージは少しずつ変化させて，最終的にシーン全体を変更すれ

ばいい。この手続きをどの程度使えるかは個人差があるが、もしイメージが認知の中身の重要な部分を担っているようなら、上記の技法をいくつか試してみる価値はある。
③視覚化

自分の手でがんと闘う方法を見つけたいと願い、視覚化とよばれる方法について聞いてくる患者もいるかもしれない。もしその患者に適応可能であれば、視覚化はAPTの一部として用いることができる。この方法に関する詳しい説明はSimontonら（1978）やBorysenko（1986）を参照されたい。

患者はリラックス状態に入った後に、治療と身体の防御機能によってがんが破壊されたというイメージをつくり出す。このイメージの中では、がんは弱くて力のない細胞から構成されていて、白血球によって破壊され浄化される。治療は友好的で、がん細胞を殺すための頼りになるものとして視覚化される。イメージは患者が選んだもので、どのようなものでもよい（例：白血球はがんを食べる魚や白馬に乗った騎士としてイメージされるかもしれない）。セッションの終わりでは患者は回復のためによくがんばったねと自分で自分を褒める。このエクササイズは1日10分から15分練習するべきである。Simontonら（1978）は1日3回練習することを推奨しているが、多くの人にとってこれは現実的ではないかもしれない。

イメージに関する重要な点は以下のようにまとめることができる。

①がん細胞は弱くて混乱している。
②治療は強くてパワフルである。
③健康な細胞は、治療によって受けるどんなに小さなダメージも簡単に修復できる。
④白血球は大軍でがん細胞を圧倒している。
⑤白血球は攻撃力が高く闘う気満々で、がん細胞をいち早く見つけて破壊できる。
⑥死んだがん細胞は身体から自然にそしてすみやかに排出される。
⑦イメージの最後には患者は自分が健康で、がんから解放されたイメージを浮かべる。
⑧患者は自分が人生の目的を達成したというイメージを浮かべる。

（Simonton et al., 1978より）

すべての患者にこの方法が良いわけではない。実際に腫瘍の大きさが変わっていないことはわかっているのに、それが小さくなっているとイメージすることに葛藤を感じる人も多い。しかしながら、このアプローチによって非常に効果的にコントロール感を得ることができる患者もいる。がんとその治療に関する視覚的イメージは、Simontonの方法を必ずしもそのまま取り入れる必要はなく、他の方法を用いることもできる。イメージについて聞くと、貴重な情報を得ることができるものだ。例えば、

化学療法をひどく恐れていたある患者は化学療法という言葉を聞くと「毒」と書かれた大きなネオンサインが見えるのだと報告してくれた。視覚化の技法を用いることでこの患者は治療をまるっきり違った方法で捉えることができるようになった。すなわち治療を力強い助っ人としてみることができるようなったのだ。これが高じて，医療スタッフがもはや効果が証明できないと感じるようになった段階においても，彼女は化学療法の継続を希望したほどであった。また別のある患者は化学療法を怪物としてイメージしていた。この鮮明なメタファーはいくつかの認知的技法を使って，逆に恐怖に立ち向かうために用いられた。このようなアプローチは，基本的には薬物療法を受けたいと思っているのに怖くて受けられないという患者に使われるべきである。患者の意思に反して化学療法を受けるように説得するのは APT の機能に反する。

4．まとめ

最初のセッションで認知を扱うことに関する理論的根拠を説明し，第2，第3セッションで認知的技法を紹介する。簡単な認知的技法は対処技法として使うことができるが，たいていの場合，思考の再構成が必要となる。モニタリングと否定的な自動思考に立ち向かうことは要となる手続きであり，患者はこれを宿題として行なうことが求められる。表9.3はセラピーで用いられる典型的な行動的および認知的技法である。

❖表9.3　行動的および認知的技法

技法	介入方略
行動的技法	リラクセーション
	段階的課題
	将来への計画
	行動実験
認知的対処技法	自己教示
	気ぞらし
	認知的リハーサル
認知的再構成〈表面的なもの〉	思考のモニタリング
	認知的ゆがみを同定する
	現実テスト
	代替思考を探す
	脱破局化
	メリットとデメリットを比較検討する
認知的再構成〈深いもの〉	根底にある恐怖，推測，ルールや核となる信念を引き出す

第10章

認知的技法 II
──不安と抑うつ状態への取り組み

　前章では基礎的な認知的技法を紹介し，使用法について示した。本章では，不安と抑うつ状態への認知的技法の応用方法について紹介する。

　本章の概要は以下の通りである。

◆不安にとらわれている患者への認知的介入
◆再発不安の対処方法
◆無力感／絶望感を感じている患者への認知的介入
◆認知行動療法（CBT）の症例紹介

1．不安にとらわれている患者への認知的介入

　再発不安はがん診断時や治療中に生じやすい。例えば，根治治療を受けている女性乳がん患者の50％以上の人には，中程度から重度の再発不安があると報告されている（van den Benken-van Everdingen et al., 2008）。また，頭頸部がん患者の3分の1の人は重度の再発不安を抱えている（Llewellyn et al., 2008）。不安にとらわれた状態にあると，再発や病気の進行のリスクに関する脅威にばかり注目してしまう。そうなると病気がもたらす脅威に対して過度に用心深くなり，正常範囲の身体症状までがんの兆候として誤って解釈してしまうほどに過敏になる。結果的に病気の進行が客観的には不確かであったとしても，患者は状況をコントロールできないと感じ，自分ができる対処方法や利用できる周囲のサポートは役に立たないと過小評価する。患者は不安にとらわれると，病気をコントロールできる方法や，将来の見通しが立つ方法を必死に探すようになる（例：安心を求める，過剰に情報収集する，ストレスの原因となるものをすべて排除する，代替療法を試すなど）。次の例は，不安の強い患者に対する認知的介入の症例である。生存スキーマ（survival schema）の認知的要素の取り組み方に注目して読んでほしい。エクササイズとして使用されている認知的技法を書き留

めるのもよいだろう。
　Wという39歳の女性が彼女の主治医から紹介された。主治医は以下のように書き送って来た。

　　彼女自身ががん患者であることや，がんによって死ぬかもしれないという事実を彼女が受け入れられないことが主な問題だと考えています。現時点では彼女は現状を受け入れることができずにいます。すべての治療がよい結果にならなかったという事実は残念ですが，現状として現実的な恐怖が生じるのは当然のことであり，彼女にはこの事実を隠さずに伝えてきました。今回は彼女自身が心理的アセスメントとカウンセリングを希望しましたのでご対応の程よろしくお願いします。

　Wは，頸部が腫れていることに気づいており，それがおそらく肺に起因する2次的未分化がんの影響であろうとわかっていた。彼女と彼女の夫は，彼女の腫瘍医から診断について十分に，きめ細やかに説明を受けていた。受けていた治療は，倦怠感，嘔気，嘔吐，脱毛といった不快な副作用は伴うが，腫瘍退縮効果のあるアドリアマイシンやシクロホスファミド，エトポシドであった。彼女は化学療法の治療を終えた後に，精神科コンサルテーションを受けた。一般開業医は彼女の不安に対してトリアゾラムを処方したが，顕著な効果は認めなかった。Wは，中年期の夫婦のもとに生まれた1人っ子であり，楽しい子ども時代を送ったという。精神科既往歴や家族歴はなかったが，彼女はいつも心配性で完璧主義の傾向があった。また重篤な身体疾患の既往歴もなかった。学生時代は勉強の成績がまあまあよく，医療研究所の技術職になり，ある病院で10年間働き，26歳のときに結婚して，その後退職した。彼女の夫は株式仲介人であり，夫婦には1人娘がおり，12歳であった。彼女の病気がわかった頃から，娘はいわゆる難しい年頃になり反抗期になった。この夫婦は結婚生活を「親密で幸せな」関係性であると表現した。夫婦には多くの友人がおり，病気がわかるまでは活発な社会生活を送っていた。彼女は直近の3年間には慈善活動を行なっていた。
　面接では，患者は中等度の抑うつ状態で，重度の不安を認めた。気分の日内変動はなく，希死念慮の兆候も認めなかった。死への恐怖や病状の先行きが見えずに，普段の生活が押しつぶされそうで興味や関心がなくなってしまったと訴えた。自分の生活をコントロールできず，今後の計画を立てられないと感じていた。夫は彼女の話に同調した上でさらに，妻が自分の体調にがんの兆候がないかを頻繁に気にして確認し，保証を求め続けることを話した。彼女は心理療法へのやる気は十分あり，夫も参加することに同意した。
　2回のセッションは患者に夫が同席し，その後の3回のセッションでは患者1人で受けた。基本的な問題を以下のようにまとめた。

第 10 章 認知的技法 II

❖表 10.1　W の自動思考記録

状況	気分	自動思考	代替思考
整理整頓しているとき	不安（50%）	生理が 2 週間も続いている。もし卵巣がんだったらどうしよう（50%）	もしそうだったら治療になるだろう。CT 検査では卵巣に異常はないと医師は話していた（100%）
ソファに座っているとき肩が痛い	不安（60%）	肩が痛いってことは腫瘍はまだ残っているに違いない（60%）	確かにまだ腫瘍は完全には消えていない。この痛みはそんなにひどくないし、私はここ 2 日間鎮痛剤を使っていない（100%）
娘が起きたときに背中が痛いと言っていた	恐怖（100%）	娘に脳腫瘍があったらどうしよう（70%）	おそらくその痛みはウィルスの類か、心因性によるものだろう（90%）
ベッドの中でリラックスしようとしていたとき	強い悲しみと不安（70%）	他のこと（つまり自分が死んでしまうこと）なんて考えられないから、症状が改善されるのを信じているだけだ（60%）	楽観的に考えられる理由はたくさんある。腫瘍は治療に反応して良い方向に向かっているし、人はやがて死ぬという自然の摂理を私は受け入れ始めているのだから

①広範的な不安
②生活のコントロール感の喪失と、先のことを考えられないこと
③がんの再発や死に対する不安にとらわれていること
④反抗的な娘との関わり方が難しいこと

　まず患者の不安を軽減する試みとしてリラクセーション・トレーニングから取りかかることとしたが、うまく行かなかった。一方で W は、自分の悲観的な自動思考を特定し、現実的に考え直す方法をすぐに習得した。彼女は悲観的な思考を代替思考に置き換えられるようになり、夫から見ても、少し不安が和らいだようであった。彼女の不安症状は悲観的な自動思考と関連しているため、自動思考への対処ができたことで、彼女自身が不安をコントロールできるようになってきているのだろうと、治療者は彼女に伝えた。W 自身も、悲観的な思考を特定して現実的に考え直すことによって不安が軽減することや、徐々にコントロールできるようになり不安がさらに軽減することを実感できてきた。また日常生活の活動プランをたてて実行することで楽しみも得られ、自己コントロール感をもてるようにもなった。友人をコーヒーに誘うようになり、仕事を再開し、（さらに調子がよくなると）トリアゾラムを中止することも試みるようになった（表 10.1 参照）。

　2 回目のセッションでは、娘の反抗的な行動について夫婦間で話し合われた。話し合ううちに、娘の行動変化は W の抗がん剤治療開始と同時に起きていたことが明らかになった。夫婦は娘に「負担をかけないために」W の病気の診断について知らせていなかった。治療者から夫婦へ、扱いにくい娘の行動は、W の病気を娘に隠して

いることへの反発した行動として捉えてみるように伝えた。そして娘に病気のことを伝えるメリットとデメリットについて検討した。最終的には，Wと夫は，娘に病気のことを伝えることに決めた。セッションの終わりかけに，夫婦は治療者と一緒に娘への病気の伝え方について丁寧にリハーサルをした。この関わりによって望ましい経過が得られた。両親から病気について話をされた当初は，娘は穏やかに受け止めていたようだったが，徐々に自分だけが真実を告げられずに蚊帳の外にされてしまっていたことについて怒るようになった。最終的には娘の反発した行動はなくなり，母親への心優しい関わりへと変化していった。

残る3セッションでは，Wが今までのセッションで学んだことを定着させるためにもたれた。彼女と娘は親密な関係になり，娘から必要とされていることがわかり彼女の自尊心も高められていた。また彼女は以前携わっていた慈善活動に復帰し，再び友人と会うようにもなった。がんという病気にとらわれた不安は弱まっていた。死への恐怖は持続していたが，この話題についても今は隠すことなく現実的に話すことができるようになっていた。彼女は，自分の寿命がずいぶん短くなってきているのだろうという今後の見通しに直面していた。彼女の直近の自動思考（表10.1参照）としては，自分自身の寿命について受け入れ始めていた。彼女には残された時間が短く，その時間を大切にすることが重要であるという大前提のもとで，Wと治療者は，残された時間をできる限り実りある，素敵な時間にするための計画を練った。

治療の最後には，Wにもはや不安はなく，自己コントロール感をもてており，娘との関係性もとてもよくなっていた。4か月後のフォローアップでは，Wは放射線治療を受け，がんは寛解状態であった。心理学的に見て，セッションで彼女が習得したことはフォローアップ時点でも継続できていた（表10.2）。

本症例では下記のような認知的技法を用いた。

①自動思考のモニタリングと反証
②現実テスト（将来に対する，現実的な思考と非現実的な思考の比較）
③思考モニタリングにおける，合理的思考・代替思考の模索
④娘へがんという病気を伝えることについてのメリットとデメリットの比較
⑤夫婦から娘へ，母ががんであることを伝える方法の認知的リハーサル

行動的技法は下記の関わりを行なった。

①リラクセーション
②活動記録表
③将来の計画

❖表10.2　Wのケースレポート

評価尺度	APT前	APT後	4か月後フォローアップ
Mental Adjustment to Cancer Scale (MACS)			
ファイティング・スピリット	40	51	50
絶望感	14	7	8
予期的不安	31	17	18
運命論的態度	18	19	20
Hospital Anxiety and Depression Scale (HADS)			
抑うつ	11	6	6
不安	17	8	9

　彼女は不安にとらわれており，再発する可能性に対して非常に過敏になっていたため，身体感覚が敏感になりすぎて，繰り返しX線検査を行なったり，身体感覚をがんの影響であると誤って認識したりすることがあった。

　「がんが骨に転移しているに違いない」という認識があると不安や緊張がさらに強くなった。患者は体の症状に注目すると，身体感覚が誇張して感じられ，さらに不安が増悪されてしまう（図10.1）。患者は不安を感じると，安全確保行動をとりやすい（Salkovskis, 1991）。恐怖を回避し和らげようとする試みは一時的には楽になるかもしれないが，長期的には不適応になりやすい。図10.1では，身体症状に選択的注意を向けることが再発症状をチェックする安全確保行動につながりやすいことを示している。身体症状を気にすればするほど，患者は自分自身の恐怖を思い出しやすくなってしまう。実際に体を触って確認する（例：リンパ節の症状を見るために腋下に触れるなど）という行為自体が，不快感や痛みを生じさせ，その結果さらに不安が増強する。他にも安心するための一般的な安全確保行動を紹介する。彼女は夫や主治医から安全の確認がとれるときには一時的に気分が楽になるが，すぐに疑う気持ちが湧き出て繰り返し確認が必要となってしまう。このような安全確保行動を繰り返すことで不安が増悪しているという悪循環を理解することが患者には役立つのである。そのため治療者は患者にソクラテス的質問を投げかけたり，質問をされた患者自身が気づくように促しながら，悪循環の影響について示していく。心理教育をしている途中で患者が認知的モデルは合理的すぎると感じているような場合は，患者へ上記のような質問を投げかけて気づいてもらうことが特に大事な関わりになる（Moorey, 2011）。患者が自分自身の考えや行動への不安が増悪しているということに気づくことができたら，次のステップは安全確保行動を検証するための行動実験を設定することである。患者は最初の2日間は身体症状を注意して観察し，その後の2日間では観察をしないようにして過ごしてもらう。その結果，ストレスや身体症状を和らげるためにはどちらの過ごし方のほうが役立つかを比較検討した。似たような状況で，患者が安心するために

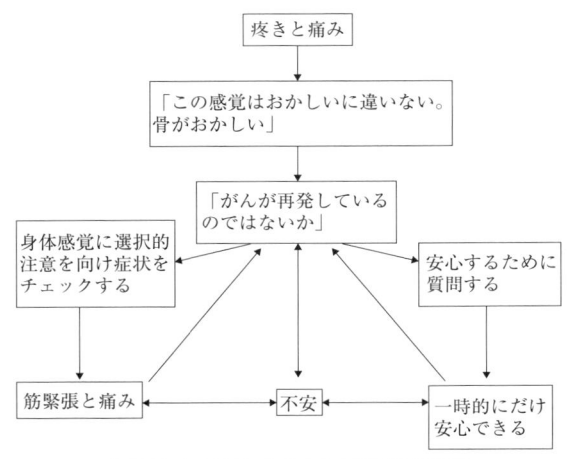

第Ⅱ部　がん患者に対する認知行動療法

```
                        疼きと痛み
                            ↓
                   「この感覚はおかしいに違いない。
                    骨がおかしい」
                            ↓
                   「がんが再発している
                    のではないか」
        ↗              ↑    ↑             ↖
  身体感覚に選択的                        安心するために
  注意を向け症状を                        質問する
  チェックする
        ↓              ↓    ↓             ↓
    筋緊張と痛み  ←    不安    →    一時的にだけ
                                      安心できる
```

❖図 10.1　不安にとらわれる患者の悪循環

　配偶者に質問や確認をすることに時間を費やすような過ごし方と，確認したい衝動を我慢する過ごし方を比較して，ストレスや身体症状への影響を評価するということも工夫できる。このような状況で，患者は自分自身が安心できるように配偶者が「大丈夫だよ」と保障する行動を引き出すために繰り返し説得力のある関わりをしてくる。配偶者の対応として重要なことはこのような患者の関わりに屈しないようにすることである。行動実験を実施する上で，"Oxford Guide to Behavioural Experiments in Cognitive Therapy"（Bennett-Levy et al., 2004）の資料を参照するとよい。
　認知的技法は，コントロールできない状況に対する患者の恐怖にも有益である。がん罹患前に患者が病気の領域以外において自分自身でコントロールできていた部分がたくさんあったということに患者が気づけるように治療者は関わる。そして再び，がんという病気から人生全体に話し合いの焦点を移行していく。配偶者は，患者自身がコントロールできる力をもっているということを患者に思い出させることができる。同様な技法は，不確実な未来や再発の恐怖を扱うときにも利用できる。

（1）現実テスト
　どのくらいの可能性で再発するのか。
　心配をする時間は，再発のリスクにつりあっているか。

（2）代替案
　他の結果は起こりえないだろうか。
　あなたの病気の型で最もよい見通しを考えてみるとどうだろうか。

（3）脱破局化

起こりうる最悪の事態は何だろうか。

がん患者にとって再発不安はとても一般的な問題であり，治療者がこの問題に取り組むための役立つ方法がある。今後の見通しが不明確で対処することが困難な患者に対して，有益な方法を以下に述べる。

2．再発不安に対する全体的な方略

①患者の主治医から最良の見通しを聞けるようにする。
②今後の見通しに沿って取り組む方法を構成する。

〈非活動性疾患の場合〉

もし患者の病状が無病の状態であると考えられるのであれば，「私はがんになった」という言葉に替わる文言を探すように推奨する（例：「私ががんだった。だが，あらゆる検査を受けた結果，がんはなくなったのだ」など）。

〈活動性疾患の場合〉

寛解目的の治療中であれば，治療に専念できるように患者の手助けをする。奏功する見込みがない場合には，認知，行動，アクセプタンスの方略を用いる（第14章参照）。

（1）心配

心配することは，がんに罹患しているならばきわめて了解可能な反応である。特に今後の方針が未確定な時期（例：検査結果を待っているときや検査日が近づいてきているとき）は，心配の程度によっては正常範囲内であることもある。しかしながらかなり多くの患者にとって，心配事は問題になりやすい。全般性不安障害の背景となっている心配に関する研究はこの10年で急増し，心配の特徴が明らかになってきた（Dugas & Robichaud, 2007）。多くの場合，心配には，有益な面とそうでない面の両方が存在する（Wells, 2000）。人は心配に関する肯定的な信念をもち得る。よく生じる関心ごとは以下のようである。

「準備ができていないと対処できそうにない」
「起こり得る可能性をすべて想定しておかなくてはならない」
「よくなると考えられることすべてを試さなくてはならない」

また，ポジティブになると運命に逆らってしまうのではないかという迷信からくる恐怖が関連していることもある。

「心配して気にかけていないと，がんが再発してしまうのではないか」
「もし悪いことが起きたときに落ち込んでしまうだろうから，あえてよい未来を考えることはしない」

一方で人は，心配が生活に及ぼす影響について否定的な信念ももっている。

「心配していると，またがんが再発してしまうかもしれない」
「心配するストレスのせいでさらに病気が悪くなってしまう」
「心配をコントロールすることはできない」
「心配のしすぎで気がおかしくなってしまいそうだ」

　問題解決のために心配は有効であるという思い込みにより，永久に心配し続けることになりかねない。効果的な問題解決の場合は，問題の特定，解決法の模索，解決法を1つ選択し，無下に評価せずにまずは実際に試してみるという過程をたどる。しかしながら人は心配しているとき，考えが堂々めぐりになってしまう。例えば，病気が広がっているという検査結果が出た場合を考えてみる。適応可能な他の治療方法の選択肢を探すことになるだろう。しかし，検査結果の告知を受けて主治医と治療選択の話し合いをしないと，明確な結論には至らない。このような視点で考えると，最適な治療方法がわからないと気が気でないだろう。そのため，あらゆる選択肢を検討し，情報を収集し，配偶者の意見を聞き，あらゆる方法を想定することになるだろう。心配が堂々めぐりになってしまうと，そこから抜け出すことは難しい。可能性のある解決方法について「その方法を選んだらどうなるのだろう？」という疑問が湧き出ると，再度全プロセスを検討し始めてしまう。
　不安を維持する要因により，もはや自分の考える通りにはコントロールできないし，状況の不確かさに耐えられないと感じるようになる（Dugas & Robichaud, 2007）。心配は，不確かさにより生じるストレスを避けるための対処反応としても認められる。不確かさに耐えることの実験的操作により，不確かさと心配の程度の間に直接的な関係が示された（Ladouceur et al., 2000）。不確かさへの耐性は，ストレスフルな経験を耐えることの困難さとも関連を認めた（Lee et al., 2010）。
　心配とは回避的な機能をもつ対処反応であるという考えは，Borkovecが最初に提唱した（1994）。心配を口にすることは回避行動として経験されるが，一方で追い詰められると心的イメージの中でより不快な経験にもなりうる。食道がんを患う男性にとって，吐血して死ぬという心の奥にあるイメージに直面する事よりも今後生じることとその対応方法を心配することのほうがまだ苦痛が少ないだろう。
　全般性不安障害の患者における心配の治療について研究が示されており（Wells,

第 10 章　認知的技法 II

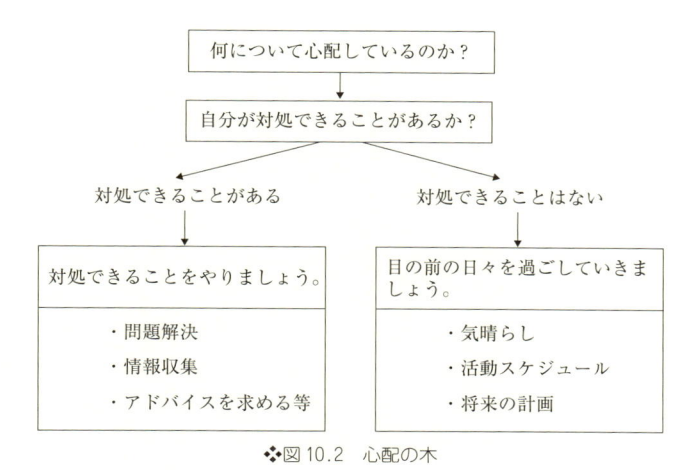

```
        ┌──────────────────────┐
        │ 何について心配しているのか？ │
        └──────────┬───────────┘
                   │
        ┌──────────┴───────────┐
        │ 自分が対処できることがあるか？ │
        └──────────┬───────────┘
          ┌────────┴────────┐
   対処できることがある      対処できることはない
          │                     │
┌─────────────────┐   ┌──────────────────┐
│対処できることをやりましょう。│   │目の前の日々を過ごしていきま│
│                 │   │しょう。              │
│ ・問題解決       │   │ ・気晴らし           │
│ ・情報収集       │   │ ・活動スケジュール   │
│ ・アドバイスを求める等│   │ ・将来の計画         │
└─────────────────┘   └──────────────────┘
```

❖図 10.2　心配の木

2000; Dugas & Robichaud, 2007)。これは心配しがちながん患者への働きかけにおいて役立つ。Montel (2010) はケースレポートで，女性乳がん患者における全般性不安の治療について記述している。

①心配に関する信念への働きかけ

認知的技法を用いて心配に関する信念を特定し，検証，行動実験へと繋げていく。例えば，心配に対処できないという信念に関しては，1日に30分間「心配タイム」を設けて行動実験を行なう。心配が生じた時，決めた時間までその心配事をひとまず置いておくようにする。その時間が経過する頃にはもはや頭の中が心配事に支配されていないことに多くの人が気づく。最悪の事態を常に考えておかなくてはならない，運命に逆らってはいけないという信念は毎日の生活の心配事に関連して最初に検証する。2，3日間，患者はいつものように人生において悲観的な予測をするように言われ，そして次に最高の事態を予測するように求められる。そして実際の結果がどうであったかを記載していくと，予測と事実に起こることがなんら関係がないということにすぐに気づくだろう。習慣的に悲観的な結果を考えることよりも肯定的な結果を予測するように実践していくことができるようになる。

②心配から問題解決への移行

基礎的な問題解決技法を患者に教えることは，心配の対処にとても効果的である。「心配を分類すること（心配の木）」はとても役に立つ（図 10.2）。患者がいく分か対処できる問題（問題解決能力が必要）なのか，コントロールできない問題（強制的になされるがままになる）なのかを区別することは，心配の悪循環を断つことにつながる。

145

③不確実さを受け入れる

　がんという病気は不確実なものである。5年生存率が80％の割合であったとしても，その患者自身が死ぬほうの20％になるのかならないのかはわからないのである。また，根治不可能な状況な場合，本人はいずれ死が訪れることは理解していてもそれがいつになるのかは知る由もない。もともと生活の不確実さにやりづらさを感じている人ががんになったときに不安にさいなまれてしまうことは当然のことである。そのような場合には，がんという病気以外の毎日の活動を行なうことがよいだろう（例：配偶者に確認して安心を得ることばかりしている患者には，夕食に何を食べるかという小さい決め事から取り組んでもらう）。このような取り組みをしているとき，患者は不安になったり不快な感覚になることを予想しているに違いない。この取り組みの目的は，苦痛を感じずに完璧に対処することではなく，むしろ，G. Fronsdal が言うように，「不快感を感じながらもやっていける状態」を少しずつ感じてもらうことである。マインドフルネスの練習（第7章参照）は，不快なことに反応せずに不確実さを受け入れることに役立つ。

④認知的回避を克服する

　全般性不安障害に対しては，想定される最悪の恐怖へのイメージ・エクスポージャーを含めた治療法のモジュールが示されており（Dugas & Robinchaud, 2007），脱破局化をねらったものである。がん患者が推測する最悪の恐怖のパターンの多くは，直接的に死に関連しない場合もあり，恐怖のパターンはおそらく介入モジュールに反応しやすいだろう。例えば，最近乳がんへの治療が終了した30歳の女性は，がんを克服したと信じ切っていた。しかし，新しいパートナー候補の男性と会ったときに，自分の病気について相手に告げたら快く受け入れてくれたが，今後相手が自分の元を去ってしまうのではないかという考えで頭がいっぱいになってしまった。彼女はこのことを常に考え，相手との会話の中で拒絶を意図するような反応を思い出し，友人にその意図を確認して常に安心を得ようとしていた。治療者は彼女に最悪のシナリオを想像するように求めると，彼女の新しいパートナーが「もう会いたくない」と伝えてくるのではないかと心配していることがわかった。次に，彼女自身が安心できる方法を考えずに，最悪のシナリオのイメージや感情的な衝撃，不快な身体感覚を感じたままで過ごしてもらうようにした。この時彼女は不快に感じたが，その感覚に耐えられたことに驚いた。これを繰り返し練習すると，恐怖感が生じてきても不快な状況は過ぎ去っていくということを理解した。パートナーとの関係性がもし終わってしまったら何をするかについて問題解決を行ない，心配の悪循環を断つことができた。

　再度，マインドフルネスの練習（第7章参照）は患者にとって役立つことを伝えておく。患者が不快な経験をしたときに，感情が行き来しながらも，ずっと嫌な感覚が続くのではなく，時間とともに変化して消えていくという経過に気づくことができる

第 10 章　認知的技法 II

だろう。

　再発不安が心配の大半を占めている場合，再発リスクが高くなく，患者がエクスポージャー課題に前向きであるならばイメージ・エクスポージャーが有効であり，他の状況においては問題解決法や感情調節方法を推奨している（Dugas & Robichaud, 2007）。

（2）パニック

　本章では不安の悪循環について示してきた。その中には，不安が増悪し，最終的にはパニック発作が生じてしまうような悪循環になることもある。動悸や息切れ，発汗，軽いふらつきやめまいといったような生理的症状の範囲にも不安は関連している。これらの症状を危機的状況の予兆だと解釈すると，患者はますます不安になるだろう。生理的感覚と破局的思考は直接的に関連している。

　動悸：「心臓発作が起きてしまうのではないか」
　息切れ：「窒息死してしまうのではないか」
　めまい：「卒倒してしまうのではないか」

　破局的な思考に沿って，回避的行動をとることは当然の反応である。例えば窒息するのではないかと考えれば窓を開けてもっと空気を取り入れるだろうし，また倒れてしまう恐れがあるときには何かに掴まろうとするのは無理のないことである。もしこの安全確保行動をとっていなかったら事態はもっと悪くなっていたかもしれないことが確認されると，その考えはより強固なものになる。パニック発作を一度経験すると，不快な状況や助けを得られないような場所を回避し始めるだろう。

　パニックの治療には，パニックが生じる状況や文脈に伴った，患者の身体感覚・思考・感情・行動の関連性を探ることも含まれる。重篤な身体疾患のある患者に対しては，この作業は慎重に行なわなければならない。なぜなら，患者の身体感覚が「誤っている」というメッセージになりかねないからである（困難に立ち向かう人へのソクラテス式質問の使用表現については Moorey, 2011 を参照）。そして患者はパニック発作を自分で観察し，治療者とともに発作が起きる他の見解を検討し始める。安全確保行動をやめて回避を克服し，破局的な解釈から抜け出して新しい解釈を試みることが，本治療で最も重要な部分である（Bennett-Levy et al., 2004）。症例として，フレッドをあげる。彼は 70 歳男性で，進行肺がんを患っている。労作時の息切れが生じてきており，呼吸苦が出現すると，呼吸を止めてしまい「まさに今死んでしまう」と恐れるためパニック発作が生じていた。治療者は 2 つの安全確保行動を特定した。

147

①朝シャワーを浴びるためにできるだけ早く浴室へ向かう。
②より早くたくさんの空気を吸うために呼吸をする。

　浴室へ行き，コントロールされた呼吸技法を練習するという単純な経験をすることで，落ち着いて呼吸をし過呼吸にならずにすむ。このようにして彼は代わりの方法を試すと呼吸困難感が和らぐことを経験し，パニックや不安が落ち着くことを実感できた。
　多くの場合，身体疾患を有していない人と同様にしてパニックは治療可能である。しかしながら，病気が進行している場合には，いくつかの行動実験は注意して行なう必要がある。肺疾患を有する場合，パニック症状として過呼吸の影響を実証するために，喚起亢進を促すことは決して行なってはならない（フレッドの症例では，過呼吸を止めるためにはコントロールされた呼吸技法を教示することで十分であった）。また進行疾患を有する患者の場合には，活動の激しい行動実験を利用することはできないだろう（例：心拍上昇を惹起させるために階段を駆け上がるなど）。

3. 無力感／絶望感を感じている患者への認知的介入

　無力感／絶望感を感じている患者にとって，がんとは喪失を意味し，未来の見通しは暗いに違いないと感じられる。不安の患者は自分ではどうしようもないと感じる一方で，コントロールしようと苦労している。状況はよくなるはずがないと信じ込んでいるような，無力感／絶望感を感じている患者は，状況をコントロールすることをあきらめている。この場合は認知的技法を用いることがよいだろう。この技法を用いることで将来は絶望的だという悲観的な確信が現実に即しているのかどうかを問うことができる。このような技法によって患者の自己コントロール感を高めることになる。治療者と患者は協働して未来の見通しがいかに暗いかを知るための情報収集を行なう。将来は絶望的であるという患者の考えに対する証拠を検討し，この考えに反する証拠と比較検討する。非現実的で悲観的な考えであった場合は，患者の考えを現実的な方向へ回復させるよい機会となる。しかしながら，未来の見通しに対する希望とは，病気が治癒する可能性があるという証拠だけに依存するわけではない。どれだけ短いとしても残された人生への建設的な取り組みは，生活の質（QOL）によい影響を及ぼすことになるだろう。予後不良な患者の場合，日々その場で楽しめることを探すということになる。ストレスのかかる状況では，患者なりの予測を証拠なしに本当だと決めてかかることが多いため，悲観的な信念を特定することがとても重要である。治療者は，「もし自分がこのような状況にあったらこんな風に感じるだろうか」と自問自答してみるかもしれない。しかしながら，患者なりの予測や考えは，その状況に対す

る反応というよりもむしろ病気をどのように認識しているかということに関連する（Moorey, 2011）。

　多くの患者は，自分が今までできたことを今はもう何もできないのならば，もはや何もかも行なう価値がないと考えがちである。このような，白か黒かの思考は，無力感／絶望感を感じている患者がよく行なう考え方の1つである。そのような患者は，選択肢が2つしかないと考えがちである。2つの選択肢とは，自分自身が完全にその状況をコントロールできるという選択肢と，まったくコントロールできない絶望的な状況になるという選択肢である。がんのような病気を抱えていたとしても，仕事ができる可能性はあり，ゼロではないということを治療者は患者に伝えていかなくてはならない。人生における他のあらゆるリスクと，この状況とはなんら違いはない。例えば，非喫煙者でいることは肺がんになるリスクを減少させるが，その可能性はゼロにはならない。他の例では，シートベルトを着用することは交通事故にあった場合に深刻な身体状況にならないようにする意味があるが，必ずしも怪我をしないわけではないということと，同じである。

　人生の中のあらゆる出来事をコントロールできる割合を推測し，がんをコントロールする割合と比較してもらうと患者に意味が伝わりやすいだろう。アナログスケールを用いると，まったくコントロールできない状況から，完璧にコントロールできる状況まで連続するつながりの中でどの程度コントロールできるかということを示しやすくなる。

まったくコントロールできない………………………………………完璧にコントロールできる

　がんと共生しながらでもできる活動を検討するために，代替案を探す。患者自身がまだできる活動すべてを患者にリストアップしてもらう。一般的なCBTと同様に，自動思考をモニタリングして捉えられるように患者を促す。しかしすべての患者が自動思考の記録や日誌を上手にすらすらとできるわけではない。ある唾液腺がんの患者は，自動思考と代替思考を記載する程度の限局的な日誌の利用ができていた（表

❖表10.3　唾液腺がん患者の自動思考記録表

自動思考	代替思考
私ががん患者であることは，わかりきっていることだ	病院ではがんはもうないと言われている
口の中にあるこの塊ががんだったら取り除いてしまえるのにと時折考える	もうこれ以上治療をしないって決めたんだからこれでいいんだ
生きている意味がない 病気になってからも私は生活を変えられないし，がんは再発するだろう	家族のために生き続けよう 生活を変えるためにできることがある

149

第Ⅱ部　がん患者に対する認知行動療法

❖表10.4　乳がん再発の女性患者の自動思考記録表

状況	感情	自動思考	代替思考
日向ぼっこを楽しんでいる	悲しみ (80%)	もうこんなふうに過ごす時間は自分には長くは残されていないのだろう (90%)	・私はまだこんなふうに過ごすことができるだろう (50%) ・お医者さんは，私の体は治療に反応していると言っていた (90%) ・子どもたちの面倒を見るために私は生き延びなければ (90%) ・がんが乳房，脊椎，肝臓にもある状況で15年間生きた女性を知っている。彼女にできるのなら私にもできる (70%) ・今この状況を楽しまなかったらあきらめたも同然になってしまう。そんなのは嫌だ (80%)

10.3)。

　乳がんの2回目の再発を認めた女性患者は，悲しみや絶望感を感じていた。治療セッションを通して，彼女は自分の考えの記録し，その考えが状況に見合っているかどうかを検討する方法を学んだ（表10.4）。

4．認知的行動療法の実際

　第8章であげたジェニーのケースについて振り返ってみると，行動面で認知的技法が用いられていることが確認できる。この患者は，45歳，職業は教師であり，離婚して8歳の息子と同居している。乳がんの罹患がわかったときは，落ちこみ，絶望的に感じて怒りがこみあげてくるという心理反応があった。そこで治療の初期段階で，絶望感が和らぐ方法として活動スケジュールを計画することと目標設定のやり方を彼女に教示した（第8章の9．参照）。そして認知的介入を1回目の治療セッションで行ない，絶望的な感情に焦点を当てて取り組んだ。治療者はジェニーの自動思考を特定し，それが彼女自身や将来を悲観的に捉えすぎているということを確認した（「自分は役立たずだ」「自分は障害者だ」「もしがんが再発したら何をすることも無意味だ」）。彼女にとって，がんは今後ずっと自分の大切な個人領域を侵すものだと解釈されていた。彼女は，自立した，正常人としての機能を失っており，また自立できるとは信じていなかった。このような絶望的な思考は行動面のホームワークを設定する前に取り扱う必要があった。その次のセッションでジェニーには，自分の思考を記録するように伝え，現実テストをする意義について説明された。そうして彼女は悲観的な自動思考を観察して取り組む課題を実践していった（表10.5参照）。

　彼女は補助的化学療法を受ける予定であったが，副作用が出現する可能性を危惧していた。いろんなことをして生活をコントロールできる感覚をもち始めた矢先に，治療の副作用で疲労感が出て気分が悪くなるのではないかと彼女は話していた。治療者

❖表 10.5　ジェニーの悲観的な自動思考の記録表

状況	感情	自動思考	代替思考
友人のことを考えていたとき	孤独感 抑うつ	私の人生は悪夢のようだ，コントロールできない	意識的な努力をしたら少しはコントロール感が維持できるかもしれない
キッチンにいるとき	落胆	一旦化学療法が始まってしまうと，食べられないものが増えてまた体重が落ちてしまう	問題なのは食事を事前に準備することだから，これについてはインスタント食品を買うことで対処できる
何かに取り組んでいるとき	不安	昔と比べて少ししか元気が出ないし，これからも変わらないのだろう	抑うつ的になっているのかもしれない。たとえ疲れを感じても，私はいろんなことができるのだから活動的でいるほうがよい
朝起きたとき	悲しみ	私は今もこれからもできないことばかりだ	人生は人それぞれ違うものだし，私の人生もそんなに悪くなかった。自分のやりたいことができるように努力しよう

メリット	デメリット
・後悔と心配をしないですむだろう。 ・化学療法は統計的に役立つことが示されていて長く生きられるかもしれない。 ・病気になりながらも息子の面倒を見ることができるだろう。	・体重が減ってしまうだろう。 ・疲労感が出て何をするのもたいへんだと感じるだろう。 ・不妊症になってしまうだろう。 ・人と接するときに感情的になってしまうだろう。

は，化学療法の毒性がかなり強いという証拠を振り返ることでこの自動思考を検討してみるように彼女を促した。彼女は放射線治療前にすでに化学療法を短期間すませていた事実があり，その際は顕著に不調を認めるということはなかった。治療を受けることのメリットとデメリットについて考えてみるように治療者から彼女へ関わりを続けた。ジェニーは以下のようなリストを考えてきた。

この作業を経てジェニーは，化学療法について大局的に見ることができるようになった。治療の中で認知的技法を利用することを彼女は以下のように述べている。

　悲観的思考に圧倒されなくなり，自分の思考を観察し続けている時期に，自分の思考がほぼ悲観的であることや，それらが際限なくたくさんあるように見えたことがわかり驚愕した。悲観的な思考は腸詰のソーセージのように連なっているように見えていたが，徐々にその連なりを細かく切って対応することが役に立つということがわかってきた。治療者が認知や認知のゆがみについて説明していた意図を理解していった。思考の中にはいろんな解釈のズレも含まれていることを念頭に置き，一連の思考が悪い方向へ向かったときに気づけるようにしながら，自分の思考を違う角度から捉えることができるということを実感した。

5．まとめ

　この章では，がん患者に生じやすい2つの情緒的反応に対するCBTの利用方法について説明してきた。患者は，がんが引き起こす恐怖や状況をコントロールする不確実性に注意が向くと，不安を感じる。不安にとらわれたときのあらゆる対処方法，再発不安や心配やパニックへの対処方法を検討してきた。恐怖に圧倒されたり，この状況をコントロールすることができないと感じたときに，人は無力感を感じ，絶望的になる。希望を見い出す方法を検討し，行動面でのCBTの症例を提示した。

第11章

日常的な問題への認知的・行動的技法の展開

　がん患者への認知行動療法（CBT）において，不安やうつに対して認知的・行動的技法を適用することが多いが，セラピーの中で扱われる問題は必ずしもそのような内容だけではない。この章では，がん患者に共通する日常的な問題について考え，それに対する介入方法について説明する。
　この章で検討する内容は次の通りである。

◆怒りや自己非難を取り扱うこと
◆不眠や倦怠感
◆痛み
◆吐き気

1．怒りや自己非難を取り扱うこと

　怒りをコントロールするためのいくつかの技法については第7章で説明した。ここでは怒りをうまく扱うための認知的・行動的な技法についていくつか紹介する。怒りにうまく対処するための認知的・行動的な技法に関してはBurns（1980），Novaco（1976, 1995），NovacoとChemtob（1998）やDeffenbacher（1999）が詳細な説明をしており，それらが参考になる。がん患者の怒りのコントロールについて書かれた論文はまだまだ少ないとされるが，CBTに基づいた怒りへの介入は，メタ分析によって中程度の効果があることが示されている（Beck & Fernandez, 1998; DiGiuseppe & Tafrate, 2003）。図11.1は怒りの問題が生じるプロセスを簡単なモデルで示したものである。がんに罹患した患者は怒りの問題が生じるような状況に直面したとき，その状況を攻撃や妨害として捉えるスキーマが働く。その状況はがんに結びつき，自分の不公平な立場に注意が向いてしまう（「こんなことが自分に起こっているはずがない」）。一方，その他の場合においては，引き金となる出来事はがんに直接関連してい

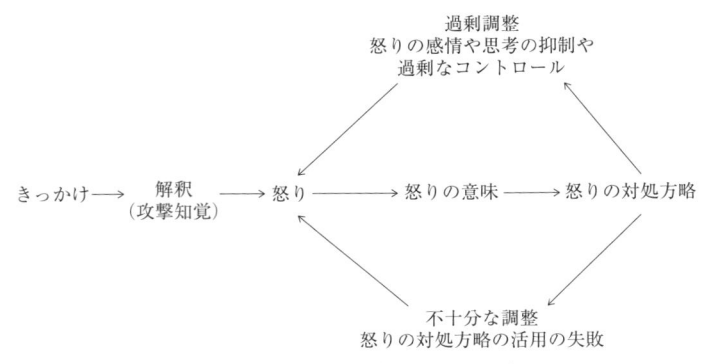

```
            過剰調整
       怒りの感情や思考の抑制や
           過剰なコントロール

きっかけ → 解釈      → 怒り →  怒りの意味 → 怒りの対処方略
         (攻撃知覚)

            不十分な調整
       怒りの対処方略の活用の失敗
```

❖図 11.1　怒りの問題が生じる一連の流れ

ないかもしれない。普段から不公平さを感じているため，自分に対する相手のふるまい方に不公平な点がないかを探すことが先立ってしまう。病気の人へのふるまい方について，潜在的な考え方がその人にあると（例：「彼らは自分に対してもっと礼儀正しくするべきだ」），それが怒りを引き起こしてしまう。その状況が不公平な攻撃や妨害だとしてひとたび解釈されてしまうと，怒りという感情は表出される。この怒り感情をその人がどのように捉えるかによってその後の結果が決められてしまう。もし怒りを望ましくない，危険で避けるべきものであると捉えるならば，その人はそれを抑制し，なんとか調整しようと試みるだろう。これは，第7章で述べた感情抑制に関連した怒りとそれに伴う問題を解決する方法となるかもしれない。そのようなときには，感情を捉えることや建設的な感情表出を促す介入が必要である。もしその怒りが理にかなっていると知覚されれば，その感情を調整しようと努力しないかもしれない。この対処方略の失敗は怒りのさらなる増悪を導く。

　ここからは，怒りのコントロールプログラムにおける3つの基本的なステップについて検討する。つまりは，変化することの動機づけ，手がかりや自動思考の同定，変化するための認知行動的戦略の展開である。

（1）変化することの動機づけ

　がんであることによって不公平さや不平等さを感じることは社会的にも許容できる。そのように感じるのも当然であり，その憤りはむしろ人を元気づけるかもしれない。怒りは，無力な犠牲者のように感じるよりも，むしろ能力を与えられたように感じさせる。もしこの怒りが患者を効果的な問題解決や，対応の改善を促すような建設的な行動，あるいは他の患者を助けるなどの行動を導くなら，それは健康的で役に立つ。けれども，ときに怒りは行動の活性化につながらず，どうすることもできない憤りによって人を麻痺させてしまう。この状況においては，怒りをもち続けることのメリッ

トとデメリットを検討することが有効である。このとき注目してもらいたいことは，病気に対して感じる怒りではなく，その怒りをどこに向けるかや広範囲にそれが般化しているかである。この感情は本来病気に対してもっている健康的で適切な反応ではなく，不適切な一般化である。2つを区別することで，治療関係を発展させ，不適切な怒りのコントロールを扱っていくことの意義について患者とセラピストの間で共有することができる。ソクラテス式質問は病気に対する適応的な怒りがその他の生活場面に望まない効果をもたらしていることを患者に示すときに使われる。何か新しい挑戦を支持する前に，セラピストは怒りを感じることの利益を認めるべきである（例：無力に感じなくてすむ，やる気を感じる，正しいと思える）。なぜなら，それが患者の変化することへの動機を高め，共同関係が壊れる可能性を軽減してくれるからである。

（2）手がかりや自動思考の同定

例えば，家族と口げんかになる，緊張する，体力を消耗するといった怒りのデメリットが明らかになったら，怒りが爆発するきっかけとなる情報を集める。どんな問題であっても，起こったときの状況とそのきっかけとなる手がかりを特定するために記録をしてもらう。自動思考は以下に示したように生じる。怒りはある一連の流れによって生じることがしばしばある（図11.1）。その一連の流れを細かく検討することが重要であり，最終的な結果に導く上でどのような行動や考えが重要な役割を果たしているかを特定する。

一連の流れの評価の最初のステージでは，認知のゆがみがよく見られる。「すべき」という考えが繰り返しその人の頭に思い浮かぶ。

「こんなこと自分におこるべきじゃない」
「こんなこと不公平だ。私はずっといい人間だった。このように扱われるべきじゃない」
「彼はもっと思いやりをもつべきだ」
「彼は私のためにもっと時間を使うべきだ」

怒りは神や運命に向けられるかもしれないが，過剰な怒りは通常人間関係に影響をもたらす。つまりは，問題を引き起こした運命に対して憤慨するのではなく，子どもにひどく当たり散らすのである。このような状況では規範やルールにしばしば矛盾することが生じる（「私が疲れていることをわかってよ」「うるさくするんじゃない」）。ゆがんだ思考をセラピーで扱う前に，このようなことについて情報を得ることは不可欠である。

次のステージにおいては，感情の過剰調整のために，感情に焦点を当てた介入が必

要になる者もいれば，怒りの過少調整の者もいる。彼らは怒りの上昇を抑えるための戦略をもっていないのかもしれない。例えば，怒りの感情から離れたり，気を紛らわすために数字を数えたり，深呼吸をしたり，「今は爆発しないで，それほど大事なことじゃないでしょ」などと自分自身に話しかけたり，その状況から距離を置くなどの方略がある。ストレスで怒っている人はこのような方略を学んできていない，またはストレスが大きすぎて方略を使えずにいるのかもしれない。怒りの手がかりとそれに対する反応を検討するこの段階においては，患者がどのような適応的または不適応な対処方略を使っているかを確かめることができる。

(3) 変化するための戦略の展開

行動や思考の一連の流れを特定することができたら，セラピストは患者とともに，その一連の流れの中での弱点を見つけ出す。認知行動的分析は，図11.2で示したようなパターンを明らかにする。怒りのきっかけを分析することで，怒りのきっかけとなりうるものを減らす介入を提案することができる。例えば，難しい状況は避けられるかもしれないし，その状況が頻繁に起こらないように環境を変えることもできるかもしれない。図11.2で示したケースの場合では，子どもとルールをつくり家に入る前には必ず靴を履き替えるという約束をすることで，親の怒りが駆り立てられる可能性を減らすことができるかもしれない。

ゆがんだ思考を特定し立ち向かうことは，補助的心理療法（APT）の怒りのコントロール技法において重要な役割を果たす。怒りが対人関係において生じる場合，相手に共感することを促す技法が比較的重要かもしれない。患者は相手の立場に立ってその状況について考えることを促される。もしそれが効果的でなければ，相手の立場を演じるロールプレイなどといった能動的な方法が患者に変化をもたらすかもしれない。共感技法を用いることにより，相手は決して故意に自分を攻撃したり傷つけたりしないのだということを患者に伝えることを手助けしてくれる。図11.2で示した例では，患者は自分の自動思考に対して次の通り反応している。

① 「子どもたちは私のことが好きなのだけど，興奮しすぎると前もって考えることができなくなる。彼らが床拭きを手伝わないことなどたいしたことではない」
② 「ただ1つ気になっているのは，床が汚いことだけである。もし私が自分のイライラ感をおさえられれば，子どもたちは傷つかないだろう」

怒りが起きる場面を通して「すべき」という発言の脈絡が見えてきたら，患者に「すべき」発言をモニターしてもらい，それに代わってより適応的な解釈をつけることができるかもしれない。それによって，「すべき」に基づく信念のメリットとデメ

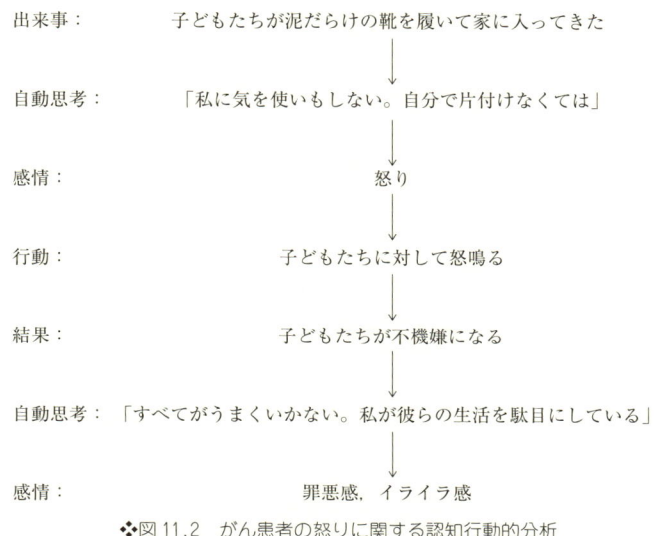

出来事： 子どもたちが泥だらけの靴を履いて家に入ってきた
↓
自動思考： 「私に気を使いもしない。自分で片付けなくては」
↓
感情： 怒り
↓
行動： 子どもたちに対して怒鳴る
↓
結果： 子どもたちが不機嫌になる
↓
自動思考： 「すべてがうまくいかない。私が彼らの生活を駄目にしている」
↓
感情： 罪悪感，イライラ感

❖図11.2　がん患者の怒りに関する認知行動的分析

リットを確認することができ，世の中は患者自身が適用したルールに基づいて本当は動いていることを実証できる。

　ひとたび怒りが活性化されると，患者は抑制するための様々な異なるコーピング方略を行なう（例：落ち着かせるための「大丈夫，怒らなくてもなんとか私ならできる」のような自己教示法，気ぞらし，またはリラクセーション）。セラピストと患者は，どのようにすれば怒ることなくアサーティブに対応することができるかを考える必要がある。このような場合，ロールプレイが有効かもしれない。ロールプレイの中で適応的な怒りの表わし方やゴールへの近づき方について練習することができる。アサーティブでない人は，ときに人に踏みつけられても黙っているように受身的になったり，逆に怒りを爆発させたりすることが交互に起こる。怒りを抑制する人はもし自分が変わったら「扱いにくい」「気が狂っている」と周りから思われることを恐れている。認知的技法はこのような信念を検証するときに用いられ，相手の要望を断ったり，自分を擁護したりすることがどのような恐ろしい結果を招くかを明らかにするため行動的実験を設定する。セラピストは，適応的で役立つ感情や行動（良心的で建設的な怒りやアサーション）と不適応なもの（無力な憤怒や攻撃）を患者が区別できるよう支援を行なう（Box11.1 参照）。

> **Box 11.1　がんに対する怒りを扱う方法**
>
> 次の例では，患者は以下のように怒りを表出している。
> 「これまではいい人生を送ってきた。なぜ悪い人間が罰を受けないで，私がこうなるのだ」
> ①セッションの中で，重要な他者に対して怒りを直接的に表出するように促す。
> ②怒りの正しいはけ口を見つける。
> ③人生が不公平という考えについて現実吟味を行なう。
> 　(a) 人生が不公平であるという根拠を評価する。
> 　(b) がんを罹っている知人の中で，何人が善い人間で，何人が悪い人間かを考えてもらう。
> ④状況に対する異なった捉え方を見つける。例としては，ある患者は「なぜ自分なの？」と考えることを止め，新たに「なぜ自分じゃないの？」と聞くようにすることで気持ちが和らいだ。
> ⑤認知のゆがみを特定する（「すべき」思考をもつことの過酷さ）。
> ⑥子どものときの経験や信教などの中核信念を見つけることで，普遍的な事実ではなく学習された思考やルールであると再構築する。

2．不眠

　不眠はがん患者においてよく見られる問題であり，40％以上の患者が睡眠の質の悪さを訴えている（Savard & Morin, 2001; Savard et al., 2001; Davidson et al., 2002）。不眠は倦怠感（Zee & Ancoli-Isreal, 2009）と心配の両方に関連している。睡眠の質の悪さはAPTのコースに参加する患者が取り組みたい問題であり，睡眠困難は問題の全体像の概念化にとてもうまく当てはまるものである。一般的に，問題を維持する要因を構造化することができれば，その状況をどのように理解し扱えるかを理解できる。睡眠に影響を与える身体的要因を特定することは，まず何よりも優先される。痛みや呼吸困難はもしかすると最もよくある不眠の要因であり，病気がより進行している患者において見られる。セラピストは主治医や緩和ケアチームと連携することが求められる。患者の症状を十分に調べ，十分な疼痛コントロールが実施されており，呼吸状態の管理がしっかり可視化できているかを確認する。これを行なった上で，不眠に対するCBTを活用すると，行動的要因（環境的文脈，睡眠習慣，アルコールや睡眠薬の有用でない使い方）および認知的要因（機能的でない睡眠に関する考えや心配）に焦

点を当てたあらゆる技法を用いることができる。一般的には，睡眠関連行動を変容するような睡眠のとり方についてアドバイスをすると同時に，有用でない考え方を評価する（Smith & Neubauer, 2003）。CBT による睡眠の改善は，睡眠に関する機能的でない考え方の変容と昼寝時間の削減が関連しているようである（Tremblay et al., 2009）。

（1）セルフモニタリングと睡眠衛生

まず初めのステップとして，患者に普段通り睡眠をとってもらうことをお願いする。このとき様々な要因をモニターすることができるが，一般的には就寝時間，入眠時間，中途覚醒の回数，起床時間と自動思考をモニターする。一般的に睡眠衛生に関する教育は，不眠を減らすために夜に何をするかについてアドバイスすることと，睡眠や寝室環境に関する指導から構成されている。

（2）睡眠前の夜に習慣づけること

◆夜にカフェイン，アルコール，タバコの摂取を控える。
◆夜にお酒を飲みすぎないようにする。
◆規則正しく食事をとり，ベッドに入る前におなかをすかせない。
◆日中は定期的に運動をする。ただし就寝の 3 時間前は避ける。
◆温かい飲み物や本を準備するなど，寝室でくつろげる習慣をつくる。

（3）睡眠

◆毎日同じ時間に起きる。
◆必要以上の睡眠はとらないようにして日中にすっきりした気分を感じる。ベッドに長くとどまって，睡眠を取り返すような試みはしない。
◆日中昼寝を避ける。
◆無理して寝ようとしない。

（4）寝室

◆静けさを乱す光やノイズを取り除く。
◆寝室では睡眠や性行為以外の活動は避ける（寝室にテレビを置かない）。

（5）刺激のコントロール

この技法は，「その人のベッドは覚醒や反すうと関連づけられている」という原理に基づいて確立されている。考え方としては，この状況を打破し，ベッドと睡眠を関連づけさせる。患者に毎日同じ時間に起きてもらうようにし，寝室以外の場所では寝られないように制限させ，寝室は睡眠と性行為のためだけに利用させる。覚醒してが

んの事を心配して不眠になるサイクルを防ぐため，15～20分間以上寝られなかった場合にはベッドから起き上がるようにさせる。このとき，眠たくなってきたときにだけ，ベッドに戻るようにさせる。

(6) リラクセーション
第8章で説明したリラクセーション技法も非常に役立つ。

(7) 認知的技法
再発や病態悪化の心配は，不眠を呈するがん患者において，とてもよく見られる特徴である。このような心配は入眠時や夜中目覚めたときに眠りに戻ることを妨げる。睡眠のとり方（睡眠衛生）や刺激のコントロールによる介入は，個人のベッドと心配の関連づけを防ぐときに役立つ。他の方法としては，ベッドサイドにメモ帳を置いておく。考えが浮かんだときに手早くメモするようにする。このように心配を外面化することは，患者を開放してくれるときがある。第10章で説明した技法は，日中および夜間の心配の両方に対して同等の効果を示す。

がんそのものに対する心配に加えて，患者は不眠そのものについて心配する。不眠によって翌日のパフォーマンスが落ちることや，不眠ががんを悪化させることなどを心配して，あたかも大参事のように訴える。現実吟味を用いれば恐ろしい結果かどうかを評価することができ，さらに行動実験を用いればそのような考えを検証することができる。例えば，「翌日恐ろしいことになるだろう」や「集中できないだろう」といった恐怖がある場合には，睡眠とパフォーマンスについて日記を記録することで検証できる。

3. 倦怠感

倦怠感はがんやその治療に伴う症状の中で最も頻繁に報告されるものである（Hofmana et al., 2007）。当然のことながら，がん患者において，不眠と倦怠感は強い関連があり（Zee et al., 2009），倦怠感に対する認知行動的介入は不眠に対する介入を組み込んで行なう必要がしばしばある（Armes et al., 2007）。悪循環モデルを示すことは治療法を指導する上で重要である。活動スケジュールは活動と倦怠感を記録するときに適している。また疲れやすさに関する考えを記録することも可能である。記録した内容は，がん患者が抱えるネガティブな思考や回避，倦怠感の悪循環に関する情報を示してくれる。例えば，フランクは前立腺がんが再発した79歳の患者である。彼はいつも疲れており，無理に動くと痛みを感じる。活動スケジュールによって，彼は多くの時間を，テレビを見ながらソファで寝ていることがわかった。この期間，彼の倦怠

感は非常に高かった。身体を起こして少し動くことで，わずかに倦怠感が軽減することを見つけたとき彼は驚いていた。思考記録表には病気や疲れやすさ，痛みなどの様々な自動思考が含まれており，その中には「もし動きすぎたらすべてが悪くなるかもしれない」という観念があり，セラピストはそれを引き出すことができた。話し合いや現実吟味によって活動はがんを悪化させないことを証明し，活動しないことでもっと心配になり，そのことがより倦怠感を生じさせているかもしれないことをフランク本人が理解した。彼はソファにいる時間を減らす試みを決心し，毎日新聞を買いに店まで歩くことを約束した。そして彼は活動的になることで痛みが悪化することはないことに気づき，疲れやすさは実際に軽減していた。

倦怠感の介入方法は運動に対するネガティブな思考を同定し，ソクラテス式問答法や行動実験を通してその思考が検証されることが含まれる。このような実験ではしばしば活動スケジュールが用いられ，症状のモニタリングが行なわれたり，スモールステップで少しずつ患者の活動レベルを上げたりする方法が用いられる。

4．痛み

患者の3分の1は痛みを経験しており，進行がんの患者におけるその割合は75％まで上昇する。また，十分な疼痛コントロールができていないと感じているがん患者は50％にも及ぶ（Larue et al., 1995; Zech et al., 1995）。がんの疼痛管理においてCBTは有効であるという強いエビデンスが示されている（第3章参照）。倦怠感や不眠と同じように，患者がもつ痛みに対する考えがそれに対する対処行動に影響を及ぼす。十分な鎮痛ができている場合でも，痛みによる苦痛を訴える患者がいる。このような患者において表出される主な2つのテーマは，痛みの意味に対する破局的な恐怖と，痛みのコントロールに関する考え方である。痛みに関する破局的な考えはさらに2つに分類される。1つは病気が広がっていることの表われと思う恐怖と，もう1つは痛みとは，患者の行ないが物事を悪い方向に進めている証であると思う恐怖である。例えば「こんなふうに傷つけられるはずがない。何か間違っているに違いない」といった自動思考は予期的不安をもたらす原因となり，将来の心配や再保証の希求，確認行動が適応スタイルとして見られる。「状態がこれ以上悪くならないように，働きかけるようなことはしない」といった自動思考は警戒心を高め，活動からの回避につながる。このような2つの破局的な思考スタイルは身体感覚のモニタリングや痛み刺激に対する注意が増すことに関連している。図11.3は痛みに関する思考や不安あるいは行動がどのように関係しているかを可視化して示している。

このような認知に働きかけるときには，痛みの性質に関する心理教育や，現実吟味，および行動実験を設定し，患者が注意の焦点を変えたり，確認行動を減らしたり，再

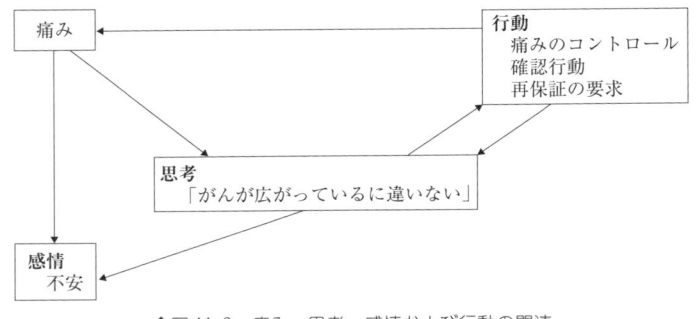

第Ⅱ部　がん患者に対する認知行動療法

❖図11.3　痛み，思考，感情および行動の関連

保証を求めることを減らしたりすることで，その結果どのようなことが生じるかを検証する。

　痛みに対してコントロールできるという感覚がどの程度あるかは，その人が体験する痛みの程度に影響し，コントロールできないと感じる者は，無力感や絶望感を感じる。痛みに対するコントロール感が効果的であることを示すにはいくつかの技法がある。また，この方法は，このような考えをもつ人に比較的役に立つ。まずは痛みの記録をすることで，症状が緩和または悪化するときの状況や活動を正しく理解するところから始められる。適切なゴールを設定することやスモールステップによるアプローチを適用することで，自己効力感を高めていくことができる。痛みに影響する要因に気づくことができない患者は，痛みがひどいときには活動が不十分となり，痛みが軽減されたときに活動が過剰になるといった悪循環に陥る。活動のペースをつくることも役に立つ。加えて，気ぞらしやリラクセーションテクニックなどの具体的な疼痛管理の方法も役に立つかもしれない。

5．嘔気

　嘔気は化学療法の副作用であり，患者を衰弱させる。化学療法の毒性の減少や抗嘔吐薬の改良により，その発症率は減少している。予測性嘔気はとりわけ不快な症状であり，患者は化学療法の治療を想像すると嘔気を感じる。過去においてはこのような副作用がある者は4コースの治療のうち25％存在したが，近年の治療では予測性嘔気の症状を示す患者は10％以下であり，2％以下の人が予測して嘔吐する症状をもつ（Aapro et al., 2005）。

　予測性嘔気は治療サイクルの回数や治療中の不十分な嘔気の緩和が関連しており，背景となるオペラント条件づけの効果が強いエビデンスを示している。しかし，不安の高さや嘔気を予期すること（Montgomery & Bovbjerg, 2001），家族のサポート

（Kim & Morrow, 2007）はその他の発症要因として関与している。
　予測性嘔気の予測要因（Morrow, 1984; Morrow et al., 1991）は次のものが含まれる。

①50歳未満であること
②前回の化学療法で嘔気を感じたあるいは嘔吐した経験があること
③前回の治療のときの嘔気が「まあまあだった」「ひどかった」，または「耐えられるものではなかった」と答えた場合
④前回の治療のあとの副作用について「温かかった」または「ずっと暑かった」と答えた場合
⑤乗り物酔いの感じやすさ
⑥前回の治療で発汗を感じた場合
⑦前回の治療のあと全般的に弱くなったと感じた場合

　5-HT3受容体拮抗薬は化学療法が誘発する嘔気や嘔吐を緩和するが，予測性嘔気・嘔吐には有効ではないようである（Figueroa-Moseley et al., 2007）。国際がんサポーティブケア学会制吐薬小委員会（The Antiemetic Subcommittee of the Multinational Association of Supportive Care in Cancer：MASCC）は1998年に予測性嘔吐のための最もよい治療法は，急性または遅延した嘔吐を可能な限りコントロールすることであると明言している。続けて，ベンゾジアゼピンや行動的介入が予測性嘔吐の治療に効果的であると加えて説明している（Aapro et al., 2005）。
　予測性嘔気・嘔吐の治療に関する行動的介入はエクスポージャー法の原理に基づいている。嘔気を引き起こす刺激にイメージあるいは内的感覚を用いて長い間曝露させる。そして嘔気を減少させ，繰り返し曝露させることで重い症状を軽減させる。

（1）嘔気を催す刺激の特定

　最もよく報告される刺激は嗅覚（例：病院の匂い，病院のカフェの匂い）や認知（病院に行くことを考えること）である。しかし，その他の刺激（病院の予約を取りに行くときのバスでの移動中）や精神的状態も同様に嘔気の引き金となる（Fernandez-Marcos et al., 1996）。不安階層表を作成し，嘔気や不安が最も少ない刺激を上から順に記載する（表11.1に見本を記載）。不安階層表の各項目の間隔は同等になるように設定することが重要である。なぜならば，患者がレベルの低いものから高いものに急に移行していくと，タスクが急に難しくなってしまうからである。

（2）刺激への曝露

　患者は不安階層表をレベルの最も低いものから始め，状況や刺激への曝露ができる

❖表11.1　嘔気を催す刺激の不安階層表

先行刺激	嘔気の強さ（0～100）
食べ物の匂い	10
乗車する	15
病院を通り過ぎる	25
化学療法室をイメージする	60
病院の匂い	80
化学療法室	100

よう準備をする。指導としては，嘔気を許容できるレベルまで軽減させて，できる限り長い時間その状況にとどまるように伝える。ただし，嘔気が完全になくなるまでそこにとどまることは重要ではない。この練習は繰り返し行なわれ，その状況が嘔気の症状を生じさせなくなるまで行ない，その後，不安階層表における次の項目に移行する。エクスポージャー法は，イメージではなく実際の刺激を用いる場合や，長い間繰り返し行なう場合のほうがより効果的である。セラピストが何回かのセッションで患者を補助する関わりをもつことは有用であるが，それは必ずしも必要ではなく，患者が主体的に行なうエクスポージャー法であれば費用効果も非常に高い。エクスポージャー法を行なっている際中において，嘔気に耐えるためにリラクセーションを用いることは有効かもしれない。しかし，リラクセーションを用いるときには，それが安全確保行動になる可能性があるため，誰かの管理下のもと行なうべきである。

　先ほど説明した不安階層表を用いて，セラピストは始めに，このセッションに食べ物を持ってきても患者はその匂いを我慢できることを説明し，その食べ物とともにしばらくその部屋にいてもらうことを要求する。そのときの苦痛や嘔吐の高さについて0～100のスケールを用いて定期的に評価してもらい，その高さが低減していくのをグラフに示してもらう。続いて，患者に家でエクスポージャー法を練習してもらう。始めに彼らが我慢できる食べ物から始めていき，より嘔気を催すような匂いがあるものに移行していく。

　不安階層表の次のステップ，すなわち乗車することは，家族と一緒に行なうことができるため，患者が主体で行なう宿題とした。繰り返し説明するが，扱いやすいタスク（例：家の近くまでの運転）から始め，その後はより難しいもの（例：病院までの運転や，見覚えのある建物や標識など治療へ行くことに関連した物）に発展させていく。この原則を適用することで，それぞれの練習が成功体験につながる。

　化学療法をイメージさせる認知的刺激は，次の2通りで説明できる。

①患者が化学療法の処置室のイメージをつくること，あるいは，治療の手順を細かく話すことによって，イメージに曝露させる。

②イメージに関連する要素を取り出したり，内的曝露を実行させたりする（病院の内装の写真を見る，注射器や点滴器具を持たせる）。

　これらの認知的刺激は，病院の化学療法の処置室にとどまることのように不安階層表の最もレベルの高い項目を実施させるように導いていく。このセッションはセラピストが患者を補助することが必要であるかもしれない。病院に徐々に近づき，不安階層表の各ステージにおいて苦痛のレベルが対処可能な範囲になるまで待ち，最終的に化学療法の処置室にたどり着けるレベルに至るまで順々に次のステージに移行していく。これらの実施において，医療スタッフが手続きに協力することが有効である。医療スタッフは曝露のセッションで用いる機材を提供したり，化学療法室に入室したりすることが可能である。

（3）認知的技法

　エクスポージャー法に関して，これまで説明してきた手続きは，純粋な行動療法的用語を用いて説明してきたが，エクスポージャー法は CBT の概念化の中で説明をすると，その技法の質を高めることができる。患者は化学療法について役に立たないゆがんだ考えや予測をもっている。例えば以下のようなものである。

　　「調子を崩すのは避けられない」
　　「自分は耐えることができない」
　　「対処できない」
　　「もし吐いてしまったらみんなが私を見るだろう」
　　「その決まり悪さに耐えられない」

　これらの思考の評価については第9章または第10章で説明した技法を用いることができる。このような思考は言葉による会話によってある程度軽減することができる。しかし，このとき重要なことは，患者を行動実験に引き込むための動機づけを高めることである。エクスポージャー法の役割は，特定の信念を検証することにターゲットを当てており，これによりプロセスの進行を促進することができる。
　例えば，「決して吐き気に対処できない」「調子が悪いのを我慢できる人なんて理解できない」と信じている患者に対して，化学療法を経験した人の話のビデオを見てもらった。そして，「2分間も病院にとどまっていられない」という思考を検証するため，セラピストは患者を病院へ連れて行き，待合室で一緒に立ち続けた。彼女は5分間我慢することができた。そして，セラピストのサポートを受けながら10分間とどまることができ，彼女の予測に反証することができた。

第Ⅱ部　がん患者に対する認知行動療法

特定の思考を検証することをターゲットとしたエクスポージャー法のモデルを活用すれば，2，3時間に延長した単一のセッションで治療を実行することも可能かもしれない。単一セッションでのエクスポージャー法を単一恐怖をもつがん患者に対して用いることは検証されてきたが，私たちの知っている限りでは予測的嘔気や嘔吐の治療では研究がされていない。

（4）化学療法への対処法

化学療法の苦痛に対処するための方略は幅広く存在している。MP3プレイヤーで音楽を聞いたり，TVゲームで遊んだりするなど，リラクセーションや気ぞらし方法が含まれる。

6．まとめ

CBTは不安や抑うつ治療だけに限定されない。怒りなどの他の感情に対処することやがんに伴ってよく生じる症状の緩和にも有効である。この章では，がんに関連する不眠，倦怠感，痛みや吐き気の緩和にどのようにセラピーが適用できるかについて説明してきた。同じベーシックな技法はこれらのすべての分野に用いることができる。しかし，それぞれの問題に対するモデルを精緻化することで，認知的・行動的介入，特に行動的介入の標的をより効率的に同定することができる。

第12章
がんを人生の中で捉える
――中核にある信念と思い込みに働きかける

　問題の定式化をふたつの基準から提供するという柔軟さが認知行動療法（CBT）の長所の1つである。2つの基準のうちの1つは，横断的ないしその時点で生じている事象からの観点で，もう1つは，より深い発達上のないし縦断的な観点である。わたしたちが短期間で問題に焦点を当てて患者と話し合うのはほとんどその時点のものであるが，この取り組みはその問題をより歴史的関係から理解するのに役立つ。この章では下記についてまとめている。

◆がんへの適応の発達的モデルへと広げる。
◆発達的概念化を協働して作成する方法を解説する。
◆4つの異なる信念構造にがんがどのように影響を及ぼすかについて述べる。
◆信念に働きかけるいくつかの方法の要点を概説する。

1．個人の信念とがんへの適応

　これまで生きてきたあらゆる人間と同じように，我々はやがては死に至るということを頭ではわかっているのかもしれない。しかし，感情的なレベルでこのことを受け止めるのはとても難しい。私たちはたいてい，あたかも永遠に生きるつもりで，かつ，どういうわけか我々にはよくないことが起こらないかのように行動している。がんは，これらの傷つかないこと，不滅であることについての暗黙の信念に疑問を投げかける（Janoff-Bullman, 1992）。また，私たちには力があって対処できるという信念，そして，世界は予測可能であり，公平でコントロールできる場所であるという信念にも，待ったをかけるかもしれない。第2章で議論したように，患者が彼らのがんの経験に与える意味は，病気やその病気の治療についての特定の信念はもちろんのこと，自分自身や他者，さらには自分を取り巻く世界についての信念の根底にあるシステムによっても決まるだろう。もっとも深いレベルで，これらの信念はどんな状況であるか

について，無条件で明確な仮定として表現される。そのため，これは「中核信念」とよばれてきた（Beck, 1995）。中核信念は，私たちをお決まりの方向性に導く。もし私たちがきちんと支持的で愛情にあふれた養育を受けたなら，私たちには他の人に親切にされる価値があり，世界は安全な場所であると信じるであろう。がんは，そうしたポジティブな信念を揺るがす。そして，患者は自分が弱くて，対処能力がなく，絶望的であると感じるようになるだろう。しかし，患者はストレスに対処するための長所と資源を見い出すことができるので，このように感じるのは一時的であることが多い。がんと診断されたことを既存の信念システムとすり合わせること，また，予測できて有意義な環境をコントロールする貴重な存在であるという感覚や，将来は希望に満ちているという感覚を再構築する方法を見い出すことで，ほとんどの人々は適応していく。がん患者は，健康な対照者と比較して，実はより楽観的であるという報告もある（Stiegelis et al., 2003）。

2．ポジティブな中核信念とネガティブな中核信念

　ほとんどの人は，ポジティブな信念とネガティブな信念が混じり合っている傾向にあり，ストレスにさらされていないときはたいていポジティブな信念がより前面にある。しかし，一部の人にとっては，これらのポジティブな信念は柔軟性に欠けている。おそらく，深刻な困難をこれまで経験しなかったから，もしくは，黒か白かで物事を捉えることを学んできたからである。彼らの脆弱なポジティブな中核信念は，終末期疾患の診断を受けるというトラウマによって粉々に打ち砕かれてしまうかもしれない。おそらく，患者はその困難な出来事がどのようなものなのかを概念化できないかもしれないし，世界がどうなるかについて非常にシビアな考えをもっているかもしれない。世界は公平で予測可能なものだという信念は，一部の人にとっては，トラウマと直面したときにその出来事と自分の信念とをすり合わせることを難しくさせる。彼らは，善良な生活をしたり，ある宗教上のルールに従って暮らしていれば自分には悪いことは起きないという仮説をもっていたのかもしれない。

　また，人によっては，致命的な病気はひそかに抱いていた心配の一部を裏づけるものとして，心の奥にある中核信念を活性化させるだろう（例：「私は弱い」「世界は危険で，予測不可能で，厳しいものだ」「他人はよくしてくれず頼りにならない」）。このようなネガティブな中核信念やスキーマは，たいてい，幼い頃の不幸な出来事に対応するためのきわめて当然の手段として形作られたものである。もし，失敗したときに常にひどく叱りつけられていた子どもであれば，他者は批判的で，自分はどこか不十分なのだろう，と彼らが結論づけてしまうのももっともなことだ。もし，子どもを1人で育てている母親がうつ病で頻繁に入院していたとしたら，その子どもたちは，

愛情をかけてくれる人はいなくなってしまう．そして，その何かしらの原因は自分にあるときっと思うかもしれない．

3．条件つき信念と補償方略

　子ども時代にネガティブな出来事を経験してきた人々は，そのときに最も適応しうる対処方略を探すけれども，それは大人になってからは役に立たない場合がある．これらの「補償方略」は，条件つきではないネガティブな信念を緩和する条件つきの信念と関連している．例えば，うつ病でつらく苦しんでいる母親をもつ人は，「私が人を頼ってもその期待は裏切られるのだろう」ということを学び，自立した対処スタイルをつくり上げるかもしれない．常に批判を受けてきた人は，「正しく間違いなくいられれば，叱られることはないだろう，だから常に完全でなければならない」という信念が形成されるかもしれない．こうした方略は，成人してからの生活で実際に有効に働くかもしれない．成人期では，自立していることが安全を保持するし，完全主義的でいることは成果につながる．

　しかし，致命的な病気の診断は，これらの使い慣れている安全確保行動を徐々に弱めていく．たとえそれが彼らの治療を担当している医療者たちだけだとしても，がんになったら患者は他者に頼らざるを得ない．もし完全主義者だったら，自分のがんの治療についてすべてを知りたいと思うだろうし，忠実に治療に臨めていることを確認したくなるだろう．これまでうまくいっていた方略と同じものを用いるのが自然な傾向だが，それらはそれほど効果的ではないかもしれない．例えば，子ども時代に深刻な別離や虐待を経験した人は，自分は無力で弱く，世界は誰も信用できない危険で予測できない場所だという中核信念をもっているかもしれない．これに対処するために，「もし私が人々に近づいたら，彼らは私を傷つけるだろう」「もし自分の人生をコントロールできたら，私は安全だ」という信念がつくられたかもしれない．そして，親密な間柄を避けることや，他者に傷つけられることや支配されることを避けるように警戒する，といった補償方略も用いるだろう．彼らががんの診断を受けたら，彼らがもっている弱いという感覚のように，世界は危険で予測できないという恐れが裏づけられてしまう可能性がある．しかし，彼らの通常のコントロール方略を用いることがより限定されてしまうかもしれない．さらに，彼らは，治療やケアのために他者に頼ることを余儀なくされるだろう．したがって，傷つけられることと制御できないことについての彼らのネガティブな信念が，不安や抑うつ気分とともに活性化されるかもしれないのだ．

4．中核信念とパーソナリティ障害

　幸いにも，たいていの人は，ポジティブな信念と資源をもっている。そして，本来望ましくはないが，我々が用いている補償方略は，その時々でかなり私たちを助けてくれる。そのため，完全主義，コントロール，他者への依存，自立などによってある程度制限はされるものの，私たちは何とか毎日を暮らしていくことができる。これらの方略ではうまくいかないと気づくのは，がんのような大きなストレスがやってくるときだけである。標準的な養育からひどく逸脱した経験をした人々は，否定的な信念システムが築かれやすく，むしろポジティブな信念や効果的な対処方略は乏しくなるだろう。これらの人々では，彼らのネガティブな中核信念がたいていいつも存在していて，致命的な病気にかかることはこれらの考えをたやすく裏づけてしまう。彼らは問題解決スキルが乏しく，気がつくと難しい関係や虐待的な関係になってしまったり，仕事に就くことができず，社会的な孤立に悩むことがあるかもしれない。ゆえに彼らにとって，がんは対処の限界を超えるもののように思える。

　これらの，自己，世界，他者についての，広い範囲のネガティブな中核信念は，たいていパーソナリティ障害の診断と関連している。境界性パーソナリティ障害の人は，幼少期に感情的，身体的および性的虐待を経験していることが多く，自分は未熟で無能であるという信念や，他者は自分を罵倒したり見捨てたりするだろうという信念をもっている。こうした信念から生じる自動思考の例として，下記のようなものがある。

「私はがんにかかるのに値していたのだ」
「これは罰だ」
「私は対処できない」
「人々は私を裏切るだろう」
「世の中は公平ではなく，私にはいつも悪いことが起きる」
「がんだから私は人々から拒絶されるだろう」
「私を助けてくれる人は誰もいない」

　彼らは対立するスキーマの間を行ったり来たりするので，感情状態と対人的行動の急速な変化を経験する。対人的行動の変化は，不安定に助けを求めたかと思うと次には怒って拒絶するなど，1回の相談の間にも移り変わる。彼らが用いている補償方略は，たいてい不適応的である（例：もし自分が傷つけられたなら，その相手を自分の生活から排除する，自傷行為をするなど）。がんの専門家が境界性パーソナリティ障害の人に出会ったら，これらの反応によって非常に混乱させられることになるだろう。

5．病気と困難についての信念

　これまでのより全般的な信念と同様に，健康や病気についての思考もまた，それぞれの人にとってがんがもつ意味に影響を与える。そして，これらはたいてい，個人の経験や患者が接してきたがんの情報から生じている。例えば，化学療法の結果として髪を失いとても落ち込んだ友人を見たことがある女性は，おそらく自分自身も同じ結果になることを恐れてしまうだろう。個人の信念と病気についての信念の相互作用は，この文脈において非常に重要である（Williams, 1997）。がんは死を意味するという一般的に抱かれている信念がその１つの例である。生き延びることに関するスキーマも，根底にもつ思い込みと関連している場合がある。長年にわたっていくつかのストレスフルなライフイベントを経験してきた患者の中には，特に病気が再発すると，「私はもう勝てない」と訴える人がいる。例えば，離婚歴のある40歳の女性が限局性乳がんの再発に直面した。彼女の父親は1978年に肝臓がんで亡くなり，彼女の母親は1979年に乳がんで亡くなった。そして，彼女の姉は15歳で交通事故によって亡くなっていた。年月を重ねるにつれて，彼女は，人生は生きる価値があると感じるたびに何か恐ろしいことが起きるという信念を育んできた。彼女は，「もし私が図にのれば，そのせいで懲らしめられるだろう」という思い込みを根底に抱えていた。心地のよい活動を試みたり，自分を元気づける何かをしようとするといつも，それはきっとうまくいかないだろうという思考も同時に生じるので，この思い込みは彼女のセラピーを妨げていた。この患者がセラピーを継続する前提として，セラピストはこの運命論的な思考に立ち向かわねばならなかった。これは，出来事をコントロールすることに対する能力のなさについての長年にわたる信念の１つの例であり，この女性が，がんに対して無力でどうしようもないと考えていたことも当然である。

　がんと他のライフイベント，および自尊心の相互作用は，複雑なものである。ある中年の男性は，重症を負った妻の世話をしなければならず，自分自身は口腔がんにかかってしまった。彼が落ち込んだのは，彼が仕事から解雇された時だけだった。このケースでは，生計を立てる手段を失ったという特別な意味を伴う重複したストレスこそが，彼の自尊心を脅かすものとなった。

6．発達的概念化

　がん医療で遭遇する情緒的問題は，一般の精神科医療で見られるものと比べて，たいていはそれほど深刻なものではなく，慢性的でもない。補助的心理療法（APT）では，大半の患者に5〜12のセッションが実施される。セラピーでは，過去の経験に多

くの時間を費やすようなパーソナリティの基本的な側面を変容させることはできない。前章で述べた認知的技法は，患者がセラピーを通して学ぶ基本的な対処法であり，セラピーが終わった後に実践していく。問題解決方略，時間の計画，そして，ネガティブな思考の評価は，すべて将来の他のライフストレスへの対処にも用いることができる。一方，この短期間の枠組みの中で，たとえ中核信念や条件つきの信念が直接扱えなくても，発達的概念化を試みることがセラピーに導く上で有益である。例えば，患者が幼少期に両親を失ったことを知っていると，セラピストは，見捨てられることと愛着についての信念が患者にとって重要である可能性に留意することができ，患者のセラピーに対する反応を予測する助けになる。また，アルコール依存症の親を目の当たりにしてきたことで自分は決してコントロールを失わないことを固く決意してきた，という患者の信念がわかると，その人ががんを完全にコントロールしようとすることへの理解が促進される。この概念化を患者と共有することは非常に役立つ。患者の生活歴と彼らの中核信念を理解することは，不適切な対処行動のように思われるものについても我々が共感を示すことを可能にする。この共感深く広範囲な概念化は，ネガティブな適応反応に関する複雑な経験を，患者とセラピスト双方にとって役立つ状況に移行するように促してくれる。

7．発達的概念化を一緒につくり上げる方法

　認知療法のすべての技法と同様で，発達的概念化も患者と協働されるともっとも効果的である。発達的概念化がどのようにしてなされるべきか，という明確なルールはない。しかし，一般的には，患者がどのようにしてがんの診断を知ったかという彼らの報告から始めるのがポイントである。

- ◆症状に気がついたか。最初の反応はどのようなものだったか。どのようにそれに対処したか。誰かに話したか。援助を求めるまでにどのくらいかかったか。
- ◆最初の相談のときに問題を深刻に受け止めていたか。医者は彼らにどのように対応したか。
- ◆悪い知らせをどのように伝えられたか。どのように反応したか。
- ◆がん治療のコースはどのようなものだったか。これにどのように対処したか。家族や友だちは支えとなったか。

　浮かび上がってくるテーマは彼らの経験における実際の問題に結びついているかもしれないが，中核信念の現われをも示唆するかもしれない（例：まったくサポートしてもらえていないと感じていること，聞いてもらえていないと感じていること，ひど

い扱いを受けたと感じていること)。すでに述べたように，彼らに物語を語ってもらうことは，それ自体でセラピー的となり得て，感情処理を助けることができる。患者の反応を背景をふまえて理解するために，次に，彼らの家族と生活歴について尋ねることが役に立つ。

8．家族歴

①両親，兄弟や姉妹，そして親戚について。
②がんや他の病気についての家族の病歴はどんなものがあるか。がんや他の病気に対する家族の思考はどのようなものか。
③患者は両親をどのように表現するだろうか（例：あなたの母親／父親を短い言葉で表現してください）。

9．生活歴

①幼年期について。
②どんな別れ，病気，入院をしたかなど。
③両親，祖父母，兄弟姉妹との就学前の関係。
④学校教育（友だち，いじめ，不登校，学業成績）。
⑤小学校，中学校，思春期の時期の家族との関係。
⑥職歴。
　◆就いた仕事の簡単な概略，それらの期間。
　◆職場の同僚との関係。
⑦異性関係（性的関係を含む）の経歴。
　◆何人とつきあったか。どのくらい長く続いたか。
　◆今現在付き合っている人がいるか。その関係はどんなものか。
　　（例：あなたのパートナーを表現してもらえますか？）
　◆もしまだ話題に上がっていなければ，がんがどのようにその関係に影響を及ぼしたかについて尋ねる。口論をたくさんしましたか。パートナーとは距離があるか，もしくは過保護か。患者とパートナーは将来について話しているか。

10．全般的な対処スタイル

①過去のストレスフルなライフイベントが他に何かあったか確認する。
②患者はいつもどのようにストレスに対処するのか。

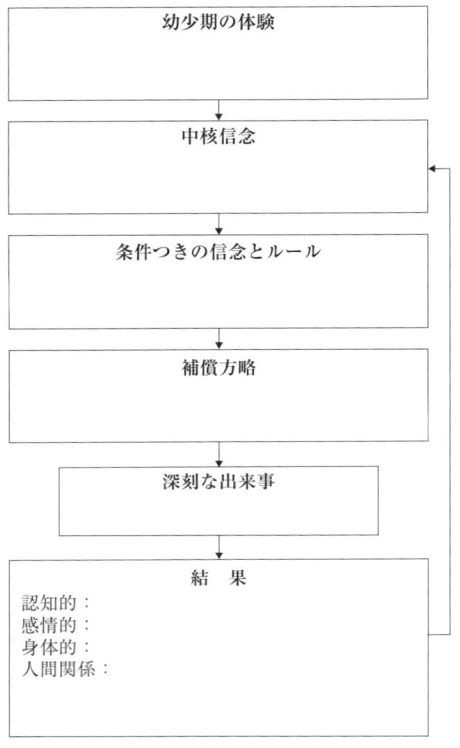

第Ⅱ部　がん患者に対する認知行動療法

```
        ┌─────────────────┐
        │   幼少期の体験    │
        │                 │
        └────────┬────────┘
                 │
                 ▼
        ┌─────────────────┐
        │    中核信念     │◄──────┐
        │                 │       │
        └────────┬────────┘       │
                 │                │
                 ▼                │
        ┌─────────────────┐       │
        │ 条件つきの信念とルール │       │
        │                 │       │
        └────────┬────────┘       │
                 │                │
                 ▼                │
        ┌─────────────────┐       │
        │    補償方略     │       │
        │                 │       │
        └────────┬────────┘       │
                 │                │
                 ▼                │
        ┌─────────────────┐       │
        │   深刻な出来事    │       │
        │                 │       │
        └────────┬────────┘       │
                 │                │
                 ▼                │
        ┌─────────────────┐       │
        │     結　果      │       │
        │ 認知的：         │       │
        │ 感情的：         │       │
        │ 身体的：         │       │
        │ 人間関係：       │───────┘
        │                 │
        └─────────────────┘
```

❖図 12.1　概念化ワークシート（Burns, 1980 より）

③患者は自分の長所として他の人が何をあげると思っているか。
④今，患者は，それらの長所を活かせているか。もしそうでないなら，それらを用いるのを阻んでいるものは何か。

これは，患者が普段用いている対処方略のタイプを示すだけではなく，自己と他者についての全面的で持続的な信念に関する情報を提供してくれる。そして，それらが中核信念であるかもしれない。
　この情報が収集されたら，ワークシートを用いながら患者とセラピストは協働して概念化を進めることができる（図12.1を参照）。概念化には下記が含まれる。

①重要な人生経験，特に幼少期の経験。
②自己と世界（病気と死を含む），他者についての中核信念。

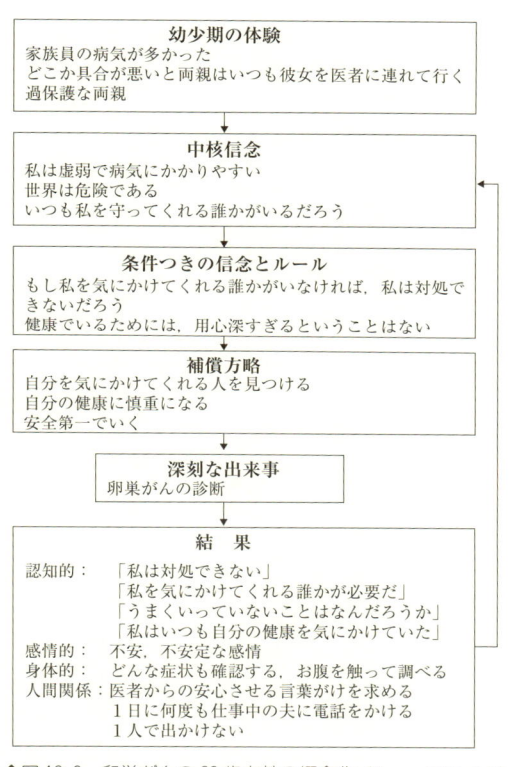

第 12 章 がんを人生の中で捉える

```
┌─────────────────────────────────┐
│          幼少期の体験              │
│ 家族員の病気が多かった              │
│ どこか具合が悪いと両親はいつも彼女を医者に連れて行く │
│ 過保護な両親                      │
└─────────────────────────────────┘
              ↓
┌─────────────────────────────────┐
│           中核信念                │
│ 私は虚弱で病気にかかりやすい         │
│ 世界は危険である                   │
│ いつも私を守ってくれる誰かがいるだろう │
└─────────────────────────────────┘ ←──┐
              ↓                       │
┌─────────────────────────────────┐   │
│       条件つきの信念とルール         │   │
│ もし私を気にかけてくれる誰かがいなければ，私は対処で │  │
│ きないだろう                       │   │
│ 健康でいるためには，用心深すぎるということはない │ │
└─────────────────────────────────┘   │
              ↓                       │
┌─────────────────────────────────┐   │
│           補償方略                 │   │
│ 自分を気にかけてくれる人を見つける    │   │
│ 自分の健康に慎重になる              │   │
│ 安全第一でいく                     │   │
└─────────────────────────────────┘   │
              ↓                       │
┌─────────────────────────────────┐   │
│        深刻な出来事                │   │
│ 卵巣がんの診断                    │   │
└─────────────────────────────────┘   │
              ↓                       │
┌─────────────────────────────────┐   │
│           結 果                   │   │
│ 認知的：  「私は対処できない」       │   │
│          「私を気にかけてくれる誰かが必要だ」│
│          「うまくいっていないことはなんだろうか」│
│          「私はいつも自分の健康を気にかけていた」│
│ 感情的：  不安，不安定な感情         │   │
│ 身体的：  どんな症状も確認する，お腹を触って調べる │
│ 人間関係：医者からの安心させる言葉がけを求める │
│          1 日に何度も仕事中の夫に電話をかける │
│          1 人で出かけない           │───┘
└─────────────────────────────────┘
```

❖図 12.2　卵巣がんの 63 歳女性の概念化（Burns, 1980 より）

③ルールや条件つきの信念（全般的なもの，病気に関連するものの両方）。
④対処／これらの信念から生じている補償方略。
⑤がん，または緊急事態のようながんに関連した経験。
⑥患者の信念や方略は，がんによっていかに揺らいだか。
⑦患者の現在の問題は，彼らの信念や対処方略をがんが揺るがすことから生じていると，どれほど理解されうるか。

完成した概念化の例を図 12.2 に示した。

伝統的な CBT のフォーミュレーションと比較すると，この概念化は単一のエピソードをより重要視する。この本を通して見てきたように，その深刻な出来事は，がんやその症状の診断の場合もあるし，治療の副作用が強いことの場合もある。患者が

うまく対処できないことに影響を与えた外的事象が何であれ，それが彼らの全体的信念システムにどのように適合されるのかを理解することが重要である。

11. 致命的な病気が信念と影響しあう4つの観点

（1）ポジティブな信念と対処は揺さぶられる

多くの人々は効果的な対処をしており，人生における多くの嵐を切り抜けたことがあるものだ。しかし，死に至らしめるかもしれない病気に対処することは別問題で，少なくともしばらくの間は心の中で不安を抱くだろう。対処できるだろうか。他者はどのように自分を見るだろうか。必要とする助けを得られるだろうか。回復するだろうか。しかし，ほとんどの人々には優れたレジリエンスがあって，すぐに気を取り直す。私たちの経験からすると，患者の長所と資源を特定することと，過去の課題にどのように対処したかを思い出すことが，悪循環を好循環に変えるのによく役立つ。こうした患者との取り組みはたいてい，彼らが起こったことを乗り越えていき，もともともっている考えや対処のスタイルにアクセスするのを助けている。

（2）柔軟性にかける信念はうち砕かれる

世界は安全である，人は安全である，もしくは，すべてのものは結果的にうまくいく，という中核信念は，深刻な病気によって弱められる可能性がある。それまで考えていたほど世界が安全ではないということに気づいたショックは，乗り越えるのに時間がかかる。そして，この場合もまた，それを乗り越える作業の一環が，そのショックを和らげる過程を手助けしてくれる。条件つきの信念が特定されて，一緒に取り組むことができるテーマも出てくるかもしれない（例：「私が善良な人であれば，悪いことは自分には起きないだろう」）。これは，その人にとって，経験から学び，よりバランスのとれた信念を試す機会となる可能性がある（例：「世界は通常安全な場所である，しかし悪いことも起こる，そしてそれらが起きるとき，私には対処したり，助けやサポートを見つける能力がある」）。

（3）対処能力が試され，根底にあるネガティブな信念は裏づけられる

本章で我々は，ネガティブな中核信念は，条件つきの信念や補償方略によって緩和されることがあったということを述べてきた。しかし，がんはある面では深刻な出来事として作用し，その思い込みを揺さぶることがある。この例として，ある少年をあげる。少年は学問で成功することが評価される家庭で育ったが，彼は勉強ができる方ではなかった。彼は，自分は不十分だという中核信念を形成していった。しかし，彼は運動が得意でプロサッカー選手になりたいという希望をもつようになった。彼は家

族がこのことについて自分を評価してくれるかにはまだ確信はもてなかった。しかし，「もしスポーツで秀でることができたら，僕には価値があるだろう」という補償的信念をもつことが，彼の不安を食い止めておくことに役立っていた。彼が足の肉腫と診断されて下肢切断を受けなければならなくなった時，彼の補償方略はもはや役に立たなくなった。自分には価値がないという彼の信念が裏づけられてしまい，彼はうつ状態となってしまった。このように，発達的概念化はがんの影響を理解するのに活かすことができる。そして，患者は，誘導による発見と新しい信念と行動を試みることの両方によって，補償的信念と行動の有用性を評価する方法を習得するように促される。

（4）全面的なネガティブな信念が裏づけられる

　慢性的に自尊心が低かったり，パーソナリティ障害をもつ患者には，ほとんど常に活性化している中核信念がある。これらのスキーマは，ネガティブな見方を裏づける環境的な側面を見つけだし，逆にそれを反証する情報を除外するフィルターのように働く。人生のあらゆる領域に影響するように，がんに対しても同様に当てはまるので，患者は自動的に彼らのネガティブな世界観にがんを組み込むストーリーをつくり上げるようになる。例えば，依存的な性格の女性は，自分は無能で助けがなければ生きていくことができないと思っている。乳がんの再発は，人生が実際はどんなに難しいものなのかのさらなる証拠としてみなされる。その上，親戚やスタッフからの多くのサポートなしに1人で対処することは，現実的にはできないだろうと考える。これらの中核信念を短期間のセラピーで変容することは現実的ではない。概念化は，患者が自らの経験を理解するのを助けてくれる。彼らは，何かがそのスキーマを活性化させるときに，それに気づくことができるようになる（例：電気料金の請求書を受け取って「これはあまりに高い。私はどうしたらよいかわからない。誰も私を助けてくれない」という思考が生じる場合がある）。そして，その思考や感情から脱中心化する方法を習得する。彼らの中核信念が強い感情反応を引き起こすとき，リラクセーションとほかの気分調整技法が即時的な感情の生起を抑えるのに役に立つことがある。概念化は，そのときの行動がスキーマから生じていて，問題を維持させているということを確認するためにも用いられる。このように，「私は無力で無能である」という信念には直接取り組んでいないけれど，依存することと絶えず安心を求めるという方略に働きかけることができる。例えば，患者と彼女のパートナーの間で，彼女が彼に安心を求める程度を抑え，彼は保証を与えることを控えるというアドバイスがなされた。表12.1にがんが信念と影響しあう4つの観点をまとめた。

❖表12.1　根底にある信念と対処方略に対するがんの影響

信念と対処方略	がんの影響	どのように対処するか
幅広く適応可能な対処がありながらも，ポジティブな信念とネガティブな信念が入り交じる	ポジティブな信念は揺らぐが，長所と資源は利用可能	感情的処理を手助けする これまでの効果的な対処方略を特定し，促す
あまりにも柔軟性にかけるポジティブな信念	思い込みが砕かれる	感情的処理を手助けする 柔軟性のない思い込みを特定し，評価する よりバランスのとれた信念を生み出すことを手助けする
補償的信念と方略に伴う潜在的なネガティブな信念	補償信念と方略が試され，中核信念が表面化する	がんの影響を理解するために，発達的概念化を用いる 補償的信念と行動の有用性を評価する 新しい信念と行動を試してみる 新しい補償行動を促進する
ほとんど常に存在するネガティブな中核信念	ネガティブな信念の裏づけ	がんの影響を理解するために，発達的概念化を用いる 患者が「スキーマの活性化」に耐えられるように脱中心化や気分調整技法を用いる その時とき起きていることを処理することに焦点を当てる

12. 思い込みと中核信念に取り組む

　思い込みを分析することは，セラピー終結のための準備と再発予防への取り組みとともに，APT の最終段階の一部となる。
　これらの「より深い」思い込みが特定されたときは，それらを評価するために「表面上の」認知を扱うときと同じ方法で認知行動的技法を用いることができる。例えば，信念に反する証拠に目を向ける，メリットとデメリットを天秤にかけるなどのアプローチは，すべて，このプロセスにおいて役立つだろう。特に行動実験は，条件つきの信念を分析するのに役立つ可能性がある。例えば，人生を価値あるものにするために人々の世話をせねばならないと思っている患者は，このルールのポジティブな結果とネガティブな結果を確認することを促された。
　その思い込みのデメリットが明確になったとき，代替となる，より健康的な信念を生み出すことが次のステップである（例：もし私が他者と自らを尊重できれば，彼らも私も成長するだろう）。そして，この新しいルールが当てはまるかどうかを検証するために，この患者は新たな行動様式を考えた。自分は相手が望んでいることを知っている，という自分の思い込みにしたがって行動するよりむしろ，相手に何をしてほしいか質問すること，そして，自分の時間をスケジュールに入れるということが実験に含まれた。そして，これと同様に，彼女の息子が自分のお金をすべて使ってしまっ

第12章　がんを人生の中で捉える

ポジティブな結果	ネガティブな結果
・いつも必要とされる。 ・いつも忙しさを保っていることができる。 ・自分がすることに誇りをもつことができる。	・自分自身のための時間をもてない。 ・人々が本当に必要としているからではなく，必要としているのではないかという考えでやってしまうことがある。 ・私の家族が自分自身で責任をとるチャンスを失ってしまう。 ・人々に感謝してもらえないと不機嫌になってしまう。 ・人々に対して何かすることができないと（自分の病気のために），落ち込んでしまう。

たときに，彼を助けようといつも飛びつくことを控えることがあげられた。「もし…なら…だ」という形式の条件つきの信念を考えると，それを検証するための実験を設定することができる。この方法で新しい適応的な信念を構成することは，単にネガティブな信念を反証することよりも，ポジティブなものを積極的に検証することをも可能にしている。これらの信念はたいてい深く染みついていて，短期間のセラピーで劇的に変化させることはできない。セラピーの終わりでこれらが扱われると，患者はうまくいけば，「もし…なら…だ」というルールの洞察を得ることになる。そして，セラピーが終わってもこの不適応的なルールに疑問を呈する取り組みを続けるための方略を学ぶことにもなる。以上のように，通常，中核信念に直接挑むことはないが，このような自己，世界，他者についての条件つきではない考えは，率直に患者とよく話し合うことができる。そうすると，今後の自助のために考えられた方略が機能する。

13. 病気についての信念に取り組む

　病気とその困難についての不適応的な信念は患者の苦悩の原因の1つとなり，医学的治療を妨害することがある。私は立ち上がるたびにたたきつぶされる（もし私が図にのると，そのせいで懲らしめられるだろう）と考えている女性には，認知行動的介入が有効だった。実際には彼女が期待していた出来事もあったし，うまくいったものもあったということを誘導による発見が明らかにしてくれた。それからセラピストは，まず1日は起こりうる最悪のことを考えて過ごし，もう1日は起こりうる最良のことを予測して過ごすという行動実験を提案した。彼女は，自分がどう感じたかと実際に何が起きたかを記録した。その実験の結果，よいことや悪いことは自分の考えとは関係なく起きるということ，そして，ポジティブに考えるとかなり緊張と心配を感じたが，この不安はその実験の2日間で減少したことを経験できた。根底にある思い込みに直接取り組むのは，セラピーの後半に残しておくことが望ましい。しかし，これらの信念は医学的治療を妨げかねないので，患者が落ち着いているときや完全な概念化

179

第Ⅱ部　がん患者に対する認知行動療法

が共有されたときは，医学的治療の初期から病気についての信念に取り組み始めるのが適切なときもある。

14. まとめ

　短期間のセラピーなので，APT はパーソナリティの変化を促すことを意図していない。しかし，様々な経験が，中核信念や条件つきの思い込み，さらには彼らが編み出す補償行動をどのように形作るかを理解することは，セラピスト（セラピーを計画する上で）と患者双方にとって有益だろう。発達的概念化は，患者がより広い文脈で自分のがんへの反応を理解することを助け，そして，それ自体でセラピー的効果をももちうる。個々の患者がもつ信念は，がんに独自の意味を付与する。病気やその治療がそうした信念とどのように相互作用するのかを認識することは，彼らの苦悩を軽減する道を示すだけでなく，なぜ悩んでいるのかを理解する有益な方法を提供してくれる。

第13章

夫婦への取り組み

　がん患者の生活上の問題は，患者だけではなくその家族，特に配偶者に影響をおよぼす。近年，このような家族のニーズが高いことが認識され，家族を対象とした研究が実施されはじめた。過去の系統的な研究では，あまり表面化していないがん患者の配偶者における心理的問題の罹患率について，臨床的な印象が検証されてきた（例：Lichtman & Taylor, 1986; Moynihan, 1987）。また，ソーシャルサポートの欠如，自信の欠如，絶望，症状への苦痛などの要因が，患者と配偶者の両者における心理的問題の罹患率を予測することが示された（Northouuse et al., 1996）。配偶者の心理的混乱は患者に悪影響を与える。患者と配偶者の関係性の質もまた，患者のウェルビーイングに影響を与える。密な関係を維持する配偶者（Fuller & Swenson, 1993）もしくは，積極的に役立とうとする配偶者（Pistrang & Barker, 1995）は，患者のウェルビーイングを促進する。Mellon ら（2006）は，がん診断後1年から6年未満の患者とその家族にインタビューを実施した。患者は，家族よりも支援を得られており，がんの再発に対する恐怖が少なく，生活の質（QOL）がよかった。ソーシャルサポートは，患者においても家族においても，QOLを規定する要因であった。しかし，家族のストレッサー，病気の意味，雇用形態ががんサバイバーのQOLの予測因子である一方で，再発に対する恐怖が，家族のQOLの強い予測因子であった。夫婦を対象としたセラピーはいろいろ存在する。Zaider と Kissane（2010）は，初期乳がんと前立腺がん，末期がん患者の夫婦を対象としたセラピーの効果を概観している。

　配偶者を対象に含む補助的心理療法（APT）の主な目的は患者と配偶者の関係性における心理的苦痛を改善することにある。これは，主に夫婦間の関係性の質を高めることによって達成できる。もし，夫婦間の関係性がすでに強ければ，配偶者は，セッション以外の場で，認知的行動的課題を助け，共同セラピストの役割を果たすことができる。

　すべての患者が，配偶者にセラピーに参加してほしいと願っているわけではない。セラピストと自分（患者）だけで，感情やがんに関連する問題を探ることを望む患者

もいる。患者の希望は最優先事項であるので，初回の APT セッションにおいて，配偶者の参加について患者と話し合い，患者が同意した場合に，配偶者は2回目以降のセッションから参加することになる。患者が，配偶者と参加する合同セッションを何回実施するかを決められるようにすることで，患者にとって適応的なアプローチを柔軟に取り入れる。

本章では，以下の点を議論する。

◆患者と配偶者間の心を開いたコミュニケーションを促す方法について
◆がんにおける関係性スキーマの性質について
◆夫婦に働きかけるベーシックな認知的技法について
◆夫婦の問題と対処方法に関する事例について
◆配偶者が共同セラピストとして関わる方法について
◆性機能障害の治療方法について

1. 心を開いたコミュニケーションの促進

多くの症例で，夫婦間の親密な関係性は，がんを経験しても損なわれないと述べられている。確かに，患者と配偶者にもたらされるがんによるトラウマは，夫婦関係を親密にし，関係性は改善する。しかしながら，第1章で議論したように，親密な関係性を悪化させるというエビデンスもある。関係性の悪化の主な原因は，患者と配偶者間のコミュニケーションの欠如である（Lichtman & Taylor, 1986）。初めて乳がんと診断された女性の夫婦を対象にした Hilton（1994）の研究では，恐怖と疑いに関するコミュニケーションにおいて，3つのパターンがあることを示した。まず1つ目は，夫婦が心を開いて話しあい，同意するパターン，2つ目は，夫婦が互いに病気については話し合わないパターン，3つ目が，自分の感情について心を開いて話し合うが，夫婦は互いに異なった見解をもっているパターンである。コミュニケーションにおいてより問題を示すのは，3つ目のパターンである。相手への理解をもちながら心を開いて話すということが，高い満足感へとつながるのである。Wortman と Dunkel-Schetter（1979）は，コミュニケーションには，ある程度障害がつきものだと述べている。患者と配偶者は，たいてい，彼らが本当に感じていることを偽って，元気であるように見せかける。配偶者の反応は，がんに対する恐怖感と，楽観的で元気のように見せなければならないという信念の両方に依拠している。そのため，配偶者は，患者とがんについて話し合うことを避けたり，さらに，患者自体を避けることさえするようになり，言葉と行動の不一致を示すかもしれない。このような配偶者の行動は，患者に拒絶感や自尊感情の欠如を与えるようだ。配偶者の共感と愛を取り戻すために，患者は

がんに関連するネガティブな感情をすべて抑えようとするだろう。

（1） がんに関連する思考や感情の表現を促す

このようなコミュニケーションにおける障害を乗り越えるためには，夫婦は互いにすべての感情，例えば，怒り，恐怖，悲しみなどを自由に表現することが必要である。第7章で示した技法は感情表現を促すことにも用いることができる。我々は，多くの場合，がん患者に対して，どう感じているかを尋ねることからセラピーを開始する。患者の本当の感情を知ることは，配偶者が感情を表現するためにも必要である。患者は，配偶者の元気な姿は偽りで，その姿の背景には不安や悲しみがあることを知り，驚く。このことは，患者がどれくらい配偶者に気をつかっているか示すものである。さらに，患者が今，配偶者を助け，安心させるためにできることを実行するために，患者に対しては，無力ではないことを実感させ，自信をもてるようにする。

（2） 聞くことと共感的なコミュニケーション

セラピストの働きかけによって，感情を表出するようなコミュニケーションを始めることができるようになったら，夫婦は疑いや恐怖を前向きに共有するようになるだろう。これまでに夫婦間のコミュニケーションが円滑であったのなら，がんに罹患したことによって生じた障害は取り除かれ，セッション以外の場でも互いに感情を話し合うことができるようになるだろう。しかし，夫婦によっては，がん診断の前から会話がうまくいっていなかった場合もある。このような夫婦の場合は，治療セッションの場で自分の感情を表現するだけでなく，相手の話を聞くことを練習する必要がある。コミュニケーションスキル・トレーニングが必要な人の特徴を，以下に示す。

- ◆相手の話を中断したり，言い負かす人（例：強い感情を抑えることができない，もしくは，相手をコントロールしようとする）
- ◆夫婦のうち，一方が，自分たちが感じていることを相手に一方的に話す人（相手の気持ちを読めていると思い込む）
- ◆相手を非難する，もしくは，攻撃するような感情を表現する人
- ◆2人が同時に話す人たち

セラピストは，夫婦が交互に自らの思考や感情を相手に述べるよう伝える。話を聞く側の配偶者は，相手が体験していることについて（相手の受け止め方に注意を払いつつ），可能な限り明確に理解するための質問をするよう指示される。非言語的な表現方法（ジェスチャー）を用いたり，相手の言葉を言い換えたり，繰り返すことによって（思考の共感），もしくは，相手の感情を理解した旨を伝えることによって

（感情の共感），共感しつつ反応を返す方法を教授される。セラピストは，初めに聞き方や応答の仕方についてモデルを示す必要があるかもしれない。そして，モデルによって示された聞き方や反応の仕方を夫婦が実践できるように支援する。自らの感情を表現した夫婦は，その感情を聞いて受けた印象と理解されたと感じたかについて，フィードバックが与えられる。フィードバックを受けて，さらに練習を繰り返す。

このようなコミュニケーショントレーニングは，がん患者の配偶者にとって役に立つだろう。Simonton ら（1978）は，「家族が患者とともに経験しようとする意欲が最も重要なことである」と述べている。ただ，危険性としては，患者が過度に依存しても対応してしまうことである。

| 患　者： | 治療することが怖い。本当は治療したくない。治療してもよくならないと思う。 |
| 子ども扱いした返事： | そう，あなたもわかるでしょ。痛くないし，ちゃんとよくなるわよ。治療についてちゃんと説明を聞いたでしょ。 |

Simonton ら（1978）はこのような応答の代わりに以下のようなやり方を提案している。

| 支持的な返事： | そう思う気持ちはよくわかるわ。治療をすることは私も怖いの。本当は私もよくわかっていないの。でも，一緒に乗り越えよう。私もあなたと一緒に経験するし，できる限り助けるから。 |

患者と配偶者は，ホームワークで，このように話を聞く練習や会話をする時間をつくる必要があるだろう。

2．認知的技法

（1）関係性スキーマ

前章までにすでに述べたが，強い思い込みと過去の経験から導き出される期待には関係性がある。我々は，子どもの頃からの習わしとしての家族内で通じる暗黙のルールをもっている。これらはたいてい文化や社会的規範を反映した，それぞれの家族独自のルールとなっている。例えば，文化的ステレオタイプなものとしては，「女性」は家にいるべきだと考えている。家族内の暗黙のルールは，可変的であり，「両親はずっと子どものためにできる限りのことをすべきだ」や「両親は子どもが自分で物事を行なうことを期待すべきだ，もしくは，子どもたちは自分の足で立つことはない」などがある。このような考え方には，物事のあるべき姿に対する期待が含まれており，めったに議論されることがない。もっとも重要な考え方は，病気に関連する考え方と家族がそれにどうこたえるかである（Williams, 1997）。もし患者と配偶者が異なった

第13章　夫婦への取り組み

がんに対する態度についての思い込みの違い	
・いつも前向きに考えるべきだ。	・がん患者ならば，悲しいと感じて当然と思うべきだ。
感情表出についての思い込みの違い	
・自分の感情について話さないほうがよい。	・できるだけ自分の感情を外に出すべきだ。
・感情を表現することは弱さの表われだ。	・ネガティブな感情を相手に伝えることは自然なことだ。
病気関連行動についての思い込みの違い	
・病気のときは，家族があなたのことを引き受けなければならない。	・私は病気のときでも完璧な母親でいなくてはならない。
・仕事への復帰が早いと，がんが再発するかもしれない。	・できるだけ早く日常生活に戻らなくてはならない。

考えをもっていたら，困難をきたすだろう。このような考え方は，たいていがん患者と家族が考えたこと，感じたこと，ふるまい方に関する思い込みが含まれている。

家族がこれらの考えについて言葉で表現しなければ，他の家族メンバーも，言語化しないだろう。そして，行動の背景となる動機について誤った解釈をするため，互いの行動に誤解が生じる。例えば，女性がん患者の配偶者が，強い感情を表出することは，弱さの徴候だと信じていたため，彼は，これまでに生じたことでどれだけ動揺したかを伝えてこなかった。しかし，彼女は，夫が自分に関わってこないことを彼の禁欲主義によるものと解釈していた。以下に，誤った解釈や根拠のない思い込みをしていることで困難な夫婦関係が生じた症例を示す（症例1，症例2）。

夫婦間の関係性の質がすでに悪い夫婦では，不適応的な考えや行動が定着するようになる。配偶者の行動の原因は幅広く，誰にでも当てはまるものである。柔軟性に欠けるスキーマは，夫婦に絶えず互いのネガティブな見解に気を向けさせ，それぞれのスキーマに合わない情報を無視させる。症例3と症例4はいかにネガティブ・スキーマがパートナーのゆがんだ行動を生じさせたかを表わした症例である。

（2）誤解に対する取り組み

第1ステップは，夫婦の相互的な問題について認知行動的分析を行なうことである。セラピストは夫婦それぞれに，互いの関係性，考えていること，行なっていること，配偶者がしたこと，さらには，それがどのような意味をもったかについて，質問をする。これらのやり取りは，メモ紙やホワイトボードに記載される（図13.1）。

症例1

ある若い女性患者は，乳腺切除術後，性行為に興味がなくなった。彼女はうつ状態で，無気力を感じていた。彼女は，「彼が私に性的な興味をもてないらしい。私は，魅力がなくなったんだ」というボディイメージに関するネガティブな思考に取りつか

185

第Ⅱ部　がん患者に対する認知行動療法

```
        妻                              夫
   気分が落ち込み，無気力だ

┌→┌─────────────────┐
│ │彼が私を求めるほどの魅力が│
│ │私にはもはやない。       │
│ └─────────────────┘
│         ↓
│ ┌─────────────────┐
│ │彼は私に同情しているだけで，│←──── 性交渉を求めた
│ │本当に私を求めているわけではない。│
│ └─────────────────┘
│                 ┌─────────────────┐
│   性的な興味を示さない ───→│彼女は性的な欲求がなくなった。│
│                 │冷淡になってしまった。       │
│                 └─────────────────┘
│                         ↓
└──────────────── 性行為をすることをあきらめた
```

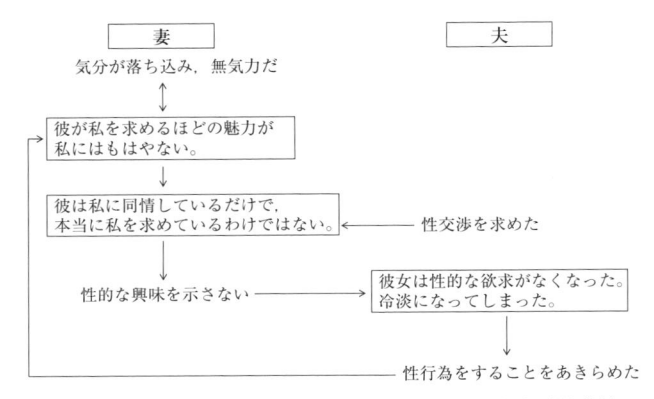

❖図13.1　症例1における患者とその夫との関係性の認知行動的分析

れていた。
　彼女の夫が性交渉を求めた時，「彼は，単に私に同情しているだけで，本当に私のことを求めているわけじゃない」と考え，彼女は彼の行為を拒絶した。彼女がこのような自動思考に取りつかれている一方で，彼女の夫は，「彼女は性的な欲求がなくなり，冷淡になってしまった」と考えるようになり，性的な誘いをすることをあきらめていた。
　上述した経過を示すことで，この夫婦の誤解を整理することができる。さらに，次のステップでは，認知のゆがみを同定した。このケースでは，**恣意的な推論**として知られる認知的ゆがみが示された。配偶者は，お互いの行動の背景にある動機を理解していると思い込むが，そこには，誤解が生じていた。配偶者と互いに話し合うことで，このような「気持ちを理解したと思い込む」というバイアスが，飛躍した結論を導いていたと確認することができるのだ。
　配偶者の思考や信念を評価するために認知的技法を用いることが求められる症例もある。この際，現実テストや代替案を探すなど（第9章参照）を含む標準的な方法が適用可能である。対人関係上のルールが同定されたら，これらのルールによって，生活上の損得勘定を検討する。

症例2
　ある女性がん患者は，配偶者との関係性の主導権を常に握っていた。夫は，仕事熱心なパン屋であった。彼は毎日，仕事が終了すると夕食が用意されていることを期待して帰宅していたが，彼は妻の依存性に対処することは難しいとも理解していた。一

夫：　もう，退院したのだから，妻は健康にちがいない（全か無か思考）。
妻：　彼はもはや私を愛していないんだわ（勝手な臆測）。

方，妻は，夫が自分に対して怒って，拒絶しているように感じていた。この夫婦のセラピーでは，認知のゆがみを修正することが行なわれた。

　セラピーでは，夫婦の置かれた状況を再構成し，セラピストが，夫婦に対して実行計画を提案し，セラピーを終了した。彼らは，この新しく得た知識をどう活用し続けるだろうか。症例1では，性的行為に頼らず，夫婦がただ寄り添う時間を過ごし，互いが相手を気遣っていることを示すよう努めることにした。このようにリラックスして性行為に臨むことが互いの信頼感を再び取り戻すことを可能にするだろう。症例2の夫婦は，歩み寄ることに同意し，それによって，妻が自分はもっと病気の回復に積極的であることを夫に示すようになり，夫は，彼女を気遣っていることや，彼女がまだ完全によくなっていないことを認め，より一層妻の世話を行なった。行動的課題を設定し，セラピストは，「得るために与える」という考え方を伝えた。夫婦は相手のために何かしようとするが，互いに怒りを感じていたときは，相手を認めることが困難であった。症例2のように，2つの対立する状況に置かれたら，互いに何かを得られるだろうと思える中間地点を認めることが大事かもしれない。

　次は，より強固な関係性スキーマに対して働きかけた，症例3と症例4を紹介する。

症例3

　ある若い女性患者は，抗がん剤治療の効果が見込めない乳がんであった。彼女の夫は，前日に足首をねん挫した。夫は妻にタバコを買いに連れて行ってくれないかとお願いした。妻は，「なぜ，自分で行かないのだろう？　彼は私に連れて行ってもらうのが当然だと思っている」と感じた。そこで，彼女は「私はまだ着替えていないから，午後まで待ってもらうかもしれない」と，正直な気持ちを言い返した。このような返事をしたのは，夫の要求が増大し，彼を店に連れていくことを余儀なくさせられようとしていたからである。2人は互いの存在を当たり前だと思い，互いに助け合わないというようなスキーマをもっていた。セラピーでは，このスキーマを明らかにし，同様の状況において，他の考え方を検討させた。この夫婦のセラピーでは，必ず相手を動揺させ苦しめる感情的な言葉を決して用いずに，押し込められている感情をより適切に表出する方法を伝えた。

　この夫婦の介入の終わりに，行動レベルを調査した。患者は，定期的にがんについて話したが，ほかの話題について話をする時間をとることがほとんどなかった。その結果，関係性が悪化した。2人が好きなことを話したり，積極的な行動に置き換えることを勧めることが関係性を改善することを促すかもしれない。

症例4

　子宮頸がんの女性は不安に対するAPTを受けていた。セラピーの初期段階で，彼

女の夫に関するネガティブなスキーマが明らかになった。彼女の夫は高齢で，つまらない独占欲の強い男であった（彼女は50歳で彼は10歳年上であった）。彼女は，彼なりの方法で妻を支えようとする彼の試みをすべて，否定的に解釈した。夫は，熱心に妻の世話をし，彼女が無理をしすぎないよう確認していた。しかし彼女は，彼は，自分に対して「高齢者の妻であること」を望んでいるため，自分のことも「高齢者のように」扱っていると感じた。すなわち，彼は，妻は病人で，介護が必要な人のままであってほしいと思っていると考えていた。この蔓延するネガティブ・スキーマは夫の行動に関するすべてをゆがめさせた。

セラピーでは結婚に関連する問題を扱うようにし，合同セッションでは，患者の夫が本当に妻を心配していた事実を集めた。患者は，自分の考えを変えることを拒み，このことは，がんが診断される前から長期的に存在していたようで，APTはうまくいかなかった。このように関係性の問題が深い場合は，APTの効果に疑問が残った。振り返ると，もしかしたら，彼女自身の対処方略に関する問題にだけに焦点を当てて，働きかけるほうがよかったかもしれないという結論になった。

3．共同セラピストとしての配偶者

すべての夫婦が，コミュニケーション方略と認知再構成法に取り組むことが適しているわけではない。夫婦関係が良好で，配偶者の支えが得られるなら，夫婦はお互いがセラピーに役立つ存在となる。そして，夫婦は互いに共同セラピストとしての役割を果たす。配偶者が相手のために役立つように力を尽くす方法はいくつもある。

①受容的な雰囲気で関わり，患者がネガティブな感情を表出することを認める。
②セルフヘルプ課題に参加する。
③患者が意思決定できるよう助ける。
④求められたときに実践的なサポートを提供する。
⑤共通の活動に参加するもしくは，参加を促す。
⑥患者ができる範囲の課題や活動を実践できるよう促すことで，患者自身が自尊感情を取り戻し，生活を管理できるよう援助する。
⑦結果に対するポジティブな態度をみとめる。
⑧患者が簡単に思い起こすことのできない長所，興味や肯定的な経験，について情報を与える。

4．性機能障害の治療

　乳がん（Wilmoth & Botchway, 1999），大腸がん（Devlin et al., 1971; Wiilliams & Johnston, 1983），女性生殖管がん（Wilmoth & Botchway, 1999; Jensen et al., 2004），前立腺がん（Potosky et al., 2005），精巣がん（Rieker et al., 1985; Moynihan, 1987）患者の多くは，性機能障害があるというエビデンスが示されている。これらの主な原因は，以下に示す機能障害である。

- ◆手術によって引き起こされた外観の変化（例：人工肛門造設術，乳腺切除術など）や「汚れた」という感情，感染症関連がんによる自尊感情の喪失によるもの
- ◆疾患による身体への影響（例：痛み，出血，体重減少など）やがん治療の影響（例：腹会陰式切除術による神経損傷など），倦怠感，悪心，化学療法と放射線療法に伴うホルモン変化によるもの
- ◆がんに関連する心理障害（例：抑うつ，無力感，疾患と予後に対する不安など）によるもの
- ◆患者と配偶者のコミュニケーション不足によるもの
- ◆これまでの関係性やそもそもの性機能障害によるもの

　上述した原因は，もちろん併存することもありうる。
　以下に，APTの文脈における性機能障害のセラピーの概要を示す。患者と配偶者の診療記録や精神疾患歴だけでなく，性的背景も聴取する。多くの患者は，具体的に質問しないと性生活に関する問題を話さないため，直接，尋ねることが重要である。性機能障害が明らかになった場合は，このような機能不全が患者もしくは配偶者に苦痛を与えているかどうか質問すべきである。我々の経験やこれまでの研究結果（Andersen, 1986）から，性機能障害は必ずしも患者や配偶者に苦痛を与えるわけではないことがわかっている。しかし，明らかに性機能障害が問題の原因である症例では，セラピーが必要である。
　性機能障害に対するセラピーは，認知的・行動的方略をもとに実施される。セックスセラピーにおいてきわめて重要なことは，前述したように，患者と配偶者間の心を開いたコミュニケーションと感情表出を促すことである。夫婦間の誤解を正し，正確な情報を得られるようにすると，恐怖感（例：性行為ががんの再発をまねくなど）を低減させることができる。この方法によって，性行為に対するネガティブな予測に立ち向かうことができる。すぐにでも性的関係をもつことが医学的にも可能であると勧められる。もし性行為が医学的な理由で不可能な場合は，認知的再構成法が効果的で，

夫婦は身体的親密さを再確認する方法や，性行為をせずに互いに性的行為を楽しむことを探索する。さらに，心因性勃起不全や膣瘻などの性的障害に対しては，MastersとJohnson（1970）の行動的技法が適しているといわれている。

症例 5

以下の症例はAPTを用いて夫婦に働きかける方法を示している。

32歳，男性。ある日，左睾丸が腫れ，痛みを感じた。ステージ1（初期）と診断され，放射線療法を実施後，精巣摘除術が施行された。経過は良好であったにもかかわらず，患者はうつ状態になり，放射線療法が施行された2か月後に精神科コンサルテーションに紹介された。

彼の幼少期に問題はみとめられなかった。彼には，精上皮腫の治療が成功した兄弟が1人いた。家族に精神疾患歴のある者はいなかった。患者は，10年間自動車の塗装業に勤務していた。彼は，8年前に結婚し，5歳の息子がいた。結婚は，数か月前まずまず満足のいくものであったが，患者が引きこもり，寡黙な行動が続いたため，仲たがいを起こしていた。妻は，夫はがんを発病する前までは，分別があり，バランスがとれ，従順な人柄であったと述べた。

精神医学的検査を実施したところ，抑うつ，疲労感，無関心，性的欲求の欠如，興味の減退，不眠症が4か月前から悪化していることが明らかとなった。患者は，仕事に復帰することは難しいだろうと感じていた。彼は，活動抑制を示し，ゆっくりと単調に話し，明らかなうつ状態を示した。また，自殺企図があることを認めた。うつ病と診断され，毎晩フルボキサミン100gを処方された。しかし，副作用が出現したため，フルボキサミンは2錠内服しただけで中断してしまった。

初回セッションは患者が1人で参加し，その後5回のセッションは妻とともに参加した。APTを実施し，患者と妻の自動思考を引き出した。彼らは，この自動思考に疑問を投げかけ，記録をつけるよう指示された。

患者は日常生活行動，特に彼が楽しくなるような活動や達成感を得られるような活

〈患　者〉	
自動思考：	私は，がんなので，今までと同じじゃない。だから，仕事に復帰することはできない。
合理的な反応：	がんになってから，私は，自分自身に対する「感情」から仕事に復帰することを恐れている。本当は，病気だから仕事復帰できないのではない。今は，がんの徴候はないと言われているし，仕事の機会はたくさんあると声をかけてもらっている。

〈患者の妻〉	
自動思考：	彼は入院してから人が変わってしまった。がんになったことで彼は完全に引きこもり，正直なところ，私は彼を愛せなくなった。
合理的な反応：	彼は，自分ががんで，さらに，睾丸を取り除いたと話すことはとてもショックだったにちがいない。この経験を乗り越えるには時間が必要だ。

動を計画するよう勧められた。ともに努力をしていく中で，患者は，自分の長所を見つけ，ある活動に専念するようになった。例えば，初めは，自分はまったく何もできないと否定的な思いを主張したので，息子と外でサッカーをして遊ぶよう説得されたり，お風呂の室内装飾をするよう頼まれた。これらの活動が彼の自尊感情を高め，満足感を与えた。その結果，彼の気分は改善しはじめ，この数か月何もしなかったのに，お風呂で口笛を吹くようになったと妻は，報告した。

患者と妻のコミュニケーションは合同セッションで進められた。妻は，夫が自ら引きこもりになり，希望や見込みがないと思っているように見えたので，怒りを感じたし，抑うつ的になったと彼に話すことができた。治療前，彼女は夫ががんと診断されたので，自分の感情を伝える権利はないと思い込み，感情を夫に伝えることができなかった。ただ，彼女は，改めて言葉にしなくても，夫はわかってくれるだろうと期待していた。(Beck の恣意的推論)。しかし，実際には，患者は彼女が何を感じているかまったく気づいていなかった。

さらに，患者は妻に過剰に支配されていると感じていた。ただ，これは彼女の性格なので，この支配的な態度は，変わらないだろうと考えていた。しかし，妻は支配的でありたいと思っていなかったし，このような役割を担うことを不本意だと感じていた。(彼はいつも私にすべて押しつける)。互いが率直に話し合うことで，患者と妻はこれらの問題を認識し，乗り越えようとするようになった。

この数年間，患者の自己主張の欠如は，夫婦間だけでなく，仕事上でも問題となっていた。彼はペイントスプレーの吸い込みに対する予防措置がとられていないことに怒りを感じていた。ただ，腹を立てた結果として，仕事を失うことが怖かったので，心配や怒りを表出することはなかった。

APT を通して，彼は，仕事の上司に心配を表出する適切な方法を繰り返し練習した。APT が終了し，5か月間の休職期間をもって，仕事に復帰した。なんとか上司に話をし，防護用にファイスマスクが必要であることを礼儀正しく主張した。その結果，彼の自尊感情はかなり向上した。

表 13.1 と 13.2 は，患者と妻の Hospital Anxiety and Depression Scale (HADS), Mental Adjustment to Cancer Scale (MACS), Psychosocial Adjustment to Illness Scale (PAIS) の得点を表記し，APT の効果を示した表である。表 13.1 では，患者の不安と抑うつが著しく改善し，もはや彼は無力ではなく，症状がほとんど消失し (Rotterdam Symptom Checklist の測定から)，心理社会的適応が改善した (得点が低いほうが，適応が高いことを示す PAIS による測定結果から) ことが示されている。一方，妻は抑うつ症状が改善したが，不安得点は，変化しなかった (表 13.2 参照)。心理社会的適応についてはわずかに改善がみとめられた。もっとも興味深い結果は，6回の APT セッション後に夫婦にみとめられた改善が，その後数か月間持続したことである。

第Ⅱ部　がん患者に対する認知行動療法

❖表13.1　症例5における患者のAPTを用いたアセスメント

	治療前	治療後	治療終了4か月後
HADS			
抑うつ	8	0	2
不安	7	1	2
MACS			
ファイティングスピリット	44	51	52
無力感	13	6	7
予期的不安	21	21	17
運命論的態度	17	16	14
Rotterdam Symptom Checklist	19	5	4
PAIS	58	37	40

注）HADS: Hospital Anxiety and Depression Scale（Zigmond & Snaith, 1983）
　　MACS: Mental Adjustment to Cancer Scale（Watson et al, 1988）
　　RSCL: Rotterdam Symptom Checklist（de Haes et al, 1987）
　　PAIS: Psychosocial Adjustment to Illness Scale（Derogatis, 1983）

❖表13.2　症例5における患者の妻のAPTを用いたアセスメント

	治療前	治療後	治療終了4か月後
HADS			
抑うつ	7	2	2
不安	10	7	8
PAIS	52	46	44

注）HADS: Hospital Anxiety and Depression Scale（Zigmond & Snaith, 1983）
　　PAIS: Psychosocial Adjustment to Illness Scale（Derogatis, 1983）

5．まとめ

　患者の同意が得られ，環境が整えば，夫婦でAPTに参加すべきである。また，合同セッションでは，以下の課題をいくつかは含むべきである。

①心を開いた感情表出を促す。
②夫婦間のコミュニケーションを促進する。
③不適応な意思疎通を同定する。
④認知のゆがみを同定し，自動思考を変容させる。
⑤互いに満足感が得られる行動を促す。
⑥性機能障害を適切に治療する。

第14章

進行性または終末期の疾患における認知行動療法

今や認知行動療法（CBT）は進行がんや緩和ケアの領域でますます活用されている（Mannix et al., 2006; Sage et al., 2008; Moory et al., 2009）。この本を通して，異なるがん種，異なる余命の広範囲のがん患者に対して，いかにCBTが役立ちうるかを述べてきた。この章では，進行性の疾患の患者を扱う際の特殊な問題について考えたい。

初期がんの患者では，治療には寛解の維持や治癒が期待され，治療後に事実上病気ではない状態になるかもしれない。この時期の心理学的な問題はCBTによく反応する。経験される否定的思考はしばしば明らかにゆがめられており，これに立ち向かうためにエビデンスを利用することができる。患者は治療の有効性や生活への副作用の影響，あるいは彼らの対処能力について非現実的な信念をもっているかもしれない。彼らの信念を同定し，適切な情報にアクセスしたり，行動実験を設定することを通してその信念を試すことは通常非常に役立つ。診断時の最初の衝撃がいったんおさまれば，患者がもともともっていたコーピングスタイルに戻ることを手助けするのは難しくない。

しかし，がんが治療に反応しない場合やがんが再発した場合に，その結果として起こる喪失体験はより大きな課題となる。進行がんにおいては，患者の心理的反応に影響しうる3つの病気のプロセスがある。

① 病気は存在するかもしれないが進行が止まっている，あるいはごくゆっくりと進行している。腫瘍を否認するのではなく，その存在をほとんど無視できる力がある人もいる。彼らは生活の中のがんではない面に選択的に注目する。しかし多くの患者は，がんが依然として存在することを知ってしまうことへの恐れと失望を感じる。彼らは，なぜがんを切り取ることができないのか，なぜ完全に根絶するための治療が見つけられないのか理解できない。これは，現在の病気とそれが広がる可能性への予期不安につながる。

② 進行性の疾患では必然的に，さらなる治療の効果や生存可能性が不確かになる。

③いくつかのがん種では，治療の効果はあっても永久的な寛解には至らない。骨髄腫や白血病ではこうしたことが一般的だが，固形腫瘍でも同様なことが起こり得る。再発を繰り返すにつれて，ファイティング・スピリットを維持することが難しくなってくる。

　患者の感情的な反応を決定する上で重要なのは，必ずしも腫瘍医によって理解された疾患のステージではなく，むしろ患者自身によって理解された疾患のステージである。予後について告げられていない，あるいは知りたがらない進行がんの患者もいるかもしれない。そうした患者の反応は，完全に説明を受けている（例：転移性乳がんは治癒できないと知っている）患者の反応とは非常に異なる。とはいえ，心理学的反応の違いをもたらすのは，このステージでがんの主観的側面だけではない。がん種の違いや，同じ疾患のなかでの型の違いは，予後の違いに関連することがある。例えば骨転移を含む転移性乳がんは，肝臓や脳の転移性疾患よりも生命予後が長いかもしれない。

　進行がんには，様々な患者が含まれる。平均寿命は6か月から6年ほどで，重篤な衰弱症状を経験する患者もいれば，少しも症状のない患者もいる。そのため，進行性の疾患とコーピングの関係を一般化することは難しい。Classen ら（1996）は，101例の女性を対象に，進行乳がんへの心理学的適応について研究した。初期がんの研究で示されたのと同様に，ファイティング・スピリットと感情表出はよりよい心理学的適応と関連していることが示された。Bloom と Spiegel（1984）は，進行乳がんの女性において，回避的コーピング方略が社会機能の低さと関連していることを明らかにした。初期と進行期の疾患の患者のコーピングを直接的に比較した研究は少ない。Greer と Watson（1987）は，Mental Adjustment to Cancer Scale（MACS）への回答について，初期と進行期の患者の間にほとんど違いがないことを示した。どちらのグループもファイティング・スピリット，無力感，運命論的態度で同じような得点を示した。しかし，予期的不安の得点は進行がん患者において有意に高かった（表 14.1）。Wat-

❖表 14.1　初期および進行期患者の Mental Adjustment to Cancer scale（MACS: Watson et al., 1988）の平均点

	初期	進行期	
ファイティング・スピリット	52.3	53.1	NS
予期的不安	19.5	21.7	$p < 0.001$
運命論的態度	20.8	20.0	NS
無力感	9.4	9.6	NS
回避	1.9	1.9	NS

注）NS：non-significant
　　検定には two-tailed test が用いられた。
　　Greer & Watson（1987）より。

sonら（1990）はいろいろながん種の小数例のがん患者で，初期の患者においては病気の経過のコントロールについての信念がファイティング・スピリットと関係したが，進行がん患者においてはそうではなかったことを示した。進行疾患における肯定的な態度についての最近のレビューは，肯定的な態度と自己効力感はおそらくよりよい情動的適応に関連しており，積極的問題焦点型のコーピングは適応的であると思われる一方，回避的対処は不適応であると結論づけた（O'Blien & Moorey, 2010）。

　進行がんの人についての長期的研究は，患者の多くはうまく対処できるが，少数は死に近づくにつれて抑うつ的になることを示した。Loら（2010）は転移性の消化器がんあるいは肺がんの365人の患者について，2か月間隔で評価した。全体でこれらの患者の16％は中等度から重度の抑うつ症状を経験し，彼らの少なくとも3分の1ではそれが持続していた。中等度から重度の抑うつ症状は，死の1年前に比して最期の3か月の間では3倍に近かった。若年者，ベースラインでの抗うつ薬使用，自尊感情や精神的ウェルビーイングの低さ，愛着不安の強さ，無力感，病気の身体的負担，死の近さは抑うつ症状を予測した。Loらは身体的苦痛の強さと心理社会的脆弱さの組み合わせは抑うつの最大のリスクであることを示した。Rabkinら（2009）は，58名のがん患者が亡くなるまで月単位で面接した。全体で76％はうつの診断に達することはなく，3％は最初から最後までうつであり，14％はこの研究の間に初めてうつになった。臨床的なレベルのうつに移行したのは，ほとんど亡くなる前の最後の訪問時に限られていた。

1．身体症状の心理学的な影響

　こうしたがん後期の客観的および主観的状態のばらつきにかかわらず，病気の初期と区別するのに役立ついくつかの要素がある。1つはがん自体による身体症状が増えた可能性があること。この本でセラピーを記述するために用いた症例の多くで，患者は疾患の兆候がほとんどあるいはまったくない能動的な生活を送っていた。それ以外の症例では，患者は受けている治療によって身体症状をきたしていた。進行期の患者は痛みや息切れ，吐き気，身体的な障害のような症状を経験するかもしれない。こうした症状自体がより強い心理的苦痛を引き起こすとしても驚くことではなく，疾患の身体的負担は抑うつのリスクの増加に関連しているようである（Lo et al., 2010）。しかし，がん患者の76％は最期の1か月間に臨床的なうつ状態を経験してはいない（Rabkin et al., 2009）。認知モデルでは，疾患の身体的影響についての患者の**解釈**が苦痛を引き起こすと考える。進行がんの症状はしばしば永久的な喪失のしるしのように感じられ，昔の自分には二度と戻れないことを患者に思い出させるようである。この喪失感は，自己に対するより包括的な帰属と関係しているかもしれない。通常の生活

第Ⅱ部　がん患者に対する認知行動療法

活動を遂行する能力の喪失は，怠け者や落伍者のしるしのようにみなされるのかもしれない。通常，こうした帰属はがんがもたらした変化から生じる自己価値観の低下を意味する。進行がん患者はまるですでに死んでいるかのように扱われると，「人ではない」かのように感じることさえある。CarryとCarry（1974）が指摘したように，進行がん患者を手当てするスタッフが，がんを死よりもつらく，幸せが少なく，より価値がないものと評価しても驚くことではない。進行がん患者の自尊感情を向上させることは，補助的心理療法（APT）の最も有用な貢献の1つである。

　Burns（1980）は，40代半ばの播種性肺がんの女性のケースを報告した。彼女は化学療法で衰弱し，日常的な活動をあきらめなくてはならず，それは彼女のアイデンティティとプライドに多くの影響をもたらした。彼女は以下のような否定的な認知を書き出している。

①私は社会に貢献していない。
②私はプライベートで何もしていない。
③私は活動的な楽しみに参加することができない。
④私は夫にとって物入りでお荷物な存在だ。

　Burnsは彼女に，生まれた瞬間から死ぬ瞬間までの自分の「価値」をグラフにするように言った（図14.1）。彼女は自分の価値を終始一定のものとして見ていた。それからBurnsは彼女に，同じ期間の彼女の生産性を評価するように言った。これについては，子どものころは低く，成人期にかけて増加し，晩年にかけて再び減少していく曲線として描かれた（図14.2）。そして，2つの思考が，彼女に浮かんだ。

　まず，彼女の病気は彼女の生産性を減少させたが，多数の小さな，それでもやはり重要な，そして貴重な方法で，彼女は今も彼女自身と彼女の家族に貢献していた。全か無かの思考こそが，彼女に彼女の貢献度はゼロだと考えさせていた。次に，より重要なことに，彼女は彼女の個人的な価値は不変で安定しているということに気づいた。それは彼女の功績とは関係のない，**授けられた価値**だった。彼女の人間としての価値は稼ぎ出される必要はなく，弱った状態にある彼女のすべての部分が価値のあるものだった。彼女の顔に笑みが広がり，その瞬間に彼女のうつは溶けていった。この小さな奇跡を目撃し，そこに参加したことは，私にとって真の喜びだった。腫瘍が取り除かれることはなくても，それは彼女の失った自尊感情を回復し，彼女の感じ方をまったく違うものにした。

　この簡潔な介入は，この患者に非常に効果的であった。Burnsは「彼女は6か月後に，痛みの中で，しかし尊厳をもって亡くなっていった」と書いている。

　この，その人自身に関する不断で変わることのない事実としての個人の価値という

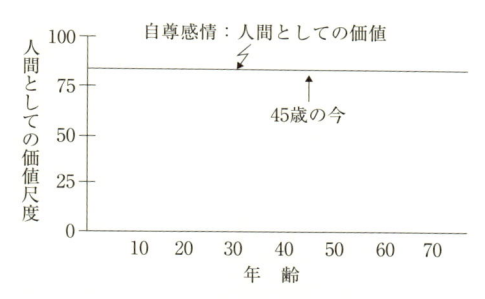

第14章　進行性または終末期の疾患における認知行動療法

✤図 14.1　生まれてから死ぬまでの人間の価値について肺がんの女性が描いたグラフ（Burns, 1980 より）

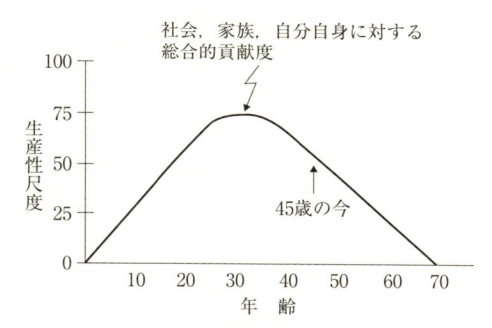

✤図 14.2　生まれてから死ぬまでの，社会，家族，自分自身に対する総合的な貢献度として，生産性について肺がんの女性が描いたグラフ（Burns, 1980 より）

概念は，Burns によって描かれた患者と同じような理由で自尊感情が損なわれている進行性の疾患の患者にも有用かもしれない。次の例では，無能感から生じた絶望感と戦うために，どのように行動的技法を使うことができるかについて示している。

　キャシーは 12 年にわたって子宮頸がんを患っている 75 歳の女性である。彼女はすばらしいファイティング・スピリットをもっていて，それは彼女がいくつかの大きな手術を乗り越えることを助けてきた。彼女は何年にもわたって彼女を治療してきた外科医に大きな信頼を置いていた。とうとうこれ以上の手術は難しくなり，その他の治療が効果を示す可能性もほとんどないという時が来た。これまで主治医たちは彼女に，彼女がどんな治療を受けるかについて話してきた。今回，主治医たちは彼女に，さらに化学療法を受けたいかと尋ねた。これは彼女を不安にさせ，見捨てられたように感じさせた。彼女はとても落ち

197

第Ⅱ部　がん患者に対する認知行動療法

込んで，泣き止むことができなかった。セラピストは彼女が主治医たちの態度の変化に対する感情を表出することを手助けし，この状況で悲しみを感じることは適切で正常なことだと思えるような手助けを試みた。彼女は，落ち込んだ気持ちを取り除いて，もとの自分に戻りたいとはっきりと思っていた。セラピストが彼女の気分と関連する認知を調べてみると，彼女は無力だと感じていることが明らかとなった。彼女は，普通の生活に戻ることができないので，絶望していると話した。

　面接時，キャシーは点滴で栄養補給をうけ，かなり衰弱していた。調子がよく，自由に動けるのはわずか数時間のみだった。普通の生活というものが彼女にとって何を意味するのかが，セラピーの中で明らかにされた。セラピストはキャシーがいつも楽しんでいる活動をリストにし，その中のどれが今も可能かを彼女に尋ねた。全か無か思考の概念が彼女に説明され，普通の生活を形作っていたもののすべてではなくても，いくつかを今もすることができる，という思考が提示された。彼女は病院のまわりの散歩を徐々に長くする計画をはじめ，日中に読書とラジオを聴く予定を立てた。この簡潔な面接の後，彼女の気分は速やかに改善した。

　認知的技法と行動的技法の組み合わせは，通常こうした絶望感と闘うために必要とされる。認知的技法は患者を無力にしている思考に立ち向かうことを助ける。自動思考のモニタリングは，朝起きだす代わりにベッドにとどまろうとする決心に，「何の意味があるの？」という認知がどのように先行しているかを明らかにするかもしれない。何もしないことの利益と不利益を比較することは，しばしば，意味があるかどうかにかかわらず活動的であると気分がいい，ということを患者に気づかせる。活動計画と課題の設定は，この初めの認知的介入から導き出される行動的なホームワーク課題である。

2．生活の質を改善する

　生活の質（QOL）を改善することは，不治のがん患者を支援しているすべての専門職の最終的な目標である。どんな緩和的治療もその有害性を評価されるべきである。余命を長くする可能性があれば正当だと考えられるかもしれない積極的な治療は，この段階では通常検討されない。心理社会的介入は腫瘍治療チームが利用可能な緩和的治療の一部である。APTはこの状況では特に適切かもしれない。なぜならAPTは，病気の制約の中でも彼らのQOLを最大にできるよう，患者に自分の時間を計画だてて構造化することを教えることに重きを置くからだ。

3.「現実的な」否定的自動思考を扱う

　進行がんの患者の経験する否定的な自動思考の多くは，現実的な根拠（例：治療の失敗の可能性や死の可能性の懸念）を有している。一見したところでは，こうした現実的で否定的な自動思考は認知再構成法の適切な対象ではないように見えるが，患者がそれらを扱うことを助けるいくつかの方法がある（Moorey, 1996）。

（1）個人的な意味を理解する
　最初のステップは，その思考の患者にとっての個人的な意味を理解することだ。死や痛み，障害を扱っているとき，私たちはみな自分自身の病気の経験からくる記憶と幻想をもっていて，それが的確な理解と共感を容易にじゃまする。私たち自身の信念は，逆転移反応を生み出し（Moorey, 2010），私たちのスキーマが患者のそれと絡み合ってしまう。いくつかのよくある罠には，患者の低調な気分や無力感，絶望感に引き込まれること，そして何もできることがないと結論づけること，あるいは「もし私がこの状況にいたら，私は…と考えるので，落ち込んだ気分になるだろう」という仮説に基づいて動くことなどがある。Moorey（2011）はこれらのセラピストの罠のいくつかに，どのように対応できるかを述べている。認知療法のすべての局面でそうであるように，患者が何を考えているかについてセラピストが仮説を立てるのではなく，その患者とともに確認することが重要だ。これは，死について話すことで患者を動転させるのではないかというセラピストの不安のために，時には困難になりうる。しかしこれはセラピストの思考の中でのことであり，大部分の人は彼らにとっての死の個人的な意味について尋ねられて怒ることはない。これは次のような言葉で始めることができる。

　「死は私たちみんなにとって異なった意味をもちます。ある人にとってそれは死にゆく過程であり，別の人にとっては残していく人への思いだったりします。あなたはこうだろうと想像するのではなく，あなたにとっての死の意味とはどのようなものかを理解したいと思っています」。

（2）現実吟味を用いてゆがんだ認知を同定し検証する
　いったん思考が引き出されたら，その思考は現実吟味を通して検討することができる。それらの思考の根拠や反証の評価は注意深く扱われるべきである。こうした状況においては，CBTが不注意に適用された場合，治癒できない疾患の患者は侮辱され無益だと感じる可能性があり（Moorey, 2011），合理性に重きを置いたCBTを適用することは問題を引き起こしうるからである。そのため，この方法で検討される思考内

容は，疾患の初期よりも進行期ではより注意深く選ばれる必要がある。病気や治療，ペインコントロールについての誤解や，罪悪感あるいは自責や他責に関する思考は，しばしば標準的な CBT の方略を用いて扱うことができる。

（3）他の視点を探索する

進行性疾患の患者の思考の多くは現実的でも非現実的でもなく，論理的でも非論理的でもない。なぜなら，患者は複数の見方が存在するような不確実な状況を相手にしているからだ。うまく対処している人はグラスに水が半分しか入っていないというよりも半分は満たされていると考える。進行性疾患患者との認知のワークの多くは彼らが別の考え方や行動の仕方を探索することを助けることになる。ここでの重要な原則は，有用な状況を見る方法を見つけることだ。

会話と質問を通して引き出すことのできる思考の変化の例は，以下のようなものかもしれない。

◆ **死中心**よりも**生中心**であると決めること
◆ その人ができないことではなく，その人がコントロールできることに焦点を当てると決めること
◆ 最善を願い，最悪のための準備をすること

これと関連しているのは，どのくらい病気に焦点を当て，どのくらい患者の生活におけるそれ以外の側面（以下を参照）に焦点を当てるかの決定である。問題解決（例：希望を形成する）や予期悲嘆につながるなら，病気や死に焦点を当てることは価値をもつかもしれない。しかし，もしこれに焦点を当てないなら，それは単なる反すうになる。

（4）気ぞらし，脱中心化，脱フュージョン

現実的な自動思考への最後のアプローチは，認知の内容ではなくプロセスを扱うことだ。現実吟味と他の視点の探索はどちらも，状況の意味にひっかかって問題を修正したり解決したりするモードに固定されやすい。進行性疾患患者の生活のいくつかの側面は問題解決技法で改善されうるが，多くの側面，特に実存的な事がらに関してはそうではない。これらに焦点を当てること（例：なぜこうなったかを理解しようとする試み，治癒可能性を無益に入念に調べることなど）は反すうを強化する危険性がある。

①気ぞらし，あるいは焦点を建設的活動に変えること

この本を通して，我々は注意の焦点を切り替えることがいかに有効かを考えてきた。

これは気ぞらしの形をとるが，より有効なのは，患者を価値あるゴールへと向かわせる，生活を向上する活動や建設的な活動に参加する決心だ。誰も，人生の中でしたいことすべてをするのに十分な時間はない。余命が短いと知っている場合には，よりそうである。この問題に対して何もしないことは望ましい解決ではない。時間を管理し，優先順位を決め，活動を計画することは時間を効果的に使うことにすぐに役立ち，QOLを改善する。カップルが時間をどのようにともに過ごすかの決定は，協働によってなされるので，患者のパートナーは常にこのプロセスに含まれていなければならない。活動計画にパートナーを含めることで，衰弱してできることが少なくなっている患者からどんどん役割を引き継ごうとしている家族によってホームワーク課題がうかつに縮小されてしまうことを予防することもできる。

ゴールの設定は別の機能をもつ。進行した疾患の患者に，あとどのくらい生きるのか言える人はいない。言えるのは残された寿命はかなり短いということだけだ。彼らが2か月間は生きるだろうと決め，その期限までに到達できる目標を計画することは，患者たちがこの不明確さに対処する1つの方法だ。これによって，ただ死に焦点化された未来の方向を，生活をよりよくするイベントに焦点化した未来の方向へと切り替えることができる。多くの患者は自発的に，自分がまだ生きている未来の中の重要なイベント（例：娘の結婚，自分たちの誕生日）を設定する。

②脱中心化と脱フュージョン

私たちは自分たちの思考が現実だと考える傾向がある。認知療法は，思考がどのくらい現実的で役に立つかを確かめるためにそれらを検討することによって，患者が自分の思考についてのつり合いのとれた見方を得ることを助ける。これによって思考と距離をとることが促進され，思考は彼らの経験の中心でなくなり，彼らは思考に没入しなくなる。彼らは「思考は事実ではない」ということを学ぶ。これはマインドフルネス認知療法（Segal et al., 2002）の中心的な教えである。マインドフルネスの実践は，自動的に巻き込まれることなしに個人が自分の思考と感情について観察する能力を徐々に強化する。第7章で，APTの中で学ぶことのできるいくつかのシンプルなマインドフルネスの技法を紹介した。第10章に記述された技法も，進行性の疾患に関係する心配と反すうに対処するときに役立つだろう。

4．ファイティング・スピリットとポジティブな回避を促進する

同じようには明示できないかもしれないが，別の適応スタイルも進行がんに適用することができる。進行がん患者は，にもかかわらずファイティング・スピリットを見せる。多くの人々は治療失敗の事実と死の可能性を，それに立ち向かうことによって克服する。ファイティング・スピリットをもつ患者はQOLに焦点を当て，依然とし

て個人的統制を維持していると信じている。ときにこれは，できるだけ長く生きる決意に及ぶかもしれない。

　進行がんでは，ファイティング・スピリットと否認の間の区別はあいまいになる。疾患は治らないという医学的根拠をものともせずがんを打ち負かすという決意は，強いファイティング・スピリットあるいは否認の表われと言えるだろう。多くの患者は終末期の間に少なくてもいくらかは否認を見せる。進行性の疾患においてファイティング・スピリットとポジティブな回避を促進するためのいろいろな方法を以下にまとめる。

①臨床医から得られる最も楽観的な予後は，ファイティング・スピリットの促進に用いる。
②セラピストは，患者に生活の中で何を達成しうるかに焦点を当てるように促すことによって，彼らのQOLを最大にする。これは以下のような方法で行なわれる。
「あなたは将来について大半の時間考えるということを試しました。結果はどうでしたか？」
「もしあなたのQOLをよくすることにより多くの時間を費やすとしたら，代わりに何を失わなくてはなりませんか？」
「私たちはあなたの人生の量を増やすことはできませんが，質をよくすることはできます」
③この本の残りに記述された技法は，がんとは関係ないが患者にとって重要な活動を促進するために用いられる。
④認知的技法は，何を失ったかということから，患者が何を今もなおもっているかに焦点を切り替えるために役立つ（例：「私はがんかもしれないが，それには影響されない大きなものが私にはある。私はそれを私の最高の能力として成長させよう」）。

5．緩和／ホスピスケアの一部としての補助的心理療法

　1960年代後半のホスピス運動の出現によって，緩和医療の発達は大きな進歩を遂げた。がんやその他の疾患の終末期患者は，もはや申し訳なさそうに肩をすくめて捨てられることはない（「ごめんなさい，あなたのために私たちにできることはもう何もありません」）。医師と看護師は，命の終わりに近づいている患者の身体的ニーズと，（ますます増える）感情的なニーズに細やかな注意を払い，亡くなるまで緩和ケアを提供する。緩和医療は，より魅力的な専門医学分野に比べて世間の注目や資源は少ないが，治らない疾患をもつ患者のQOLに与える影響は注目に値するものがあり，非

常に有益である。

　世界保健機構（World Health Organization, 1990）は，緩和ケアを「根治治療には反応しない疾患の患者に対する積極的な全人的ケアである。痛みやその他の症状，心理的，社会的，スピリチュアルな問題のコントロールが最優先であり，目標は患者とその家族にとって最善の QOL を実現することにある」と定義した。Finlay（2000）は，以下にまとめたような緩和ケアでよく見られる問題についての役立つチェックリストを示した。

- 【身体的症状】痛み，嘔気と嘔吐，消化器の問題，その他の症状。よく見られ，非常に苦痛な症状は呼吸困難感（Ahmedzai & Shrivastav, 2000）
- 【感情的問題】うつ，不安，将来についての恐れ，喪失反応
- 【社会的問題】経済的困難，世話をする人のストレス，孤独，仕事関係の問題
- 【スピリチュアルな問題】答えの出ない疑問（例：「どうして私なの？」「あの世ってあるの？」），過去の出来事に対する罪悪感
- 【家族／世話をする人】何を知っておく必要があるのか，患者に何を言ったらいいのか，身体的・感情的なケアへの要求にこたえられるだろうか

　終末期の多くの患者に対して，緩和ケアはホスピスで提供される。ホスピスに入院するのは患者が本当に死にかけている時だけ，というのはよくある誤解である。実際患者は症状コントロールや家で彼らを看ている親族の休息のためなど，いくつかの機会に入院する。末期医療施設は，ホスピスで在宅医療と治療を提供し，患者と家族を家や病院で支援する緩和ケアチームは，英国全体に確立されている。

　Hinton（1994）と Morize ら（1999）は終末期の間に，患者と同様に患者をケアする親族でも顕著に不安とうつが見られたことを示している。どちらのグループにおいてもこうした症状は APT で扱うことができる。しかし患者の心理学的療法に関しては患者が APT の援助に集中でき，そこから利益を受けることができる前に，身体症状（例：痛み，吐き気，呼吸困難）のコントロールがなされているべきであり，緩和ケアの医師と看護師との緊密な協働は欠かすことができない。

6．終末期

　Kausar と Akram（1998）はインドで終末期の 60 人の患者と，終末期ではない 60 人の患者について研究した。終末期の患者は終末期ではない患者に比べて，彼らの疾患のコントロール感が小さく，問題焦点型の対処方略を使うことが少なく，情動焦点型と信仰焦点型の対処方略をより多く使っていた。

終末期の最終ステージは，患者がジリ貧状態で死が週単位あるいは月単位になったときに始まる。進行期の患者で見られたものと重なる多くの問題に，類似した心理学的な技法が役立つ可能性がある。どんなCBTにとっても主要な問題は，疾患による制限の増加によって生じる。行動実験の範囲はより制限され，スキル習得のための実験を構築することはより難しくなる。以前は自分の疾患によい適応を見せ，よいセルフイメージをもっていた患者でも，機能的な能力の低下によって士気を失うことが起こり得る。彼らは，彼らの価値は機能を果たすための能力に依存するわけではないことを示す認知的技法によく反応するかもしれない。一方で，以前から自尊感情が低かったり，自尊感情が仕事での成功や他者を助けることなど外的な要因に大きく依存していた場合は，認知的技法のみでは有効ではないかもしれない。認知の変容を含む効果的な認知療法は行動の変容によって強化され，それはさらに認知の変容を生み出す。終末期の状況は，明らかにAPTによって達成できることを制限する。しかし，下記に示すように，患者たちの感情的な苦痛を緩和することは依然として可能であるし，抗うつ薬に頼ることなしにそれを行なうことができる。終末期の患者は心理学的苦痛を過小報告するということに留意しておくことが重要で，それは熟練した繊細な臨床面接の方法によって引き出されなければならない(Lloyd-Williams & Friedman, 1999)。

7．死に直面する

死に近接する経験についての系統的な研究が欠けている（Teno, 1999)。こうした研究を実施する際に生じる，難しい問題は容易に想像できるだろう。しかし，下に示したように，患者たちの言葉から多くのことを学ぶことができる。

〈死にゆく男性の想い〉
　私は自分に悔いのない生き方ができただろうか。
　私は人々を十分に助けてきただろうか。
　私は人生の中で親切でいただろうか。
　もし答えがイエスなら，
　安らかに死なせてください。
　　　　　　　　　　　　　　　　　　　　　　　　　（Patient GM, 1970, 私信)

小さな息子に私のこんな姿を見せたくない…。私が元気だったときの姿を覚えておいてほしい。彼に，私が彼を愛していたということを覚えておいてほしい。私は弱くなって，彼をひざの上で飛び跳ねさせるような力はない。チャーリーと母さんが彼の面倒をきちんと見てくれることを願うだけだ。それがわかれば，安らかに死ぬことができる。
　　　　　　　　　　　　　　　　　　　　　　　　　（Patient B, 1998　私信)

第14章　進行性または終末期の疾患における認知行動療法

　医師と医学の魔法の限界に気が付いたら，どうしたらいいんだろう。自分の身体を「コントロールする」能力という，自分自身の魔法に頼らなくてはならなくなる。…がん患者にとって，それは生きる意思を意識的に創造することになる。私たちが死について考えることを回避する方法の1つは，日常生活の細かなことに意識を集中することだ。毎日する事と愛する人々——生活の基本構造——は，私たちが生きていて今もなお生きているとしっかり感じさせる。…いくつかのお守りを考える中で，私たちは死を否認する。私はこうしたお守りを捨てるべきだと言いたいのではない。しかし，これらの限界は意識される必要がある。…私がお守り——私の主治医たち，私の意思，私の夫，私の子どもたち，私の庭のさやえんどう——に頼るのと同じだけ，コンラッド（Conrad. A.）が"ぞっとするもの"として描いたものに折に触れて立ち向かわなくてはならないということを知っている。私は，私たち——私たちすべて——がその恐怖に立ち向かうことができ，それによって打ちのめされず，それによってある程度向上することさえあるということを知っている。ぞっとするものに直面しても，私たちは生き続け，大きな喜びをもって生きることさえしているということに驚く。私たちはドラゴンを殺しはせず，毎朝ドラゴンに立ち向かう。そして子どもたちに朝食を与え，えんどう豆にもう少し土をかけたりして，ドラゴンにもうしばらく離れているように説得できるように願うのだ。
　　　　　　　　　　　　　　　　　　　　　　　　　　　　　　　　　（Trillin, 1981）

〈死にゆく患者たちの主なおそれ〉
　これには以下のものが含まれる。

◆死にゆく過程についての恐れ（例：我慢できない痛み）
◆愛する人に自分の死が与える影響についての恐れ
◆死そのものについての実存的な恐れ

　死への評価に関係する認知的プロセスを同定することは役立つ。多くの患者は，何を恐れているのか（例：「痛みを伴ってだらだら続く死には立ち向かえない」）を明確に表現できる。しかし，それが難しい人もいる。そうした場合，死の過程のどの側面に最も苦痛を感じているのかを明確にするために，注意深く質問することが必要となる。もっとも価値のある情報は，しばしば彼らが死についてもっているイメージについて尋ねることで得られる（例：「すべての友人から見捨てられた私自身が目に浮かぶ」）。こうした思考とそれに関連する感情を探索することは，痛みを伴うプロセスになりうるが，ときには患者が何を本当に恐れているかを明確にさせ，予期悲嘆を始めさせる。
　死にゆく過程に関する恐れはもっともよく見られ，それはしばしば，親族や友人がひどい痛みの中でがん死したのを見たという過去のつらい経験に起因する。幸運なこ

とに，近年疼痛コントロールやその他の症状マネジメントの領域はかなり進歩したこと（Truner, 1995）を患者に伝えることができる。しかし，るい痩や衰弱のような，終末期がんに見られるいくつかの症状は，現在利用できる治療にあまり期待できないということも認めなくてはならない。愛する人に自分の死が与える影響についての恐れは，患者の愛他心の指標となる。こうした恐れは，患者と愛する人（たち）との認知療法の合同セッションで扱うことができる。

　死の実存的な恐れは「死んだら私はどうなるんだろう」という疑問で表現される。もちろん，個人のスピリチュアル/宗教的な信念によって，この質問にはいろいろな答えがある。Hinton（1967）は，死にゆく患者についての彼の重要な研究の中で，強い宗教的信念をもつ人と信仰のない人は，死にゆくことへの恐れがあまりないのに対し，不安定な信仰と疑念をもつ人の恐れは最も強いことを示している。宗教的な疑問に悩まされる患者を，死にゆく人とかかわった経験をもつ聖職者に紹介することは有効だ。もちろん，死の意味を引き出すことは，患者の意思とその話題を議論する能力によって決まる。認知的，感情的回避のプロセスは，それを認めることによる死への思考と気持ちを防ぐことができる。Hinton（1967）は，彼らがどのように感じ，だれと話をしているかによって，患者が受容と否認の間をどのくらい変動するかを示した。否認はこの点で必ずしも不適応ではない。Hinton は以下のように書いている。

> 　死にゆく人は，あるときは見通しの暗い話をしたりほのめかしたりし，そのすぐ後で希望的なプランを話す。ときには彼らの出すヒントは，かなり明確に彼らが死の近さをわかっているということを表わす。……あまりに漠然とした場合を除いて，不安の無意識の否認あるいは未来への言及の慎重な回避が，見通しを推測していることを示すこともある。
>
> 　　　　　　　　　　　　　　　　　　　　　　　　　　　　（Hinton, 1967, p.84）

　セラピストは患者からの手がかりを捉え，それに応じて動くべきである。時には，死は議論の論点になり，また別の時には話題は丁寧に回避されるかもしれない。こうした時には，ただ聞き，支援することが最善かもしれない。
　モーツァルトのように明白な静けさの中で死に向き合うことができる人はほとんどいない。ある人の父への手紙。

> 　（当然）死は私たちの人生の真に究極の目的なのだから，この数年の間にこれは真実であり人類が常にともに歩むべきものだということを自分に認めさせました。だから，死は私にもう何も恐れさせないだけでなく，落ちつきと慰めをもたらすでしょう！
>
> 　　　　　　　　　　　　　　　　　　　　　　　　　　　　　　　　（Eissler, 1955）

第14章　進行性または終末期の疾患における認知行動療法

　多くの人にとって個人の消滅は恐ろしく，想像しがたいものだ。健康な時，私たちは死について考えずに生きている。しかし，死ぬべき運命のしるしに出会ったときには，遅かれ早かれ存在することをやめるという事実と折り合いをつけることのむずかしさに気づく。現代のイギリスの哲学者が彼の感情を鮮明な記述として表わしている。

　　私は文字通り，死の感覚に圧倒された。この，私は必ず死ぬという実感は，解体機のように私を打ちのめした。悪夢の中にいるように，私は窮地に陥れられ，顔をそむけることもできない物から逃れられないと感じた。死，私の死，文字通り私の消滅はまったくの必然で，とても切迫したものだった。死に直面して，私は私の人生が何らかの意味をもつものであったことを切望する。
　　　　　　　　　　　　　　　　　　　　　　　　　　　　(Magee, 1997, pp.214-15)

　マギー（Magee, E. B.）は病気ではなかったが（終末期でもそれ以外でも），彼が中年期危機と称した時期にいた。彼がありありと描いた感情は，終末期の人からはめったに表現されることはない。前にふれたように患者は死にゆく過程を恐れ，愛する人を気遣う傾向がある。実際のところ，死自体は終末期の患者にとって恐ろしい前途かもしれないし，そうでないかもしれない。個人の死の評価は個人的な状況，スピリチュアル／宗教的信念，そして症状コントロールが達成されている程度などの様々な要因に依存する。しかし，個人の人生の意味を求める要求に関するマギーの観察は，進行期や終末期の患者と彼らの対処の努力に特別の関係をもっている。Folkman (1997) は経験を通して，肯定的な意味の探索と発見は，対処過程の重要な部分だと述べている。肯定的な意味をつくる様々な方法がある（例：残された時間はすべて最善の使い方をする，病気が愛する人との絆を強め，どの目標と優先事項が重要でどれがそうではないか明らかにさせたことに気づく）。小さな子どもをもつがん患者に対しては，自伝書や愛する人のための手紙，録音やビデオメッセージ，メモリーボックスなどを含む，意味づくりのための特別な技法がある。

　肯定的な意味づくりのためのまた別の方法は，自分に特定の目標を課すことだ。終末期の患者にとっての目標は，例えばパートナーのために紅茶を入れたり食事をつくることのような重要な作業を示すシンプルな課題から，娘が結婚するのを見るまで生きることを目標にすることまで広い範囲にわたる。生きるための強い意志，あるいは逆に生きる意志の喪失は，臨床の場で予想される生存期間を引き延ばしたり減らしたりするというたくさんの例を文献が示している（例：Maguire, 1979; Selawry, 1979; Greer & Watson, 1987）。これらの臨床知見を支持するエビデンスは，本人が望む重要な日まで命をもちこたえた報告についての疫学研究によって示されている（Phillips & Smith, 1990）。こうした肯定的な意味を創造する方法は奨励される，APT の不可欠な部分である。

次の症例では，終末期の患者にAPTで用いられたアプローチを描いている。

> 症例1

　Kは精巣腫瘍の36歳のフランス人生化学者で，心理的支援に紹介されてきた。彼はこれまでにフランスで精巣切除術と化学療法，そして外科的切除術を受けた。この治療にもかかわらず，彼の病気は進行し，彼はその事実を完全に知っていた。彼はRoyal Marsden Hospitalでさらなる医学的アドバイスを受けるためにイギリスに来ていた。

　Kは結婚し14歳の息子がいて，特に金銭に関する言い争いが絶えない結婚生活は「荒れ模様」だと表現された。面接時，Kは明らかに抑うつ状態で，将来に不安をもち，「どんな未来があるのか，自分でもわからない」と言った。彼は医師たちに対する強い怒りも感じており，「がんはまったくよくならないのに，こんなひどい治療（化学療法）に私を放り込んで，奴らは自分たちが何をしているか本当にわかっているのか」と言った。彼はまた，彼にがんをもたらした神に対しても，妻に対するのと同じように怒っていた。なぜなら妻は，彼に対して十分な共感を示さずに，息子を一番に考えるからだ。

　最初のAPTのセッションで2つの主な問題が同定された。すなわち，さらなる化学療法を受けるかどうか決める力がないことと，夫婦関係がひどく混乱していることだ。

　さらなる化学療法を受けるかどうか患者が意思決定するのを助けるため，セラピストは，提案されたレジメンの詳細と期待される予後について腫瘍医と話し合った。腫瘍医はシスプラチンを含む積極的な化学療法のレジメンを推奨し，この治療による回復の可能性を約50％と見積もった。患者はこの情報を伝えられ，化学療法を再開することに関するあらゆる利点と欠点について（セラピストと協働して）よく考えてみるよう勧められた。Kは最終的にこの治療を受け入れることを決め，病院に入院した。

　そして，夫婦関係の混乱という，同定された2つ目の問題に焦点が当てられた。大きな障害は，フランスにいる彼の妻の不在であった。彼女とKは毎日電話で話し，これらの会話の内容がAPTの中で扱われた。大きな変化はもたらされなかったが，患者が資産を妻と幼い息子の蓄えにすることに同意した後には，いくらかの改善が生じたようであった。

　初めて会ったとき，Kはセラピストにファイティング・スピリットを育てる手助けをしてほしいと頼んだ。これは前に述べた技法を活用して成し遂げられた。さらに，KはNeil Fioreの"The Road Back to Health"（Fiore, 1984）の本を読むように勧められた。この本は，作者自身の転移性精巣がんからの回復について書かれていて，この患者に特に適しているようであった。残念ながら，まもなくKは化学療法に反応しないことが明らかとなった。

　そこで，APTの目標が変更された。セラピストはKと，積極的治療が終わりになり，いまや死がかなり近くにあるという事実に対する彼の気持ちを話し合った。セラピストは彼に，亡くなる前に何を達成することが彼にとって重要か，これを成し遂げるためにどの

ように助けを得られるかを尋ねた。Kは妻と息子のための経済的蓄えをつくることを自分に課した。彼の目的を果たす間，ファイティング・スピリットは生きる意志を保つことを意味することになった。彼は目的を達成し，ロンドンに住む母と過ごすために退院した。ホスピスチームは在宅ケアを提供した。Kは心理学的サポートの継続を提案されたが，それを断った。彼は退院2週間後に亡くなった。

8．ファイティング・スピリットと受容

　前の症例は進行や終末期の患者におけるファイティング・スピリットの適応の問題について記述した。がんの早期におけるAPTの積極的なアプローチは，病気の進展によって変更される必要がある。治るためや命を著しく伸ばすための戦いは，非現実的で非生産的なものになる。この移行に大きな困難を感じることなく，向き合える患者もいる。しかし多くの患者にとって，死について考えることは恐ろしいことで，本当の終末期まで戦い続けようとする。戦いから受け入れへの移行を扱うことは難しい課題になりうる。緩和ケア医でCBTセラピストでもあるKath Mannixは，戦うか降参するか，否認か受容かという明らかな二分から抜け出す1つの方法として，**何のために戦うか**，ということに全体のプロセスをリフレーミングすることを提案した。目的は死に**対抗して**戦うことではなく，QOL**のために**戦うことで，これはもちろん時間がどれだけあるかと関係なく続けることができる。

　この繊細な時期の患者とかかわる際に，私たちは以下のガイドラインを提案する。

①予後と用いうる治療について両者が明確であるために，セラピストは腫瘍医と可能な限り密接に連携するべきだ。
②患者の希望は最大限考慮されるべきだ。受容は，戦うことを決めた患者に強制されるべきものではない。たとえ勝率は低くても。
③患者のパートナーはこの最後の段階に参加するべきである。セラピストは患者にもパートナーも病気に対抗する姿勢に同意することを確認しなければならない。
④患者とパートナーの態度は常に揺れ動き，安定したパターンにならないことを想定しておく。

　Renneker（1982）は，医師にプラセボ治療を頼むくらいまで範囲を広げても，患者は最期まで戦うことを手助けされるべきだと述べた。しかし，APTにおいてセラピストは，彼らがどのような姿勢をとりたいのかについても患者の主導にする。死と戦い続ける患者はしばしば情動的苦痛を増す。推定予後6か月以内の患者の約74％は状況を受け入れ，約9％は受け入れに中等度から重度の困難を示す。状況を受け入れ

ることのできない少数の患者は，臨床的な不安やうつを経験していることが多いようである（Thompson et al., 2009）。このため，がんの終末期において受容はファイティング・スピリットに比べてより望ましい。

症例2

　ジョーンは60歳のソーシャルワーカーで，進行した肺がんである。彼女と彼女の夫は，彼女を治すことのできる治療はもうないという医師の考えを受け入れようとしなかった。夫は「なぜ彼女に希望をもたせないんだ」と言った。ジョーンはよいニュースを切望し，調子がよさそうに見えると言われると元気になった。しかしこれはほんの短い時間しか続かず，すぐにまた失望した。彼女はこのような形で彼女を罰している神に怒りを感じ，死を非常に恐れていた。APTの通常の技法はどれも彼女には十分な助けにはならなかった。彼女は死について考えることを止められなかったので，QOLに焦点を当てることも役立たなかった。彼女に自分の感情について自由に話をさせることは一時的な苦痛の緩和にはなったが，長期的には彼女の憤りと絶望を強めるだけだった。彼女は死について熟考することを拒否し，彼女が死に向き合うための手助けは何もできなかった。この女性の不安はスタッフに無力感を感じさせた。彼女は亡くなるまで苦痛を感じ続けた。

　こうした情動的苦痛はよく見られるが，最後まで戦う患者には当然というものでもない。

症例3

　Sは，小細胞がんの65歳の男性で，自家骨髄移植と高容量の化学療法を受けた。この強い副作用を伴う集中的な治療にもかかわらず，がんには何の改善も見られなかった。彼は腫瘍医から，もう治癒のための治療はないといわれた。しかしSは，（インターネットで見つけた）新しい実験的な治療が試されることを強く希望した。セラピストと患者と腫瘍医との話し合いののち，腫瘍医は患者に実験的な薬を投与することに同意した。Sは平然として，不快な身体的副作用に耐えた。そのセラピストの励ましで，彼は彼にとって重要で，今も実行できる様々な活動（例：手紙を書く）を計画した。彼の妻は「がんと闘う」という彼の希望を支え続けた。呼吸困難が増していくまで，彼は感情的に落ち着いたままだった。2日後に彼は亡くなった。

9．カップルを扱う

　私たちはこれまでに，APTに患者のパートナーを参加させることの重要性を強調してきた。このセラピーは患者の情動的苦痛の緩和を第一の目的にしているが，APT

第14章　進行性または終末期の疾患における認知行動療法

にパートナーが参加することは，患者の亡くなった後にパートナーがうまく対処することも助ける。可能なら，セラピストは死や彼らが別れる前に達成したい目標についてカップルで話し合うように勧める。Vachonら（1977）は，夫が亡くなる前にオープンに死について話し合ったがん患者の未亡人の81%において，死について話すことが死別に向き合うことを容易にしたことを報告した。患者の死後，パートナーに遺族カウンセリングを勧めることは妥当である。

次のACTの例は，終末期の患者にどのようにセラピーが適用されたかを示している。

症例 4

28歳のBは乳がんの肝転移でホスピスに入った。彼女は重度の抑うつ状態になって食べることを拒否したために紹介された。最初の面談では彼女は誰と話すことも拒否した。セラピストは彼女に話をさせるために1時間以上を費やした。苦労して，最終的には彼女は3つの主な問題を述べた。それはすなわち，無力感，摂食困難（「私はただ食べられない」），そして腹部の痛みであった。明らかに，APTは緩和ケアと統合される必要があり，医師とセラピストと看護師の緊密な連携が求められた。まず，2日間のうちに適切な疼痛管理が達成された。次に，Bの摂食困難はセラピストと看護師の共同で取り組まれた。彼らの探索によって，食べてすぐ吐き気が生じた際に摂食困難が始まったということがはっきりした。患者の吐き気は（制吐剤によって）うまく治療されたが，彼女の摂食困難は継続した。彼女はここで「私は食べられない」という自動思考に「吐き気はもうなくなっているから，また食べられるかもしれない」という反応で立ち向かうことができ，看護師は彼女に少量の食べ物を食べ始めるように勧めることができた。最後に，彼女の無力感に焦点があてられた。Bは自分が生きる時間が長くないことを知っていた。彼女は自分が若くして死ななくてはならないことに怒り，自分の2歳の息子について無力感を感じていた（「彼はこんな私を見たくないだろう。私には彼にしてあげられることはもうなにもない」）。セラピストはこのネガティブな自動思考に取り組み，息子を連れてきてもらうようにパートナーに頼むことでその思考を試してみることを提案した。Bは初めは抵抗したが，そうすることに同意した。息子は彼女に会うと，ベッドに飛び乗り彼女に抱き着いた。短時間のうちに，病気にもかかわらず，彼女はいまもなお息子のお母さんなのだ，ということに気がつき，彼女の落ち込みは減った。

彼女は衰弱し，セラピーセッションは彼女の身体的状態に合わせて，ごく短時間だった（最大30分間）。それにもかかわらず，彼女の心理的反応は明らかだった。重要な恐れ，彼女が死んだときに息子に何が起きるか，が残っていた。彼女のパートナーは，息子の生物学的な父親ではなく，法的な養子にもしていなかった。セラピストはBとパートナーの合同セッションをもった。彼らは養子縁組に同意し，翌日弁護士がこれを執り行なった。

211

Bは息子のために録音テープをつくるよう勧められた。彼女は5日後に亡くなった。

10. 心理的障害の器質因

　この章を終える前に，注意書きが必要だ。心理的障害は，がんそのものの心理的影響でも生じうるし，オピオイドやある種の化学療法（第1章参照）の副作用でも起こりうる。せん妄（急性の意識障害）は進行がん，特に終末期がんにおいてはよく見られる。しばしば不安や抑うつと間違えられるこの障害は（Levine et al., 1978; Breitbart & Cohen, 1998），緊急の医学的処置が求められる（Greer, 1995）。したがって，医療資格のないセラピストは進行がんや終末期がんの患者とAPTを始めるときには注意する必要がある。患者の心理学的障害について器質因の可能性を考え，何か疑いがあれば，神経性神学的見解を専門家に求めることは重要なことだ。

11. まとめ

　緩和ケアの統合的な要素として，CBTは進行がんや終末期がんの患者のQOLの改善に役立つ可能性がある。疾患の進行にしたがって患者は衰弱するため，規定の形のAPTを実施することは難しくなる。しかし，この章で記述された認知的，行動的な技法を用いることで，彼らの感情的な苦痛を経験することは可能である。

第15章

看病をしていた遺族や近親者における遷延性悲嘆障害※

※本章は Greer（2010）による論文に基づく。

　末期がん患者への心理的ケアは，患者の死をもって終わるわけではない。その後のケアの焦点は，これから生きていく遺族や，患者と特に親しかったその他の親族のニーズに向けられるべきである。死にゆく患者に共通する恐怖は，彼らのパートナーのことである（すなわち，彼らに何がおこるのか，彼らはどのようにしてそれに対処していくのか）。この恐怖は，患者にとって非常に苦痛になりうるものであり，患者とそのパートナーとの同席面接の中で，実際にその話題に触れながら，扱われるべきものである。そのとき，遺されたパートナーにセラピストが必要な場合は，いつでも応じることを約束する。このような約束は，患者や彼らのパートナー，とりわけそれまでに同席面接を行なったことがある人からよろこばれることを臨床実践の中で私は学んだ。もしも現実的な理由から，セラピストが必要とするパートナー全員に死別カウンセリングを実施できない場合は，トレーニングを受けた死別カウンセラーへの紹介が有用であろう。

　死別を経験した人の多くは，精神医学的援助またはその他の専門的な援助がなくても，苦痛を和らげる様々な活動を通して悲嘆に対処していく。このような活動は，Colin Murray Parks の先駆的研究（Parkes, 1986）の中にうまくまとめられている。具体的には，むだなく時間を過ごすことによって彼らの生活を満たすことや，死別したパートナーが（ある意味で）まだ彼らと一緒にいると信じ続けること，あるいは，家族や親しい友人の手を借りることなどがあげられている。しかしながら，死別を経験した人のうちの少数は，うまく対処することができない。彼らは慢性的な悲嘆から逃れられなくなってしまい，彼らのパートナーがいない生活に適応することができないようである（Prigerson et al., 2008）。そして彼らは何か月，あるいは何年も，パートナーを喪失したことだけに苦しみ，頭がいっぱいになってしまうのである。これらの症状が6か月以上持続する状態を，Prigerson ら（2008, 2009）は臨床的な症候群として遷延性悲嘆障害（複雑性悲嘆反応として知られていた）と定義した。この障害の診断基準を Box15.1 に記載する。

213

> **Box 15.1　遷延性悲嘆障害の診断基準**
>
> A：思慕（例：故人への切望；故人との再会において欲求が満たされなかった結果としての身体的または感情的苦痛）
> B：下記の症状のうち，日常的または苦痛を伴う程度に最低5つの症状を経験している
> 　①人生における役割に関する混乱，または自信喪失
> 　②喪失を受け入れ，人生を生きていくことに対する困難
> 　③喪失した現実からの回避
> 　④喪失後の無感覚
> 　⑤敵意または怒り
> 　⑥他者を信頼する力がないこと
> 　⑦喪失の現実を思い出させるものからの回避
> 　⑧人生に対する虚無感と無価値感
> 　⑨眩暈と衝撃を感じること
> C：現症が最低6か月継続しており，機能障害を伴う

1．有病率

エール死別研究（Prigerson et al., 2008）は，米国のコネチカット州に在住する死別を経験した人を対象とした縦断研究から構成されている。死別から6～12か月時点で，遷延性悲嘆障害の有病率は3.3％であることが報告されている。その研究の対象者の精神疾患の有病率は，その他の死別研究における対象者と比較して低く，特にレジリエンスが高い集団において得られた結果であるため，この数字はおおよそ実際よりも低く見積もられていると著者は指摘している。

異なる地域における，より多くの人々を対象者としたさらなる研究が求められる。しかしながら，最終的な数字にかかわらず，死別は長期にわたる深刻な苦痛を多くの人々に与えることは明確である。死別を経験した者は，経験していない者に比べて健康指標が悪く（Stroebe et al., 2007; Lannen et al., 2008），子どもを亡くした親（Li et al., 2003）と妻を亡くした夫（Parkes, 1986）においては死亡率が高いことが確認されている。

2．遷延性悲嘆障害のリスク要因

　子どもの死は，両親が経験しうる最もトラウマティックな出来事であることが広く知られている（Sander, 1979; Rosenblatt, 2000）。以下は，心が痛むような例の1つである。なお，下記の臨床ケースについては，掲載に関する倫理的同意が得られている。

症例1

　K（46歳）は既婚であるが，夫の病的な嫉妬を理由に別居していた。彼女は，13歳の長女と11歳と10歳の息子という，3人の子どもの面倒を1人で見ていた。長女がピーナッツのアレルギーによって突然亡くなったとき，「私の世界が崩壊した」と彼女は述べた。娘が亡くなったときに自分がそばにいなかったという事実に対して，Kは罪を感じ，娘の医療処置が失敗に終わってしまったこととその後の死について苦々しく思っていた。彼女は娘が亡くなったことを受け止めることができず，数か月の間，食事の時間には娘のために場所を用意し，まるで今も生きているかのように娘に話しかけた。その他の時間には，Kは娘の死を嘆き悲しみ，娘なしでは前に進むことができないと感じていた。彼女は強くそして絶え間なく娘を思慕した。息子の身の周りの世話については面倒をみていたものの，彼女は彼らについて上の空であった。彼女にとって人生は無意味なものとなった。彼女が診察に訪れたときには，これらの症状が18か月にわたって続いていた。

　この女性の娘はがんを患ってはいなかったが，この臨床例を提示することにしたのは，最愛の子どもの死が与える衝撃的な影響を彼女が明確に説明しているからである。この母親にとって最も苦痛であったのは，人生における意味をすべて失ったという事実であった。この種の喪失は，これまでにもありありと描写されてきた（Currier et al., 2006; Neimeyer, 2006）。喪失の個人的な意味づけは，死別を経験した者に対する認知行動療法（CBT）の主たるテーマである（Fleming & Robinson, 1991）。

　娘の喪失に対するKの悲嘆は，その死が突然で予期しえなかったという事実によってさらに度合いを増していた。このような状況下では，遺族は最愛の人の死に対して心理的な準備（すなわち，予期悲嘆）をすることができない。突然の予期しえない死は，死別における転帰不良を予測することが示されている（Lundin, 1984）。反対に，死別から6か月以上より前に，自分のパートナーが末期の疾患を患っていることを知っている者は，死別の時期に情緒的な受容に至りやすい傾向にあることが研究から示されている（Maciejewski et al., 2007）。

　その他のリスク要因は，下記に示されているように，死別した者に対する高い依存度である（Johnson et al., 2006）。

215

> 症例 2

　F（73 歳）は，彼女が 18 歳のときに夫と出会った。そのとき彼は 25 歳で，彼女にとって初めてできた本命の彼氏であり，数か月してすぐに結婚した。彼らはひとりの息子をもうけた。F と夫は親密な関係にあり，親友は 1 人もいなかった。「私たちは殻に閉じこもっていて，周囲と交流することもあまりなかった。私たちにはお互いがいたからそうする必要がなかった」。F はいつも恥ずかしがり屋で，自信がなく，結婚生活において重要な決断を下してくれる夫に完全に頼りきっていた。

　2 年前に，彼女の夫は脳神経膠腫を患い，身体的障害が徐々に増加し，失明，ついには認知症となった。F は彼女の時間をすべて夫の介護に充て，休憩をとるのは時折彼が病院に入院したときのみであった。彼女の息子は遠方に住んでおり，いかなる実用的な援助を提供することもできなかった。

　夫が亡くなった後，キリスト教を信仰していた F は，完全に取り乱した。人生はもはや彼女にとって何の意味ももたなかった。彼女は怒りと苦々しい気持ちで，「私の夫の苦しみはとても残酷で，ひどく不公平でした。彼は優しくて，誰も傷つけたことのない愛情の深い人です。……なぜ彼が最後にそんなにも苦しまなければならなかったのでしょうか？」と述べた。彼女は教会に行くのを止めた。彼女は結婚生活の間ずっと夫に頼りきっていたために，いかなる決断を下すことにも非常に困難を感じた。

　その結果，彼女は，彼の死後に成すべきことをいずれも面倒に感じてしまった。彼女は死別した夫に毎晩話しかけ，彼がいないことが彼女にとってどれくらい寂しいか，どれだけ彼が必要かを話した。F は夫を思慕し，彼女は夫が家の中に実際に存在するかのようにたびたび感じていた。「ジャックなしでは，私の人生には意味がないのです」と彼女は涙を流した。

3．幼少期における死別と分離不安

　子どもの死の反対，すなわち親の死による幼少期児の死別もまた，主要なリスク要因となる可能性がある。この特定の話題については，Beverley Raphael の重要な研究の中で詳細に説明されているが（Raphael, 1984），この章では成人における死別を扱っているため割愛する。

　死別を経験した成人の遺族 283 名を対象にした最近の研究によると，複雑性悲嘆と幼少期児の分離不安との間に統計的に有意な関連が報告されている（Vanderwerker et al., 2006）。幼少期の分離不安と，抑うつ障害，心的外傷後ストレス障害，全般性不安障害との関連は認められなかった。これらの結果が事実であると確認されれば，幼少期児における分離不安歴は成人後の複雑性悲嘆の主要なリスク要因となりうること

を意味する。実に，いく人かの第一人者は，幼少期における不安定なアタッチメントスタイル（insecure attachment style: Van Doom et al., 1998; Silverman et al., 2001; Grayling , 2002; Tomarken et al., 2007）は複雑性悲嘆（すなわち，遷延性悲嘆障害）の原因の中心であると示唆している（Prigerson et al., 2008）。

症例3

芸術家のB（61歳）は，16か月前に夫を膵臓がんで亡くした。彼らは29年間連れ添った。彼らの関係性は親密なものであったが，そこには繰り返し生じていた深刻な問題があった。夫が男友だちに1人で会いに行ったり，同好会に行くたびにBはつらくなった。夫の不貞を疑ってはいなかったが，ただ単に1人で置き去りにされることをBは受け入れることができなかった。彼女は泣き，自分を1人にしないように夫に懇願した。これが多くの口論を引き起こした。

Bはひとりっ子だった。彼女が4歳のとき，彼女の父親は家を出て行った。彼女は母親から離されるときはいつでも，それが数分間でさえ，非常に不安になった。幼少期とその後成人した後も，彼女の夫と32歳のときに出会うまでずっと，彼女は母親にくっついて離れなかった。

夫が病気の間，Bは夫を介護し，夫はやがて消化不良，食欲不振，腹痛を伴うようになった。夫は黄疸を発症し，ついには腸閉塞を患った。手術と化学療法の甲斐もなく，彼の病気は進行し，体重は落ち，疼痛管理の試みにもかかわらず痛みは増加した。夫を病院から家に連れて帰りたいとBは主張し，9か月後に夫が亡くなるまで病院の看護師の助けを借りながら自分で夫を看病した。

夫の死から16か月後に診察に訪れたとき，Bは憤慨して怒り，二度と医者を信頼

Box 15.2　これまでに報告されている遷延性悲嘆障害のリスク要因

- 子どもの死
- 親の死
- 故人との親密な関係
- 故人への依存度が高いこと
- 不安定なアタッチメントスタイル
- 人生における意味の喪失
- 突然の予期しえない死
- 幼少期の分離不安
- 幼少期の虐待

することはできないと思っていた。彼女は夫を思慕するあまり，芸術家としての仕事を再開することも，友だちに会うこともできていなかった。彼女の歴史は明らかに，遷延性悲嘆障害における幼少期の分離不安と不安定なアタッチメントスタイルの影響を示している。

遷延性悲嘆障害のリスク要因として報告されているものを Box15.2 に示す。これらの要因に関するエビデンスは，相関研究によるものが多いことは注目すべきである。しかしながら，報告された知見を検証するためには縦断的研究が必要である。

4．遷延性悲嘆障害の治療

現代の英国の哲学者の言葉に，「死別後，世界は二度と同じものにはならない。私たちは喪失を乗り越えることはなく，喪失とともに生きることを単に学ぶだけである（Grayling 2002）」とある。この意見は私たちの臨床的観察とも合致する。治療の目的はいわゆる「終結」を達成することではなく，遺族が喪失と一緒に生きることを学ぶことを可能にすることである。すなわち，治療における広い目的は，遺族が喪失の中に意味を見つけることを可能にすることである（Neimeyer, 2006）。

この章の中心は，がんに関連する死の後に生じる遷延性悲嘆障害である。これは，ゆっくりとした痛々しい衰弱を経験し，最終的には最愛の人の死をむかえるという，明らかに遷延性の苦痛を伴う経験である。さらに，悲嘆過程にいる遺族は亡くなった患者が受けていた治療に対して疑念を抱くことが多く，特に，診断において，何らかの思い込み，または判断の遅れがなかったかという厄介な疑念がある。そのような疑念は怒りを生じさせ，悲嘆を増加する。これらについてもセラピストによって取り上げられなければならない。

5．有用なガイドライン

① CBT を開始する前に，セラピストは故人の疾患と治療の詳細について十分に精通している必要がある。
② まず始めに，患者の死に至るまでの数週間から数か月とそれらが遺族の人生に与えた影響について詳細に説明してもらうよう遺族にお願いする。
③ 幼少期における分離不安に関するあらゆる情報を含む個人歴と精神医学的病歴を聞いておくべきである。
④ 認知的・行動的手段が適切である。治療の目的は，遺族と連帯して決定されるべきである。

（1）認知的技法

認知の誤りがないかを探索し，取り組むことは重要である。遺族の間で共通する認知の誤りは以下の通りである。

① 不当な罪の意識と自己批判：「べき」発言により特徴づけられることが多い（例：「妻をもっと早く医者に連れていくべきだった。もしそうしていたならば，彼女は今も生きていたかもしれない」「彼が亡くなったとき，私は彼と一緒にいるべきだった。しかし，わたしは電話をかけにいってしまい，部屋に帰ってきたときには彼は亡くなっていた」）。

　状況特異的な自己批判（すなわち，最愛なる人の末期の疾患を取り巻く出来事に限定されるもの）と，固定化したネガティブな中核信念の症状である自己批判とをセラピストが区別することが重要である。後者は，明らかに対処することが難しく，その信念の背景にある原因を探索し働きかけるよりも長期にわたる治療が必要になる。

② 全か無か思考（例「彼が亡くなったから，私の人生は終わってしまった」）。
③ ネガティブな予期（例「私は二度と幸せになることはできない」）。
④ 末期の患者を治療した医者と看護師に対する不適切な怒り。
⑤ パートナーの容姿や声の詳細を正確に思い出すことができないという恐怖と，遺族が最終的に故人を忘れてしまうという恐怖：ある側面がはっきりしなくなったとしても，故人の記憶はアクセスし続けることができることを，セラピストが再保証することが必要である。

（2）行動的技法

行動的技法は以下の通りである。

① 達成可能で，セラピストと患者がともに同意した，喜びや達成感を得られるゴールを設定する（例：友人と出かける，ガーデニングをする，パートナーの死によって生じた財務を整理する）。そのようなゴールは，以前行なっていた活動の段階的な再開を促進する。よく見られることであるが，活動から喜びを少しでも得ることに対して遺族が罪の意識を感じる場合は，故人がそのような気持ちに賛同するかどうかについて尋ねることにより，通常，再保証が与えられる。
② 日常生活の活動スケジュールは記録され，治療セッションにて扱われるべきである。日常生活の活動記録の利点は第8章の中で詳細に要点が述べられている。
③ 悲嘆の感情表出は促進されるべきである。

第Ⅱ部　がん患者に対する認知行動療法

症例 4

P（71歳）はエンジニアをすでに退職しており，9か月前に妻を乳がんで亡くした。彼らは幸せな結婚生活を送り，子どもはつくらないことに決めていた。彼らはそれぞれ別の会社で働き，いくつか趣味を共有し，ユーモアのセンスも合った。10年前にPの妻はうつ病を発症し，その間，Pは妻を支え，1年続いたこの難しい期間ずっと彼女をサポートし続けた。

2年前に診断された彼女のがんは，手術や化学療法，タモキシフェンの甲斐もなく進行した。彼女は徐々に疲れ，弱りきり，体重は9kg落ち，痛みを伴う骨転移を来たし，ついには対麻痺を発症した。悪化した身体状況により介護施設への入院が必要となるまでの間，ホスピスからの在宅看護師のサポートとホスピスへの2度の短期入院の助けを借りて，Pは在宅で妻を看病し，その10日後に彼女は息を引き取った。

妻の死後9か月間，Pは遷延性悲嘆障害の一般的な症状を発症した。彼は，妻の存在を思慕し，強い罪の意識を感じ，彼女が死んだことが信じられず，感覚もなく，もはや彼にとって何の意味もない人生をただ生きていくことはできないと感じた。彼は友だちと会うことをやめ，電話にも応答しなくなった。彼は自分自身のことを「空っぽだ。あらゆる感情が欠けてしまっている」と表現した。

Mawsonら（1981）によって説明されている誘導的悲嘆（guided mourning）の試みとともにセラピーは開始された。誘導的悲嘆では，患者は妻の最後の病状と彼女の死をめぐる状況について詳細に思い出し，何度も説明するように促された。しかし，この手続きによっていかなる改善も生み出すことはできなかった。CBTはこのような症例にも成功することを証明した。セラピーにて共有された目標は，彼の強い悲嘆を軽減し，以前の標準的な人生を再開することを可能にすることであった。Pは認知モデルが合理的であることをすぐに理解し，それは彼にとって重要なことだった。セラピストとともに，彼は多くの認知の誤りを同定し，働きかけることができた（例：「私は（妻を）裏切ってしまった。私は彼女を介護施設に行かせてはならなかった。──彼女は行きたくなかった」「おそらく私が彼女を家にいさせていれば，彼女はもっと長く生きただろう……もしかするとまだ生きていたかもしれない」）。これらのネガティブな自動思考は彼を苦しめ，強い罪の意識や自己批判，苦痛をもたらしていた。

CBTセッションの間，潜在するネガティブな思考に働きかけ，合理的な反応を取り入れることによって，これらの症状を軽減しうることをPは発見した（例：「彼女を在宅で介護し続けるのは医学的見地から不可能だった。だから，介護施設への入院は必要不可欠だった」「彼女が家に残ったとして彼女がより長く生きたかもしれないことを示唆する証拠は1つもない」）。彼は，毎日数時間，妻を訪れ，そこでの医療や介護が実際には「一流」であることを認めていたのである。

CBTの行動的要素は，現実的で達成可能な目標を設定することから構成されてい

第15章 看病をしていた遺族や近親者における遷延性悲嘆障害

❖表15.1 症例4：遺族PのHospital Anxiety and Depression（HADS）得点

	CBT 初回セッション	最終セッション	6か月後フォローアップ
不安	11	6	5
うつ状態	15	8	7

た。妥当なタスクとして，電話をかけたり，電話にでることを目標とすることについて同意したものの，彼はこれができないことに気づいていた。セラピーの中で明らかになったその理由は，親戚または友人から妻の死についてや彼の現在の気持ちについて聞かれた際，情緒的に圧倒されてしまうかもしれないことを彼が恐れていることであった。セラピストは，話したい話題や話したくない話題はPがコントロールできることと，これが，圧倒されてしまうかもしれないという彼の恐怖を取り除くだろうということを提案した。連絡するのに最も恐怖度が低いという彼の姉に電話をかけるよう彼は促された。すると，驚いたことに，彼は提案されたように会話をコントロールすることができた。そして，その他の親戚や友人にも話すことができると彼は感じた。その結果，彼の恐怖は消失した。これは彼が社会的孤立を乗り越えるにあたって重要なステップであった。

しかしながら，Pはまだ多くの時間を，家でぼんやりしたり，悲しみに打ちひしがれたり，何もせずに過ごしていた。達成感や喜びをもたらすことができる課題のリストを書き，何とかして実行できたことを日記に毎日記録するように彼はいわれた（生活スケジュール）。単純な課題（例：庭に球根を植える）から難しい課題（例：妻の服をチャリティーショップへ持っていくことができるように，妻の衣服を整理する）にわたって，彼は一連の活動に着手し，その結果，普通の生活に徐々に戻ることができていった。10回のセッションにてCBTを終了した際，Pは改善していた。彼は妻がいないことを寂しく思い，妻を失ったことを嘆き続けたが，もはや複雑性悲嘆反応の症状に苦しむことはなく，普通の生活に戻り始めた。6か月後のフォローアップで会った際も，彼はその進歩を維持していた（表15.1参照）。

遷延性悲嘆障害へのCBTの活用は，比較的新しい領域である。今求められているものは，CBTとその他の心理療法を比較した厳格な大規模無作為化比較対照試験を実施することである。始まりは，Shaerら（2005）であり，認知・行動的技法に部分的に基づいた「複雑性悲嘆セラピー」の16セッションを，同様の数の標準的な対人関係療法のセッションと比較した。認知・行動的技法に基づいた彼らのセラピーは，痛ましい悲嘆の症状の軽減において，対人関係療法に比べて有意に優れていることを彼らは報告している。これまでに出版されたその他の無作為化比較対照試験では，遷延性悲嘆障害の症状の軽減において，CBTは支持的心理療法に比べて優れていることが報告されている（Boelan et al., 2007）。遷延性悲嘆障害に苦しむ人々への治療は

重要な臨床課題であり，エビデンスに基づくべきである。そのため，遷延性悲嘆障害の患者を対象に特別にデザインされた心理療法の更なる研究が求められる。

6．まとめ

　がん患者を亡くした近親者が遷延性悲嘆障害を発症した場合，心理療法を必要とする。この障害の診断基準，有病率，さらには可能性のある主要なリスク要因について概説した。いくつかの臨床像が示され，CBTを手段とした治療がいくつかの臨床ガイドラインとともに説明された。無作為化比較対照試験の不足が，そのような治療の試験の必要性を強調する。

第16章

集団療法

1．個人療法 vs. 集団療法

　がん患者を対象とした集団療法の開拓者である David Spiegel は，集団療法には3つの利点があると提唱した（Spiegel et al., 1999）。

　①患者相互による（情緒面に対する）社会的支援
　②ヘルパーセラピー原理（集団内の他者への援助によって自尊心の高揚が可能）
　③費用対効果

　3点目は言うまでもない。たとえ，（英国や米国における）膨らむ財政難や，費用がすべてであるという人からのプレッシャーがあったとしても，金銭面が決定因になるべきではない。我々は，Spiegel が提唱した冒頭の2つの点から集団療法を推奨する。一方で，患者の配偶者とともに行なう個人療法にも一定の利点があるといえる（既述の補助的心理療法［APT］）。というのも，がんは患者だけでなく，彼らの最愛の家族にも影響を及ぼすことが広く認識されている（例：Baider et al., 1996）。したがって，患者のがん支援には家族支援も含まれていることが重要であり（Speice et al., 2000），APT はそれを含んでいるからである。また，残念ながら集団療法に関する文献では，必ずしもすべての患者が集団療法に参加したいと思っているわけではない点に言及されていない。事実，個人療法を好む患者も多く，がん患者の集団療法のリクルートには多くの障害があり，ドロップアウト率も 69%から 80%にも上ると報告されている（Ford et al., 1990; Edelman et al., 1999b）。頸部がん患者に対して好ましい認知行動療法（CBT）の形式を尋ねた Semple ら（2006）によると，個人療法が最も好まれ，次いで読書療法があげられ，集団療法は最も人気のない選択肢であった。つまり，患者には個人療法・集団療法ともに利用可能な選択肢として提示されるべきなのである。

第3章における臨床研究のレビューでは，個人・集団双方の心理療法は共に，がん患者の生活の質（QOL；つまり心理的適応）を確実に改善すると述べられている。一方，個人療法と集団療法の直接的な比較は稀である。Cain ら（1986）は，ルーチンケアを行なっている婦人科系がんの女性を個人療法と集団療法に無作為に割り付けた。介入は患者の恐れや告知，食事，運動そして性機能に関して話し合う全8セッションから構成されていた。また，リラクセーション・トレーニングを実施し，介助者や家族への感情表出，さらに短・長期的な目標設定が施された。6か月後，双方の介入を受けた患者はコントロール群と比較して心理的適応が有意に改善され，個人療法と集団療法は同等の効果があると示された。

　Fawzy ら（1996）は，悪性黒色腫と新たに診断された 104 名の患者を 6 セッションの個人もしくは集団の CBT，あるいはアセスメントのみのコントロール群のいずれかに割り付けた。その結果，個人療法および集団療法には同等の効果があり，コントロール群よりも優れていた。さらに，1年後フォローアップでは，集団療法群のコーピングスキルは個人療法群よりも改善されていた。また，Sheard と Maguire（1999）はがん患者の不安・抑うつを緩和した臨床研究のメタ分析の結果，個人療法と集団療法には同等の有効があることを明らかにした（第3章参照）。

2．集団療法における異なるモデル

　がん患者を対象にした専門家が実施する多種多様な集団療法について述べる。**心理教育的集団療法**では，がんとその治療法に関する患者教育が中心である。加えて，コーピングスキルやストレスマネジメント，さらにはリラクセーション・トレーニングについて学ぶこともある。実施時間は 6〜8 週間と短期間である。無作為化比較対照試験（RCT）で評価された心理教育的集団療法プログラムの一例として，Weisman ら（1980），Johnson（1982），Cain ら（1986），Cunningham と Tocco（1989），Fawzy ら（1990a, b），そして Berglund ら（1994）があげられる。

　支持的感情表出集団療法は Spiegel らによって開発されたものであり（Spiegel et al., 1981, 1989），技法の詳細はマニュアル化されている（Spiegel & Spira, 1991）。概略を述べると，7〜10 名の転移性乳がんの女性患者らが1年間，週に1度の集団療法に参加し，がん治療や家族の問題，およびコミュニケーションの問題について話し合うプログラムである。さらに末期症状とともに生き，死に行くことについて学ぶ。この集団療法では，病気に伴う感情や恐れを表出すること，そして「ヘルパーセラピー原理」と言われる参加者からの相互援助と相互学習に重点が置かれている。

　認知行動療法は，個人療法（Moorey & Greer, 1989）だけでなく，集団療法（Kissane et al., 1997; Edelman et al., 1999b）においても，がん患者に特有のニーズを満たす

Box 16.1 がん患者を対象とした集団認知行動療法で用いられてきた技法

- がん教育（Heinrich & Schag, 1985; Fawzy et al., 1990a,b, 1993）
- リラクセーション（Heinrich & Schag, 1985; Telch & Telch, 1986; Cunningham & Tocco, 1989; Fawzy et al., 1990a,b, 1993; Edelman et al., 1999a,b; Edmonds et al., 1999）
- 前向きな姿勢（Cunningham & Tocco, 1989; Edmonds et al., 1999）
- ゴール設定（Cunningham & Tocco, 1989; Edelman et al., 1999a,b; Edmonds et al., 1999）
- 身体活動（Heinrich & Schag, 1985）
- 快活動のスケジュール（Telch & Telch, 1986）
- 生活習慣の管理（Cunningham & Tocco, 1989; Edmonds et al., 1999）
- 問題解決（Telch & Telch, 1986; Fawzy et al., 1990a,b, 1993）
- コミュニケーションおよびアサーション（Telch & Telch, 1986; Edelman et al., 1999a,b）
- 感情制御（Telch & Telch, 1986）
- ストレスマネジメント（Telch & Telch, 1986）
- コーピングスキル・トレーニング（Fawzy et al., 1990a,b, 1993）
- セルフモニタリングとネガティブな自動思考への挑戦（Telch & Telch, 1986; Cunningham & Tocco, 1989; Edelman et al., 1999a,b; Edmonds et al., 1999）
- 心理的支援（Telch & Telch, 1986; Fawzy et al., 1990a,b, 1993）

ものとして適している。本書ですでに述べているが，個人療法で行なうAPTは集団療法にも適用可能である。現在直面している問題に注目し，ネガティブな自動思考を認識し，立ち向かい，目標設定を行ない，コーピングスキルを高める。さらに達成感や楽しみが得られるような活動の予定を立て，リラクセーション・トレーニングや感情表出を促進させる内容が含まれている。

　これら3タイプの集団療法は狭義に定義されるものでも，相互に排他的なものでもない。実際には，セラピストは各セラピーの要素を組み合わせ実施する。例えば，CunninghamとTocco（1989）は心理教育に支持的な話し合いと認知行動的介入を付加した。他の集団療法と明らかに異なる点は治療期間である。通常心理教育に認知行動的技法を付加したセラピーは短期間（およそ6〜12セッション）だが，Spiegelらの支持的感情表出集団療法は1年間継続される（Spiegel et al., 1989）。一方で，

Spiegel ら（1999）は，乳がんと診断されて間もない女性を対象とした 12 週のみの支持的感情表出集団療法も開発している。

がん患者を対象とした集団 CBT に関する治療成績の検討を行なった 7 つの研究から明らかになった技法を Box16.1 に示す。リラクセーション，自動思考のモニタリングとそれに立ち向かうこと，がん教育，ゴール設定，問題解決，コミュニケーションやアサーション，さらにはストレスマネジメントや心理的サポートが一般的な介入技法である。

3．集団療法における共通項

集団療法の異なるモデルにおいても，注目すべき以下のような共通する特徴がある。

- ◆患者の相互援助はすべてのタイプの集団療法の基本原理である。集団療法の枠外でもがん患者同士が接触をもつように促される点は，精神医学の診療における集団療法とは対照的であるといえる。
- ◆セラピストは目下の問題に注目する。
- ◆セラピストは集団メンバー間の相互作用を促進する。
- ◆ありのままの感情表出が推奨される。
- ◆集団療法への参加過程を通して，セラピストは，活動的なコーピングの獲得と実施を患者に促す。通常は，患者の現在の心配事に対する問題焦点型コーピング（Spiegel et al., 1999）を促進させた後，情報提供と情動焦点型コーピングの促進を経て，心理的ウェルビーイングのような肯定的な意味を見い出すことのできるコーピング方略の獲得を促していく（Folkman & Greer, 2000）。

4．セラピーを行なうべき患者とは

セラピーはがんになったすべての患者が受けるべきか，もしくは情緒的苦痛を呈する患者のみが受けるべきか。この終わりのない疑問には，常識的な視点から考えるべきである。我々の英国における臨床経験によると，心理的な不適応状態をまったく呈さない患者だけでなく，多少訴える患者であっても，セラピーを受けようとはしない。このような患者には，トレーニングを受けたがんカウンセラー（通常は看護師）が必要な情報提供や説明を行なうのが最も有効である。対照的に，セラピーを必要とし，その恩恵を受けるのは，継続して情緒的苦痛を呈していたり，無力感や絶望感を抱いていたり，重篤な不安や抑うつを感じていたりする患者である。実際に，こうしたハイリスク集団を対象とした調査研究では，有効な結果が得られており（Sheard &

Maguire, 1999), Weismanら (1980), GreerとWatson (1987), Zaboraら (1990), Watsonら (1994) らによって開発された心理的スクリーニングによってハイリスク患者を抽出することが可能である。

5．実際的な問題

　集団療法を開始する際には，多くの実際的な問題を考慮する必要がある。人数は何名にすべきか。形式はオープン（つまり，いつでも新しい患者が参加可能）であるべきか，もしくはクローズド（つまり，いったん集団療法が開始されると，その期間中は新しい患者は参加不能）であるべきか。メンバーには様々なステージの異なるがん腫の患者を含めるべきか，それとも同じステージの同じがん腫の患者に限定するべきか。がんのどのステージで介入を実施すべきか。どのくらいの期間継続するべきか。これらの質問に対する明確で科学的根拠に基づく回答はない。しかしながら，文献（例：Spiegel & Spira, 1991; Kissane et al., 1997; Spira, 1998; Edelman et al., 1999a,b; Feigin et al., 2000 など）には，集団療法に関する有用なガイドラインとなる以下のような記載がある。

　集団心理療法は通常，6～12名のクローズドもしくはセミ・クローズドな形式で実施する。いずれの場合にも，患者は一定数のセッションに参加する必要がある。クローズドな集団療法には短期介入が適している。一方，長期介入（特に進行がん患者を対象とした）の場合には，病状悪化や死の危険性が増すことによってドロップアウト率が高くなる可能性があるため，クローズドな集団形式は避けるべきである。このような場合には，集団を離れる患者の代わりに，新しい患者が参加できるセミ・クローズドな集団療法の適用が最良の選択といえる。がんの診断とステージに関して，ほとんどのセラピスト（Weisman et al., 1980 の例外を除いて）は，同じがん腫で近接したステージの患者から構成される集団を好む。共通項をもっているメンバーによる均質集団の利点は明白である。しかし，珍しいがん腫に限っては，均質集団を形成する十分なメンバーを満たすのは困難である（Spira, 1998）。この問題を克服するために，Spiraは様々ながん腫の様々なステージの患者から構成される混合集団の適用を主張している。それでもなお，混合集団では，各メンバーが広く異なるニーズをもっていることから，運用には相当な困難が伴うため，そうした患者には個人療法を行なうことが望ましいというのが我々の見解である。

　最後に，セラピー導入のタイミングと継続期間についてである。これらの要因はどちらもセラピーの結果に影響するが，どちらも比較臨床試験は行なわれていない。臨床試験では，一般的にセラピーの導入が最も必要とされるのは診断直後と再発時，進行の兆候がある場合，さらに終末期であると示唆されている。しかしながら，それぞ

れの患者は彼らの状況に応じた心理学的介入を求めているため，セラピーはがんの進行過程のどのステージにおいても利用可能になるべきである。また，セラピーの継続期間に関しては，広いバリエーションがあると述べたように，4週間（Weisman et al., 1980）から1年間（Spiegel et al., 1981）まで幅がある。セッションの最適数は一概に決定されているわけではないが，患者個々人のニーズと病気のステージによって変わることは明らかである。集団治療に関する系統的レビューによると，Shermanら（2004）は，短期的な構造化された介入と長期的な相互作用的な集団介入の双方ともに有効なエビデンスがあると結論づけた。概して言うと，短期介入は早期のがん患者に適用され，長期介入は進行がん患者に有用である。

6．集団療法の比較

生命予後とQOLに関して個人療法と集団療法の効果について述べてきたが，集団療法自体にはどのモデルが最良なのかという疑問が生じる。生命予後に関しては，異なる集団療法を比較した調査研究はない。QOLに関する包括的なメタ分析によると，心理的介入は情緒面と身体機能面の適応を改善することが明らかになったが，どのような介入方法であっても疾患や治療自体の改善効果に有意差は認められなかった（Meyer & Mark, 1995）。しかし，これらの結果は心理療法と未治療のコントロール群との比較研究に基づいたものであり，今後，異なる心理療法を直接比較する研究の実施が望まれる。

CunninghamとTocco（1989）は，コーピングスキル・トレーニングを含む心理教育的集団療法と，支持的な話し合い，感情表出そして情報共有の要素を含む支持的集団療法の比較を行なった。なお，集団のメンバーには乳がん患者が最も多かったが，その他にも様々ながん種をもった患者がいた。介入の結果，コーピングスキル・トレーニングを含む心理教育的集団療法を受けた患者は，支持的介入のみを受けた患者よりも，情緒面において有意な改善が認められた。また，TelchとTelch（1986）が心理社会的苦痛を呈しているがん患者を対象に実施した，支持的集団療法にコーピングスキル・トレーニングを付加した介入群と未治療コントロール群との比較研究においても，同様の結果が報告された。これらの結果は，コーピングスキル・トレーニングを含む心理療法が，支持的集団療法や未治療コントロール群よりも一貫して効果の有効性が高いことを実証している。さらに，Bottomley et al（1996）の小規模パイロットスタディでは，新たに診断を受け心理的苦痛を呈しているがん患者を，認知行動的介入群，支持的介入群，未介入群のいずれかに割り当てた。その結果，患者のコーピングスタイルを改善するにはメンバー内での支持的な話し合いよりもCBTのほうがより優れていることが明らかになった。このように，集団療法においては，支

持的介入よりも，認知行動的介入のほうがより効果的であるとする予備的なエビデンスを示す研究結果もわずかにある。しかしながら，これらのエビデンスのみで確固とした結論を下すには不十分といえる。というのも，1年以内に初期乳がんと診断された353名の女性を支持的表現集団療法，もしくは教育的統制条件に無作為割り付けした研究では，支持的表現集団療法は心理的苦痛の低減に効果を示さなかった（Classen et al., 2008）からである。

BlochとKissane（1995）は，CBTは初期のがん患者の「生存」の可能性を高める可能性の高いものであり，一方で，支持的感情表出療法は，実際の心配事に対する感情の共有を促すため，転移性のがん患者により適していると思われるという興味深い提言を行なった。実際，初期乳がん患者を対象に行なった支持的感情表出集団療法では効果は認められなかったが（Classen et al., 2008），転移性乳がん患者を対象に実施した支持的感情表出集団療法では患者の情緒的苦痛が緩和されており（Classen et al., 2001），これはBlochとKissane（1995）の提言を支持する無作為化比較対照試験の結果といえる。なお，個人CBTに関しては，我々の行なった無作為化比較対照試験によると，CBTは原発性がん患者のQOLの改善においても（Greer et al., 1992），進行性がん患者と同様に有効であることが明らかになった（第14章参照）。

以上のように，異なるアプローチが指導的研究者やがんサバイバーのセラピストによって推奨されてきた。

余談にはなるが，信頼できるセラピストが患者に役に立つと評価した技法を兼ね備えている心理療法を用いることこそが確かな意味をなすわけであり，そこに学派に関する議論の余地はないのである（Cunningham, 1999）。

しかし，Boutin（2007）によると乳がん女性患者を対象とした，CBTを組み合わせた支持的感情表出集団療法に関する数少ない研究では，まだ一貫した結果は得られていない。

7．まとめと結論

① 心理的スクリーニングによる情緒的苦痛症状（臨床的不安，抑うつ，さらに無気力感や絶望感）を呈するがん患者には，個人療法と集団療法の双方が利用可能となるべきである。
② がん患者の集団療法には，心理教育的介入，支持的感情表出的介入，さらに認知行動的介入の3つのモデルがあるが，実際には重複して用いることもある。
③ 集団療法の異なるモデルを比較した研究は稀である。CBTの有効性を示唆する予備的なエビデンスはあるものの，確固とした結論を導き出すには更なる研究が必要である。

④集団療法は6〜12名からなる均質集団（つまり，同じがん腫や同じステージ）であることが推奨される。

⑤集団心理療法の導入時期は，がん診断時が最も一般的であり，再発時，そして終末期にも必要であるとされるが，がん経過過程のどの時期であっても利用可能であるべきである。

⑥文献で明らかにされたセラピーの継続期間は幅広く異なっている。初期のがん患者であれば短期介入で効果を得ることができるのに対して，進行したがんや終末期のがん患者であれば，より長期的な介入が必要とされる。

⑦集団療法に関する異なるモデルの相対的な有効性，そして心理的介入の適切な回数や期間が確定されるような研究が望まれる。

第17章

結論

　本書では，理論，研究データ，臨床的知見をバランスよく提示することを試みながら初版の改訂を行なった。しかし，がん患者への認知行動的技法の臨床応用における普遍的な強調点については，初版と変わらず一貫して述べられている。がん患者への認知行動療法（CBT）の有効性について多くの実践が示されているにもかかわらず，それらを「どう実践すべきか」についての解説書は，現在に至っても比較的少ない。そのため（残念なことではあるが）我々はサイコオンコロジーの全領域をカバーすることはできなかった。また，がんに伴う心理的障害の罹患率についての研究成果を網羅的にレビューできなかったし，コーピングに関する最新のデータを加えた解説も十分には行なえなかった。その代わりに，第1章と第2章では，補助的心理療法（APT）の基盤となるがんの適応モデルに関するいくつかの研究知見を提示した。第3章と第4章では，がんにおける認知行動的介入の有効性に関する文献の質的レビューを行ない，心理的適応が疾病の予後に影響することを示した。第II部では，第I部で示されたモデルをふまえて，がん患者への心理療法の実践的ガイドの概略についてまとめた。

　APT の有効性はすでに示されているが，結論を出すには新たな問いが必要である。すなわち，治療パッケージの各構成要素の有効性を検証し，どの APT の要素（エビデンスによって示唆されるものとして）がカウンセリングなどの他のセラピーに比べて，より有効なのかを，患者が得られる利益の観点から検証していく必要がある。おそらく最も重要なことは，臨床場面をフィールドとして，エキスパートによって実施される無作為化比較対照試験（RCT）において，エビデンスが示される技法は何かを同定していくことである。この領域の取り組みは，現在2つの方向に動いている。その1つは，腫瘍医のためのファーストエイド・テクニックとして普及させていくことであり，もう一方は，より深刻で複雑なケースにおいて，CBT セラピストが活用しうる新しい技法として洗練させていくことである。本書が，両領域における，がん患者への CBT テクニックとして活用され，次のフェーズを切り開いていくことを期待している。

付録1 〔患者用リーフレット〕がんと向き合うための対処法

　人々は自分の長所や資源を用いながら，がんと向き合う独自の対処法を学んでいきます。がんに対する反応の違いは患者の数だけ存在します。心理療法とは，その人にとって最も効果的な方法を見つける手助けをすることです。これは，病気についての考えや，病気があなたの人生に与える影響について，新しい考え方を探索したり，病気への新しい対処法を試したり，あるいはがんになる前にあなたがよく行なっていたことのいくつかを取り戻すことを意味するかもしれません。人々の対処法は，患者が自分自身や自分の病気をどのように捉えているかによって非常に左右されるようです。怒りや罪悪感，恐怖といった，心をかき乱す考えや感情は共通のものであり，これらはがんを受容する過程の一部です。ここにあなたが経験したかもしれない種々の考えや感情の例をいくつかあげます。

考え	感情
なぜ私が？　私はがんになるようなことは何もしていない。	怒り
なぜ私はこれほど疲れているのだろうか？　がんは本当になくなったのだろうか？	恐怖
がんになったことで人々は私を避けるだろうか？	恐怖や恥
私にできることは何もない。絶望的だ。	うつ状態
私はもはや普通の人でない。	うつ状態
私は家族や医者の力を借りることで，これに対処できることがわかっている。	希望

　最後の例のようないくつかの反応は，あなたが充実した人生を送ることや，がんと闘うために役立ちます。その他の反応が持続した場合には，病気への対処をより難しくすることがあります。あなたは，おそらくこれら2種類が入り混じった反応をするでしょう。このような反応が「まさしくあなたの一部」であり，変えることはできないと思うかもしれません。しかしながら，この章の残りで説明するように，どのように考え，何をするかについて検討することによって，より効果的で満足のいく対処法を得ることが可能になるのです。

（1）心理療法

　あなたが始めようとしている心理療法は，あなたが受けているかもしれないいずれの身体的治療とも連携して，よりよくあなたを導いてくれるでしょう。セッションは1週間に1度の頻度で1時間のセッションを6〜12回行ないます。セラピストは，あ

なたが直面している問題や，問題に対処する際のメリットとデメリットを明らかにしていきます。そして，どの問題に，どのように取り組むことが最善なのかについて，あなたはセラピストと一緒に決めることができます。あなたにパートナーがいる場合は，パートナーがいくつかのセッションに参加することを，あなた自身が選択することもできるでしょう。これは，あなたが抱える問題のいくつかは，あなたたち2人が一緒に取り組むことによって，克服しやすくなるからです。

　セッションにおいて使用される方法のいくつかを以下に示します。あなたにとって有益なものもあれば，そうではないものもあるでしょう。あなたやあなたのセラピストが，どれを試すのかを決定し，いつ，どのように，それらの方法を用いるかについて学びます。以下の各項を読みながら，それらの方法があなたにとって有益なものになり得るかどうかを考えてください。どのような問題に対して，それらの方法は有益でしょうか。

（2）問題解決

　あなたはおそらく，すでに問題解決においてとても優れているかもしれません。しかし，がんはあなたの身をすくませてしまいます。あなたが取り組みたい問題を明らかにすることができれば，あなたはセラピストの力を借りながら，可能性のある解決策を考えることができるのです。あなたのパートナーは，あなたが対処できるよう手助けして，あなたは，あなたがすべきことについて別の新しい考えを持つことができるでしょう。あなたは最初にどの解決策を試すのがよいかを学び，それを実行できるよう援助されます。

　たとえば，多くの患者さんは医師の前に行くと言葉を失ってしまったり，尋ねたかった重要な質問をすべて忘れてしまったりします。このセラピーを用いた患者は，セラピストあるいはパートナーとともに問題解決技法を用いて多くの解決方法を考え出しました。

　①質問したいことを書き出し，声に出して読む。
　②診察にあなた以外の誰かを連れてくる。
　③セラピストあるいはパートナーと一緒にあなたが言いたいことをリハーサルする。

　おそらくあなたはもっと思いつくことができるでしょう。このセラピーは，効果的に問題解決できるようになるために，あなたの自信を取り戻すことが目的なのです。

（3）感情表出

　あなたは，恐怖，悲しみ，怒りなどの強く不快な気持ちになることがよくあるでしょう。あなたはそれらの感情のことで他の人に負担をかけたくないと思ったり，それらの感情を表出することが危険だと感じるかもしれません。しかし，あなたがどの

ように感じているのかを率直に話すことは，あなたがよりよく対処することに役立つことが，研究によって示されています。あなたの人生の中で大切な人々と，お互いによりよく支え合うことができるように，あなたは，セラピストとこのような感情について話し合い，彼らとのコミュニケーションを改善する機会を得られるでしょう。

（4）ネガティブ思考へのコーピング

　がんに対処する際，あなたは，非常に不快な経験や，あなたの人生の大きな変化，さらには将来への不確かさに直面するでしょう。あなたがこれらのことを考えるとき，あなたの思考のいくつかは対処に有益である一方，その他は役に立たず，精神的苦痛を引き起こすかもしれません。ネガティブな感情と向き合い，セラピストと共有することで，あなたはその感情の裏にある思考を探索し始めることができます。対処をより困難にする思考の例は以下の通りです。

　　「私はがんによって死ぬことを知っている」
　　「何をしても無駄である」
　　「私の髪が抜け落ちたら，誰も愛してくれない」
　　「私には対処できない」

　このような思考は，あなたの対処能力を過小評価させ，問題を過大評価させることがあります。私たちはこれらをネガティブな自動思考と呼びます。なぜなら，これらの思考は非現実的で悲観的であり，どこからともなく現れ，「自動的に」頭の中に浮かぶ様だからです。セラピーでは，あなたは，現実的なネガティブ思考と，偏ったあるいは役に立たないネガティブ思考に分けることを学ぶでしょう。始めはそれらの思考を見分けることも難しいので（あなたはおそらくそのようなネガティブ思考を持っていることに気付いていないでしょう），最初の段階ではそれらを認識することから始めます。あなたがこれらの思考を抱く時や，それらの引き金になったもの，さらには，それらが頭に浮かんだときにあなたが感じたことや行なったことについて日記をつけていきます。多くの人々は，それらの思考を的確に捉えることで，思考に対するさらなるコントロールが可能になります。しかし，もし強い不安や抑うつがある場合には，思考を捉えること自体うまくいかないことがあります。自滅的な思考パターンを変容するために，あなたにはセラピストから更なる援助が必要かもしれません。あなたは，これらのネガティブ思考が真にどれくらい現実的あるいは有益であるかを検討するために，自分自身に問うことから始めていきます。そして，代替となる，より建設的な考え方を発見することができるのです。先行研究では，これを実践することによって，あなたの気分を改善することができ，自身の状況をよりコントロールして

いることを実感できることが示されています。ここにその例を挙げます。

　がんに罹患したある男性は，股関節に急激な痛みを感じていました。彼はすぐに「骨のがんになった」と考えました。これはネガティブな自動思考であり，彼は考えられる最悪の結論に飛躍して考えてしまっていました。当然のことながら，彼は不安を感じました。彼はこの考えを信じる理由について疑問を抱き，彼ががんになるずっと前から何年もの間，断続的な痛みがあったことを思い出しました。彼は以下の返答とともに，彼の思考に働きかけることができました。「私はがんになる前から股関節炎を患っていた。最後の検査では，がんは広がっていなかった。これらはただのいつもの痛みだ」これにより，がんが広がってしまったという彼の信念は軽減され，そのため彼の不安も減少したのです。

　この例が複雑そうにみえる場合でも，心配しないでください。あなた，あるいはセラピストがこの技法を用いると決めた場合は，あなた自身のネガティブ思考を例として用いながら，徐々に技法を学んでいくでしょう。

（5）生活の質の向上

　私たちが行なっているすべてのセラピーの目的は，みなさんの生活の質（quality of life: QOL）の向上です。あなたががんに罹患しているとき，あなたは楽しいと思っていたことをいくつか失うかもしれません。これは，身体的な健康障害があるから，あるいはあなたが病気やその治療について考えることに多くの時間を費やしたから，さらには，従来の生活を続けていくことの意味を見出せなくなってしまったからといったことが理由になっているかもしれません。あなたは，あなたが楽しいと思うことや達成感を得られることを行なうことによって，病気があなたにもたらす影響を軽減し，病気に立ち向かうことができるのです。私たちは，このような方法が人々に人生をコントロールできているという感覚を取り戻させることを発見しました。また，あなたが楽しいと思うことや達成感を得られることを行なうことにより，あなたは現実世界とのつながりを感じることができます。そのため，あなたはただの「がん患者」ではなく，自立した人間なのです。セラピストは，あなたが楽しいこと，あるいは，達成感を得られることを行なったことについて日記をつけることを手助けするでしょう。そして，週のうちに，やりがいがあり楽しい活動を計画することによって，その日記を活かすことができます。また，自身の予想を適切なレベルに設定することが重要です。あなたがもし疲れ，弱っているのならば，カップ一杯のお茶を入れること自体が大きな成果になるかもしれません。もしあなたが以前のようにすべてを行なうことができない場合もあきらめてはいけません。あなたにできることを行なって，何よりもそのことを評価しましょう。あなたとセラピストは，あなたの時間と力を最高の形で

費やせる方法を話し合うでしょう。

（6）新しいコーピング方略の習得
　上述した対処法に加えて，その他の方法がいくつかあります。あなたの問題に応じて，セラピストはその他の技法を提案するかもしれません。中でも，リラクセーションの練習が役立つと思う人が多いようです。身体的緊張や精神的苦痛は，お互いを増加させるといった悪循環の中で蓄積されます。あなたとセラピストは，リラクセーションによってその悪循環を打開しようとするでしょう。あなたはリラクセーションを，テープ，CD，あるいはセラピストのいずれかから学び，定期的に練習します。リラックスできるようになることは，あなたがストレスの多い状況へ対処することに役立つでしょう。

（7）結論
　あなたはすでに上手に対処できている一方で，問題や心配ごとをいくつも抱えているかもしれません。あるいはあなたは今，大変な困難や疑念を抱えていて，それらを乗り越えることはできないと思っているかもしれません。あなたの状況が何であれ，あなたががんに対処することを助け，人生をまだコントロールしていることを保証するために，その他の治療と並行しながら，あなたとセラピストは一丸となって取り組むことができます。

　あなたが自身に当てはまると思うポイントや，受け入れることができないポイントを挙げながら，リーフレットを今一度読み直すことは，あなたにとって役立つかもしれません。あなたのセラピストは，このセラピー自体やセラピーの活用方法に関するあなたのどんな質問あるいは懸念について，いつでも話してほしいと思っています。

　もし，これらのうちの1つがあなたにとって役立ち得ると思った場合は，四角にチェックを書きましょう。
　　　□　問題解決
　　　□　感情表出
　　　□　ネガティブ思考へのコーピング
　　　□　QOLの向上
　　　□　新しいコーピング方略の習得

　セッションとセッションの間に，セルフヘルプの課題を練習していただけますか？
　　　□　私は，セッション間にセルフヘルプの課題を練習する

付録2

〔患者用リーフレット〕
認知のゆがみ
（偏った受けとめ方や考え方）

　人々が圧倒され，あるいはやる気を失ってしまっているときには，物事を必要以上に重大なことと受け止めていることが多いようです。これは，彼らが直面している真の問題を誇張させたり，これらの問題に対処する能力を過小評価させてしまいます。このような状況において，人の思考は，ある種の「ネガティブなゆがみ」や，「認知のゆがみ」を見せるのです。下記の例のいくつかは，あなたが自身のネガティブな思考のゆがみを認識するのに役立つでしょう。

（1）過度の一般化
　このゆがみは，1つのネガティブな出来事を終わりなき敗北のパターンとして捉えてしまうことを意味します。たとえば，あなたが病院から退院した次の日にパートナーと口げんかをした場合，「それはがんのせいだ。私たちはこれからいつも口げんかをしていくのだろう。物事はもう二度と以前と同じようにはいかない。その上，すぐに離婚して，おしまいになってしまうかもしれない」と考えます。

（2）過大評価と過小評価
　あなたは，他の患者の長所や対処能力などのいくつかの物事についてその重要性を誇張する一方で，あなた自身の対処法などについては大したことがないといったように軽視します。あなたは自分自身に「みんな私より上手に対処している。私はただのポンコツだ」と言うかもしれません。

（3）全か無か思考
　世界は，完全な白か黒かで判断されます。もしあなたのパフォーマンスが完璧でなかった場合，あなたは自分のことを完全なる失敗者だとみなします。あるいは，もし治療が100％成功しそうになければ，その治療はまったくの役立たずとみなします。
　たとえば，がんが治癒することはないと言われた男性は，「もし治癒できないのであれば，何をする意味もない。今死んだほうがましだ」と言いました。しかしながら，適切な治療を受ければ，彼は数か月から数年，いきいきとした生活を送ることができるかもしれません。

(4) 選択的注意

　落ち込んでいるときは，あなたは人生のネガティブな部分についてしか考えることができません。あなたは，あなたに起こっているポジティブな物事のすべてを無視しながら，あなたの人生のネガティブな部分に選択的に注目します。

　たとえば，化学療法を受けようとしていた乳がんの女性は，一連の治療を通して彼女が経験しうる副作用についてしか考えることができませんでした。彼女は，これからの数か月間の不快感について考えるばかりで，もし治療が成功した場合，彼女は残りの人生を楽しむことができるという事実を無視していました。その不快感に注目することにより，彼女は以前できていたことや，日常的に楽しんでいたことに目を向けることができなかったのです。

(5) ネガティブな予測

　多くのがん患者にとって，将来は不確実です。しかし，あなたが最悪の事態を想定することにより，その不確実性はネガティブな確実性に変わってしまうことがあります。

　　「私はこの治療の効果がないことが分かっている」
　　「もしがんが再発したら，私は対処できないだろう」
　　「もしこの治療を受けて私が髪を失ったら，私のパートナーはもはや私を魅力的に感じないだろう」
　　「たとえがんが治癒したとしても，何か他のものが私に問題を引き起こすことが分かっている」

(6) 読心術

　人々が考えていることを見つけ出す代わりに，あなたは結論を急いでしまい，他者の心を読み取ろうとしますが滅多に成功しません。

　たとえば，唾液腺がんの治療が成功した女性患者は，家で大きなストレスを抱えていると感じました。彼女は，家族は怠惰で自分のことを大切に思っていないため，故意に彼女を助けてくれないのだと考えました。しかし実のところ，彼女の家族は，彼女が身体的によくなればすぐにすべてが通常に戻ることができるのだと，間違って思い込んでいたのでした。彼女の家族は，悪意からではなく，無知によって行動していたのです。

(7) すべき思考

　あなたは，自分自身を「すべき」や「しなければならない」といった言葉でやる気

にさせようとします。しかし，それは結局，罪の意識を感じることで終わってしまいます。たとえば，「私は，がんになる前に自分がしていたことは，すべてできるはずである。たとえ体調が優れなくても，私は自分の子どもたちの世話をすべきである」という例です。「すべき」という発言を他者や人生全般に向けて言うとき，あなたは怒りや憤りを感じています。

　　「私の夫や娘は，私がストレスにさらされていることを知るべきだし，私を特別に扱うべきだ」
　　「私はよい人生を送ろうとしてきた。がんになるべきではない」

（8）レッテル貼り

　正確に状況を表現する代わりに，あなたは自分自身に批判的ラベルを当てはめます。「私ができたかもしれない量よりも，私はその仕事をしなかった」と言う代わりに，あなたは自分自身に「私は，敗者だ」と言います。あるいは，あなたが抱えているストレスによって集中することが難しく感じたとき，あなたは「私は馬鹿だ」と言います。

（9）個人化

　必ずしも自分に責任のないネガティブな出来事であっても，あなたはその出来事の原因は自分自身にあるとみてしまいます。もしあなたの子どもの行儀が悪かった場合，あなたは「それは私のせいに違いない」と自分自身に言います。もし友人が訪問をキャンセルした場合，「私ががんだからに違いない」と言うのです。
　ネガティブ思考を同定することは，考えの変容を習得するための第1歩です。実際のネガティブな出来事は，解決を望めない非常に大きな問題のように見えるようになるまで，誇張され，歪められることがあります。認知のゆがみについて習得すれば，あなたは問題の大きさを解決しやすいサイズに切り分けることができ，問題についてただ心配するよりもそれらを解決することに全力を注ぐことができます。

付録3

1週間の生活スケジュール

時間	月曜日	火曜日	水曜日	木曜日	金曜日	土曜日	日曜日
9〜10							
10〜11							
11〜12							
12〜1							
1〜2							
2〜3							
3〜4							
4〜5							
5〜6							
6〜7							
7〜8							
8〜12							

付録4

思考記録表

状況	身体感覚 (0〜10)	感情 (0〜10)	自動思考	代替反応	活動計画

付録 5-1

Mental Adjustment to Cancer Scale（MACS）

名前：＿＿＿＿＿＿＿＿＿＿＿＿＿＿＿＿　　　　　　　　　日付：＿＿＿＿＿＿＿

　がんを患ったときの気持ちや行動を表す文章が以下に書いてあります．各文章について，現在のあなたに最もよく当てはまると思う番号1つにマークをしてください．例えば，その文章が自分にまったく当てはまらない場合は左端の1番をマークします．

	まったく違う	少し当てはまる	まあまあ当てはまる	まったくその通りだ
1．食生活を変えるなど，健康によいと思うことをしている	1	2	3	4
2．自分で自分を励ますことができない	1	2	3	4
3．健康に問題があるので先の予定が立てにくい	1	2	3	4
4．前向きな態度が健康によいと思う	1	2	3	4
5．病気についてくよくよ考えない	1	2	3	4
6．自分はよくなると信じている	1	2	3	4
7．自分では何も変えられない	1	2	3	4
8．すべて担当医に任せている	1	2	3	4
9．人生は絶望的だ	1	2	3	4
10．運動など健康によいと思うことをしている	1	2	3	4
11．がんになってから，人生の尊さに気づき，人生をこれから築いていこうと思う	1	2	3	4
12．自分自身を運命に任せている	1	2	3	4
13．休暇，仕事，家など将来の計画がある	1	2	3	4
14．がんの再発または悪化が気がかりだ	1	2	3	4
15．自分の人生に満足しており，あとは余生だ	1	2	3	4
16．自分の心のもち方で健康を大きく左右することができる	1	2	3	4
17．自分では何もできない	1	2	3	4
18．いつも通りの生活を送ろうとしている	1	2	3	4
19．同じ病気の人と連絡をとりたい	1	2	3	4
20．すべて心から追い出そうと決めている	1	2	3	4
21．これが自分に起こったことだとは信じ難い	1	2	3	4
22．非常に不安だ	1	2	3	4
23．将来にあまり希望がもてない	1	2	3	4
24．今はその日その日を過ごしている	1	2	3	4
25．あきらめたい気分である	1	2	3	4
26．病気についてもユーモアのセンスをもつよう努力する	1	2	3	4
27．みんな私のことを私以上に心配してくれている	1	2	3	4
28．容態の悪い人のことを案じる	1	2	3	4
29．がんについて何でも知りたい	1	2	3	4
30．自分ではどうしようもない	1	2	3	4
31．何でも前向きにやろうと思う	1	2	3	4
32．病気について考える暇がないように忙しくしている	1	2	3	4
33．病気についてこれ以上何も見つけないように避けている	1	2	3	4
34．この病気は自分を試す機会だと思う	1	2	3	4
35．病気は宿命だと思う	1	2	3	4
36．どうしたらよいのか途方に暮れている	1	2	3	4
37．病気になったことが腹立たしい	1	2	3	4
38．実際がんになったとは思わない	1	2	3	4
39．自分の恵まれている点を考えるようにしている	1	2	3	4
40．病気を克服しようと思う	1	2	3	4

（Watson & Greer, 1988；明智ら，1997）

付録 5-2

Cancer Coping Questionnaire（CCQ：21 項目版）

名前：＿＿＿＿＿＿＿＿＿＿＿＿＿＿　　　病院番号：＿＿＿＿＿＿＿＿＿＿

　人々は，がんによるストレスに対処するさまざまな方法をもっています。この 1 週間，あなたはどれくらいのストレスを感じましたか？

とても	まあまあ	少し	まったく
□	□	□	□

この 1 週間，がんについて心配しましたか？

ほとんどいつも	何度も	時々	まったく
□	□	□	□

　この後には，さまざまな対処方法を記したリストがあります。この **1 週間**，あなたがどのように病気に対処したかについて考えてください。そして，下記に示されたそれぞれの方法について，あなたが用いた頻度に当てはまるものを〇で囲んでください。下記のすべての対処方法を用いる人はいませんが，誰もが下記のうちのいくつかの対処方法を用いています。

この 1 週間あなたは，	とてもよく	よく	時々	まったく
1. 将来のための明確な計画を立てましたか？	4	3	2	1
2. 不安に対処するために，深くゆっくりと呼吸するようにしましたか？	4	3	2	1
3. 心配する考えから気を紛らわしましたか？	4	3	2	1
4. 痛みはがんが広がること以外のことからも引き起こされうることを思い出すようにしましたか？	4	3	2	1
5. 重要なことをやり遂げるために，1 週間の優先事項のリストを作りましたか？	4	3	2	1
6. 病気の深刻さを適切に受け止めるために距離を置きましたか？	4	3	2	1
7. がんに対処するためのあなたの長所を探しましたか？	4	3	2	1
8. 他のことに気持ちを切り替えることで，イライラに対処しようとしましたか？（家事や園芸などの身体的活動）	4	3	2	1
9. がんであっても人生にまだどんなことがあるのかについて思い出すようにしましたか？	4	3	2	1
10. がんであっても，1 日を最大限に生かせるように計画を立てましたか？	4	3	2	1

付　録

11. リラクセーションの練習をしましたか？	4	3	2	1
12. 心配する考えに反論しましたか？	4	3	2	1
13. がんと関連のないいくつかの活動に従事できるよう1日の計画を立てましたか？	4	3	2	1
14. あなたの人生におけるポジティブな側面について考えるようにしましたか？	4	3	2	1

もしあなたに親密なパートナーがいるとしたら，あなたとそのパートナーがこの1週間，どのように対処したか考えてください。
この1週間あなたは，

15. あなたががんに対処するのに役立つ活動に，パートナーを関わらせましたか？	4	3	2	1
16. がんがあなたの生活に与えた影響について，パートナーと話しましたか？	4	3	2	1
17. 憶測を立てるのではなく，パートナーが何を考えているかについて本人に尋ねましたか？	4	3	2	1
18. がんを，あなたとパートナーが一緒に直面しなければならない困難として捉えるようにしましたか？	4	3	2	1
19. パートナーがどのようにしてあなたを支えることができるかについて話し合いましたか？	4	3	2	1
20. 家事の担当を変えるなど負担を軽減するために，あなたが身の周りのことをどれくらいできるかについてパートナーに話しましたか？	4	3	2	1
21. がんがあなたとパートナーの絆をどのように深めたかについて考えましたか？	4	3	2	1

付録 5-3

Cancer Concerns Checklist

過去数週間において，病気や治療についてあなたが心配していたさまざまな気がかりなことについてうかがいます。すべての質問にご回答ください。
　各セクションについて，1つずつチェックしてください。

病気について
（それが何か，よい状態か，など）
☐ 心配ではない
☐ 少し心配である
☐ まあまあ心配である
☐ とても心配である
☐ 非常に心配である

病気への治療について
☐ 心配ではない
☐ 少し心配である
☐ まあまあ心配である
☐ とても心配である
☐ 非常に心配である

身体的にどう感じていたかについて
☐ 心配ではない
☐ 少し心配である
☐ まあまあ心配である
☐ とても心配である
☐ 非常に心配である

物事を行なうことができないことについて
☐ 心配ではない
☐ 少し心配である
☐ まあまあ心配である
☐ とても心配である
☐ 非常に心配である

仕事について
☐ 心配ではない
☐ 少し心配である
☐ まあまあ心配である
☐ とても心配である
☐ 非常に心配である

経済面について
☐ 心配ではない
☐ 少し心配である
☐ まあまあ心配である
☐ とても心配である
☐ 非常に心配である

動揺あるいは精神的苦痛を感じることについて
☐ 心配ではない
☐ 少し心配である
☐ まあまあ心配である
☐ とても心配である
☐ 非常に心配である

他の人と違うと感じることについて
☐ 心配ではない
☐ 少し心配である
☐ まあまあ心配である
☐ とても心配である
☐ 非常に心配である

男性あるいは女性として自分自身をどう思うかについて
☐ 心配ではない
☐ 少し心配である
☐ まあまあ心配である
☐ とても心配である
☐ 非常に心配である

パートナーとの関係性について
☐ 心配ではない
☐ 少し心配である
☐ まあまあ心配である
☐ とても心配である
☐ 非常に心配である

他者との関係性について
☐ 心配ではない
☐ 少し心配である
☐ まあまあ心配である
☐ とても心配である
☐ 非常に心配である

あなたが得ている援助について
☐ 心配ではない
☐ 少し心配である
☐ まあまあ心配である
☐ とても心配である
☐ 非常に心配である

将来について
☐ 心配ではない
☐ 少し心配である
☐ まあまあ心配である
☐ とても心配である
☐ 非常に心配である

他に心配なことはありますか？
説明してください
☐ 心配ではない
☐ 少し心配である
☐ まあまあ心配である
☐ とても心配である
☐ 非常に心配である

文　献

❖　❖　❖　❖　❖

Aapro MS, Molassiotis A and Oliver I (2005) Anticipatory nausea and vomiting. *Supportive Care in Cancer*, **13**, 117–21.

Ahmedzai SH and Shrivastav SP (2000) Breathlessness. *Medicine*, **28**, 12–15.

Aitken-Swan J and Easson EC (1959) Reactions of cancer patients on being told their diagnosis. *British Medical Journal*, **1**, 779–83.

Akechi T et al (2008) Psychotherapy for depression among incurable cancer patients. *Cochrane Database of Systematic Reviews* 2: CD005537 75.

Aldridge D (1992) The needs of individual patients in clinical research. *Advances*, **8**, 58–65.

Allison PJ, Guichard C and Gilain L (2000) A prospective investigation of dispositional optimism as a predictor of health-related quality of life in head and neck cancer patients. *Quality of Life Research*, **9**, 951–60.

Andersen BL (1986) Sexual difficulties for women following cancer treatment. In: Andersen BL, ed. *Women with Cancer*, pp. 257–88. New York: Springer.

Andersen BL, Yan H-C and Farrar WB (2008) Psychologic intervention improves survival for breast cancer patients. *Cancer*, **113**, 3450–58.

Andrykowski MA, Brady MJ and Henslee-Downey PJ (1994) Psychosocial factors predictive of survival after allogeneic bone marrow transplantation. *Psychosomatic Medicine*, **56**, 432–39.

Angell M (1985) Disease as a reflection of the psyche. *New England Journal of Medicine*, **312**, 1570–72.

Antiemetic Subcommittee of the Multinational Association of Supportive Care in Cancer (MASCC) (1998) Prevention of chemotherapy- and radiotherapy-induced emesis: results of Perugia Consensus Conference. *Annals of Oncology*, **9**, 811–19.

Antoni MH and Goodkin K (1988) Host moderator variables in the promotion of cervical neoplasia. I. Personality facets. *Journal of Psychosomatic Research*, **32**, 327–38.

Antoni MH et al (2001) Cognitive-behavioural stress management intervention decreases the prevalence of depression and enhances benefit finding among women under treatment for early-stage breast cancer. *Health Psychology*, **20**, 20–32.

Antoni MH et al (2006) Reduction of cancer-specific thought intrusions and anxiety symptoms with a stress management intervention among women undergoing treatment for breast cancer. *American Journal of Psychiatry*, **163**, 1791–97.

Armes J et al (2007) A randomized controlled trial to evaluate the effectiveness of a brief, behaviorally oriented intervention for cancer-related fatigue. *Cancer*, **110**, 1385–95.

Badger TA, Braden CJ, Longman AJ and Mishel MM (1999) Depression burden, self-help interventions, and social support in women receiving treatment for breast cancer. *Journal of Psychosocial Oncology*, **17**, 17–35.

Baider L, Cooper CL and De-Nour AK, eds (1996) *Cancer and the Family*. Chichester: John Wiley & Sons Ltd.

Bartlett FC (1932) *Remembering*. Cambridge: Cambridge University Press.

Bartley T (2011) Cancer: psychological implications. In: *Mindfulness-Based Cognitive Therapy for Cancer: gently turning towards*. London: Wiley-Blackwell.

Barton RT (1965) Life after laryngectomy. *Laryngoscope*, **75**, 1408–15.

Beck AT (1976) *Cognitive Therapy and the Emotional Disorders*. London: Penguin.

Beck AT (1988) *Love is Never Enough*. New York: Harper Row.

Beck AT et al (1961) An inventory for measuring depression. *Archives of General Psychiatry*, **4**, 561–71.

Beck AT, Rush AJ, Shaw BF and Emery G (1979) *Cognitive Therapy of Depression*. New York: Guilford Press.

Beck JS (1995) *Cognitive Therapy: basics and beyond*. New York: Guilford Press.

Beck R and Fernandez E (1998) Cognitive-behavioral therapy in the treatment of anger: a meta-analysis. *Cognitive Therapy and Research*, **22**, 63–74.

Beltman MW, Oude Voshaar RC and Speckens AE (2010) Cognitive-behavioural therapy for depression in people with a somatic disease: meta-analysis of randomised controlled trials. *British Journal of Psychiatry*, **197**, 11–19.

Bennett-Levy J et al, eds (2004) *Oxford Guide to Behavioural Experiments in Cognitive Therapy*. Oxford: Oxford University Press.

Berger AM (2009) Update on the state of the science: sleep-wake disturbances in adult patients with cancer. *Oncology Nursing Forum*, **36**, 165–77.

Berglund G, Bolund C, Gustaffson O and Sjoden P (1994) A randomized study of a rehabilitation program for cancer patients: the 'starting again' group. *Psycho-Oncology*, **3**, 109–20.

Bloch S and Kissane DW (1995) Psychological care and breast cancer. *Lancet*, **346**, 1114.

Bloom JR (1986) Social support and adjustment to breast cancer. In: Andersen BL, ed. *Women with Cancer*, pp. 204–29. New York: Springer.

Bloom JR and Spiegel D (1984) The relationship of two dimensions of social support to the psychological well-being and social functioning of women with advanced breast cancer. *Social Science and Medicine*, **19**, 831–7.

Boelan PA, de Keijser J, van den Hout MA and van den Bout J (2007) Treatment of complicated grief: a comparison between cognitive behaviour therapy and supportive counselling. *Journal of Consulting and Clinical Psychology*, **75**, 271–84.

Boesen E et al (2005) Psychoeducational intervention for patients with cutaneous malignant melanoma: a replication study. *Journal of Clinical Oncology*, **23**, 1270–77.

Bohart A (1980) Toward a cognitive theory of catharsis. *Psychotherapy: Theory, Research and Practice*, **17**, 192–201.

Bohart A, Elliott R, Greenberg LS and Watson JC (2002) Empathy. In: Norcross JC, ed. *Psychotherapy Relationships that Work*, pp. 89–108. New York: Oxford University Press.

Borkovec TD (1994) The nature, functions, and origins of worry. In: Davey GCL and Tallis F, eds. *Worrying: perspectives on theory, assessment and treatment*, pp. 5–34. New York: John Wiley & Sons Ltd.

Borkovec TD and Hennings BC (1978) The role of physiological attention-focusing in the relaxation treatment of sleep disturbance, general tension, and specific stress reaction. *Behaviour Research and Therapy*, **16**, 17–19.

Borysenko J et al (1986) *Beth Israel Hospital: Mind/Body Group Program Handbook* (unpublished manuscript).

Bottomley A et al (1996) A pilot study of cognitive-behavioural therapy and social support group interventions with newly diagnosed cancer patients. *Journal of Psychosocial Oncology*, **14**, 65–83.

Boutin DL (2007) Effectiveness of cognitive behavioral and supportive-expressive group therapy for women diagnosed with breast cancer: a review of the literature. *Journal for Specialists in Group Work*, **32**, 267–84.

Bovbjerg DH (2006) The continuing problem of post chemotherapy nausea and vomiting: contributions of classical conditioning. *Autonomic Neuroscience: Basic and Clinical*, **129**, 92–8.

Bradford Hill A (1961) *Principles of Medical Statistics*. London: The Lancet Ltd.

Brady SS and Helgeson VS (1999) Social support and adjustment to recurrence of breast cancer. *Journal of Psychosocial Oncology*, **17**, 37–55.

Breitbart W and Cohen KR (1998) Delirium. In: Holland JC, ed. *Psycho-Oncology*, pp. 564–75. New York: Oxford University Press.

Brewin CR et al (1998) Intrusive memories and depression in cancer patients. *Behaviour Research and Therapy*, **36**, 1131–42.

Bruera E, Miller L and McCallion S (1990) Cognitive failure in patients with terminal cancer: a prospective longitudinal study. *Psychosocial Aspects of Cancer*, **9**, 308–10.

Buddeberg C, Wolf C and Sieber M (1991) Coping strategies and course of disease of breast cancer patients. *Psychotherapy and Psychosomatics*, **55**, 151–7.

Bukberg J, Penman G and Holland JC (1984) Depression in hospitalised cancer patients. *Psychosomatic Medicine*, **46**, 199–212.

Burgess C et al (2005) Depression and anxiety in women with early breast cancer: five-year observational cohort study. *British Medical Journal*, **330**, 702–7.

Burns DD (1980) *Feeling Good: the new mood therapy*. New York: William Morrow.

Burns DD and Auerbach A (1996) Therapeutic empathy in cognitive behaviour therapy: does it really make a difference? In: Salkovskis PM, ed. *Frontiers of Cognitive Therapy*. New York: Guilford Press.

Byma EA, Given BA and Given CW (2009) The effects of mastery on pain and fatigue resolution. *Oncology Nursing Forum*, **36**, 544–52.

Cain EN et al (1986) Psychosocial benefits of a cancer support group. *Cancer*, **57**, 183–9.

Carter RE, Carter CA and Prosen HA (1993) Emotional and personality types of breast cancer patients and spouses. *American Journal of Family Therapy*, **20**, 300–309.

Carver CS et al (1993) How coping mediates the effect of optimism on distress: a study of women with early stage breast cancer. *Journal of Personality and Social Psychology*, **65**, 375–90.

Cassileth BR et al (1985) Psychological correlates of survival in advanced malignant disease. *New England Journal of Medicine*, **312**, 1551–5.

Castonguay LG et al (1996) Predicting the effect of cognitive therapy for depression: a study of unique and common factors. *Journal of Consulting and Clinical Psychology*, **64**, 497–504.

Cawley RH (1983) The principles of treatment and therapeutic evaluation. In: Shepherd M and Zangwill O, eds. *General Psychopathology*, pp. 221–43. Cambridge: Cambridge University Press.

文 献

Chemtob CM, Novaco RW, Hamada RS and Gross DM (1997) Cognitive-behavioral treatment for severe anger in posttraumatic stress disorder. *Journal of Consulting and Clinical Psychology*, **65**, 184–9.

Crichton P and Moorey S (2002) Treating pain in cancer patients. In: Turk DC and Gatchel RJ, eds. *Psychological Approaches to Pain Management: a practitioner's handbook*, 2nd edn. New York: Guilford Press.

Clark DA and Steer RA (1996) Empirical status of the cognitive model of anxiety and depression. In: Salkovskis PM, ed. *Frontiers of Cognitive Therapy*. New York: Guilford Press.

Classen C, Koopman C, Angell K and Spiegel D (1996) Coping styles associated with psychological adjustment to advanced breast cancer. *Health Psychology*, **15**, 434–7.

Classen C, Sephton SE, Diamond S and Spiegel D (1998) Studies of life-extending psychosocial interventions. In: Holland JC, ed. *Psycho-Oncology*, pp. 730–42. New York: Oxford University Press.

Classen C et al (2001) Supportive expressive group therapy and distress in patients with metastatic breast cancer: a randomized clinical intervention. *Archives of General Psychiatry*, **58**, 494–501.

Classen CC, Kraemer HC and Blasey C (2008) Supportive expressive group therapy for primary breast cancer: a randomized prospective multicenter trial. *Psycho-Oncology*, **17**, 438–47.

Cochran D, Hacker NF, Wellisch DK and Berek JS (1987) Sexual functioning after treatment for endometrial cancer. *Journal of Psychosocial Oncology*, **5**, 47–61.

Cohn KH (1982) Chemotherapy from an insider's perspective. *Lancet*, **i**, 1006–9.

Cooper A (1982) Disabilities and how to live with them: Hodgkin's disease. *Lancet*, **i**, 612–13.

Cormie PJ, Nairn M and Welsh J (2008) Control of pain in adults with cancer: summary of SIGN guidelines. *British Medical Journal*, **337**, a2154.

Cort E et al (2009) Palliative care nurses' experiences of training in cognitive behaviour therapy and taking part in a randomized controlled trial. *International Journal of Palliative Nursing*, **15**, 290–98.

Coursey K, Dawson JJ and Luce JK (1975) Comparative anxiety levels of cancer patients and family members. *Proceedings of the American Association for Cancer Research*, **16**, 246.

Cox DR (1972) Regression models and life tables. *Journal of the Royal Statistical Society*, **34B**, 187–202.

Coyne JC and Palmer SC (2007) Does psychotherapy extend survival? Some methodological problems overlooked. *Journal of Clinical Oncology*, **25**, 4852–53.

Coyne JC, Lepore SJ and Palmer SC (2006) Efficacy of psychosocial interventions in cancer care: evidence is weaker than it first looks. *Annals of Behavioral Medicine*, **32**, 104–10.

Coyne JC, Thomas B and Stefanek M (2009) Time to let go of the illusion that psychotherapy extends the survival of cancer patients: reply to Kraemer, Kuchler and Spiegel (2009). *Psychological Bulletin*, **135**, 179–82.

Crary WG and Crary GC (1974) Emotional crisis and cancer. *Cancer*, **24**, 36–9.

Cunningham AJ (1995) Adjuvant psychological therapy for cancer patients: putting it on the same footing as adjunctive medical therapies. *Psycho-Oncology*, **9**, 367–71.

Cunningham AJ (1999) Mind-body research in psychooncology: what directions will be most useful? *Advances in Mind-Body Medicine*, **15**, 252–5.
Cunningham AJ and Tocco EK (1989) A randomized trial of group psychoeducational therapy for cancer patients. *Patient Education and Counseling*, **14**, 101–14.
Cunningham AJ, Lockwood GA and Cunningham JA (1991) A relationship between self-efficacy and quality of life in cancer patients. *Patient Education and Counselling*, **17**, 71–8.
Cunningham AJ, Lockwood GA and Edmonds CV (1993) Which cancer patients benefit from a brief, group, coping skills programme? *International Journal of Psychiatry in Medicine*, **23**, 383–98.
Cunningham AJ, Edmonds CVI, Jenkins G and Lockwood GA (1995) A randomised comparison of two forms of brief, group, psychoeducational program for cancer patients: weekly sessions vs a 'weekend intensive.' *International Journal of Psychiatry in Medicine*, **25**, 171–87.
Cunningham AJ et al (1998) A randomised controlled trial of the effects of group psychological therapy on survival in women with metastatic breast cancer. *Psycho-Oncology*, **7**, 508–17.
Currier J, Holland J, Coleman R and Neimeyer RA (2006) Bereavement following violent death: an assault on life and meaning. In: Stevenson R and Cox G, eds. *Perspectives on Violence and Violent Death*, pp. 175–200. Amityville, NY: Baywood.
Dalton JA, Feuerstein M, Carlson J and Roghman K (1994) Biobehavioral pain profile: development and psychometric properties. *Pain*, **57**, 95–107.
Dalton JA, Keefe FJ, Carlson J and Youngblood R (2004) Tailoring cognitive-behavioral treatment for cancer pain. *Pain Management Nursing*, **5**, 3–18.
Dana CM et al (2009) Psychosocial interventions for adolescent cancer patients: a systematic review of the literature. *Psycho-Oncology*, **18**, 683–90.
Dattilio FM (1997) Family therapy. In: Leahy RL, ed. *Practising Cognitive Therapy: a guide to interventions*, pp. 409–50. Northvale, NJ: Jason Aronson.
Dattilio FM and Padesky CA (1990) *Cognitive Therapy with Couples*. Saratosa, FL: Professional Resource Exchange.
Davidson JR, MacLean AW, Brundage MD and Schulze K (2002) Sleep disturbance in cancer patients. *Social Science and Medicine*, **54**, 1309–21.
Dean C and Surtees PG (1995) Do psychological factors predict survival in breast cancer? *Journal of Psychosomatic Research*, **13**, 47–66.
Deffenbacher JL (1999) Cognitive-behavioral conceptualization and treatment of anger. *Journal of Clinical Psychology*, **55**, 295–309.
de Haes JCJM et al (1987). Evaluation of the quality of life of patients with advanced ovarian cancer treated with combination chemotherapy. In: Aaronson NK and Beckmann J, eds. *The Quality of Life of Cancer Patients*, pp. 215–26. New York: Raven Press.
Derogatis LR (1983) *Psychosocial Adjustment to Illness Scale (PAIS and PAIS–SR). Scoring, procedures and administration manual I*. Baltimore, MD: Clinical Psychometric Research.
Derogatis LR, Abeloff MD and Melisaratos N (1979) Psychological coping mechanisms and survival time in metastatic breast cancer. *Journal of the American Medical Association*, **249**, 751–7.

Devlin HB, Plant JA and Griffin M (1971) Aftermath of surgery for ano-rectal cancer. *British Medical Journal*, **3**, 413–18.

Di Clemente KJ and Temoshok L (1985) Psychological adjustment to having cutaneous malignant melanoma as a predictor of follow-up clinical status. *Psychosomatic Medicine*, **47**, 81.

DiGiuseppe R and Tafrate R (2003) Anger treatment for adults: a meta-analytic review. *Clinical Psychology: Science and Practice*, **10**, 70–84.

Doorenbos A *et al* (2005) Reducing symptom limitations: a cognitive behavioural intervention randomized trial. *Psycho-Oncology*, **14**, 574–84.

Drummond S (1967). Vocal rehabilitation after laryngectomy. *British Journal of Disorders of Communication*, **2**, 39–44.

Dugas MJ and Robichaud M (2007) *Cognitive Behavioural Treatment for Generalized Anxiety Disorder*. London: Routledge.

Eardley A *et al* (1976) Colostomy: the consequences of surgery. *Clinical Oncology*, **2**, 277–83.

Edelman S, Lemon J, Bell DR and Kidman AD (1999a) Effects of group CBT on the survival time of patients with metastatic breast cancer. *Psycho-Oncology*, **8**, 474–81.

Edelman S, Bell DR and Kidman AD (1999b) A group cognitive-behaviour therapy programme with metastatic breast cancer patients. *Psycho-Oncology*, **8**, 295–305.

Edgar L, Rosberger Z and Nowlis D (1992) Coping with cancer during the first year after diagnosis. Assessment and intervention. *Cancer*, **69**, 817–28.

Edmonds CVI, Lockwood GA and Cunningham AJ (1999) Psychological response to long-term group therapy: a randomized trial with metastatic breast cancer patients. *Psycho-Oncology*, **8**, 74–91.

Eissler K R (1955) *The Psychiatrist and the Dying Patient*. New York: International University Press.

Ell K, Nishimoto R and Morvay T (1989) A longitudinal analysis of psychological adaptation among survivors of cancer. *Cancer*, **63**, 406–13.

Elliotson J (1848) *Cure of True Cancer with Mesmerism*. London: Walton and Mitchell.

Elsesser K *et al* (1994) The effects of anxiety management training on psychological variables and immune parameters in cancer patients: a pilot study. *Behavioural and Cognitive Psychotherapy*, **22**, 13–23.

Espie CA *et al* (2008) Randomised controlled clinical effectiveness trial of cognitive behavior therapy compared with treatment as usual for persistent insomnia in patients with cancer. *Journal of Clinical Oncology*, 26, 4651–8.

Evans RL and Connis RT (1995) Comparison of brief group therapies for depressed cancer patients receiving radiation treatment. *Public Health Reports*, **110**, 306–11.

Fallowfield LJ, Baum M and Maguire GP (1986) Effects of breast conservation on psychological morbidity associated with diagnosis and treatment of early breast cancer. *British Medical Journal*, **293**, 1331–4.

Faulkner A, Webb P and Maguire P (1991) Communication and counseling skills: educating health professionals working in cancer and palliative care. *Patient Education and Counseling*, **18**, 3–7.

Fawzy FI (1994) The benefits of a short-term group intervention for cancer patients. *Advances*, **10**, 17–19.

Fawzy FI and Fawzy NW (1994) A structured psychosocial intervention for cancer patients. *General Hospital Psychiatry*, **16**, 149–92.

Fawzy FI *et al* (1990a) A structured psychiatric intervention for cancer patients. I. Changes over times in methods of coping and affective disturbance. *Archives of General Psychiatry*, **47**, 720–25.

Fawzy FI *et al* (1990b) A structured psychiatric intervention for cancer patients. II. Changes over time in immunological measures. *Archives of General Psychiatry*, **47**, 729–35.

Fawzy FI *et al* (1993) Malignant melanoma: effects of an early structured psychiatric intervention, coping, and affective state on recurrence and survival 6 years later. *Archives of General Psychiatry*, **50**, 681–9.

Fawzy FI, Fawzy NW and Wheeler JG (1996) A post-hoc comparison of the efficiency of a psychoeducational intervention for melanoma patients delivered in group versus individual formats: an analysis of data from two studies. *Psycho-Oncology*, **5**, 81–9.

Feigin R *et al* (2000) The psychosocial experience of women treated for breast cancer by high-dose chemotherapy supported by autologous stem-cell transplant: a qualitative analysis of support groups. *Psycho-Oncology*, **9**, 57–68.

Feinstein AD (1983) Psychological interventions in the treatment of cancer. *Clinical Psychology Review*, **3**, 1–14.

Fennell MJV and Teasdale JD (1987) Cognitive therapy for depression: individual differences and the process of change. *Cognitive Therapy and Research*, **11**, 253–71.

Fennell MJV, Teasdale JD, Jones S and Damlé A (1987) Distraction in neurotic and endogenous depression: an investigation of negative thinking in major depressive disorders. *Psychological Medicine*, **17**, 441–52.

Fernandez-Ballesteros R, Ruiz MA and Garde S (1998) Emotional expression in healthy women and those with breast cancer. *British Journal of Health Psychology*, **3**, 41–50.

Fernandez-Marcos A *et al* (1996) Acute and anticipatory emesis in breast cancer patients. *Supportive Care in Cancer*, **4**, 370–7.

Fichten KS (1986) Self, other and situation-referant automatic thoughts: interaction between people who have a physical disability and those who do not. *Cognitive Therapy and Research*, **10**, 571–87.

Figueroa-Moseley C *et al* (2007) Behavioral interventions in treating anticipatory nausea and vomiting. *Journal of the National Comprehensive Cancer Network*, **5**, 44–50.

Finlay IG (2000) Palliative care: an introduction. *Medicine*, **28**, 1.

Fiore N (1979) Fighting cancer – one patient's perspective. *New England Journal of Medicine*, **300**, 284–9.

Fiore NA (1984) *The Road Back to Health*. New York: Bantam Books.

Fledderus M, Bohlmeijer ET and Pieterse ME (2010) Does experiential avoidance mediate the effects of maladaptive coping styles on psychopathology and mental health? *Behavior Modification*, **34**, 503–19.

Fleming S and Robinson PJ (1991) The application of cognitive therapy to the bereaved. In: Vallis TM, Howes JL and Miller PC, eds. *The Challenge of Cognitive Therapy: applications to nontraditional populations*. New York: Springer.

Fobair P *et al* (1986) Psychosocial problems among survivors of Hodgkin's disease. *Journal of Clinical Oncology*, **4**, 805–14.

文 献

Folkman S (1997) Positive psychological states and coping with severe stress. *Social Science and Medicine*, **45**, 1207–21.

Folkman S and Greer S (2000) Promoting psychological well-being in the face of serious illness: when theory, research and practice inform each other. *Psycho-Oncology*, **9**, 11–19.

Ford MF *et al* (1990) Is group psychotherapy feasible for oncology outpatient attenders on the basis of psychological morbidity? *British Journal of Cancer*, **62**, 624–6.

Fox BH (1998a) A hypothesis about Spiegel *et al.*'s 1989 paper on psychosocial intervention and breast cancer survival. *Psycho-Oncology*, **7**, 361–70.

Fox BH (1998b) Rejoinder to Spiegel *et al. Psycho-Oncology*, **7**, 518–19.

Fox BH (1999) Clarification regarding comments about a hypothesis. *Psycho-Oncology*, **8**, 366–7.

Frank JD (1971) Therapeutic factors in psychotherapy. *American Journal of Psychotherapy*, **25**, 350–61.

Freedman TG (1994) Social and cultural dimensions of hair loss in women treated for breast cancer. *Cancer Nursing*, **17**, 334–41.

Freud S (1953) Thoughts for the time on war and death (ii). In: Strachey J, ed. *Standard Edition of the Complete Psychological Works of Sigmund Freud. Volume XIV*, p. 289. London: Hogarth.

Fuller S and Swenson CH (1993) Marital quality and quality of life among cancer patients and their spouses. *Journal of Psychosocial Oncology*, **10**, 41–56.

Gil KM *et al* (2006) Benefits of the uncertainty management intervention for African American and White older breast cancer survivors: 20-month outcomes. *International Journal of Behavioral Medicine*, **13**, 286–94.

Girgis A and Sanson-Fisher RW (1998) Breaking bad news. 1: Current best advice for clinicians. *Behavioral Medicine*, **24**, 53–9.

Goedendorp MM, Gielissen MF, Verhagen CA and Bleijenberg G (2009) Psychosocial interventions for reducing fatigue during cancer treatment in adults. *Cochrane Database of Systematic Reviews*, CD006953.

Gold DB and Wegner DM (1995) Origins of ruminative thought: trauma, incompleteness, nondisclosure, and suppression. *Journal of Applied Social Psychology*, **25**, 1245–61.

Goodkin K, Antoni MH and Blaney PH (1986) Stress and hopelessness in the promotion of cervical intraepithelial neoplasia to invasive squamous cell carcinoma of the cervix. *Journal of Psychosomatic Research*, **30**, 67–76.

Goodwin PJ *et al* (1996) Randomized trial of group psychosocial support in metastatic breast cancer: the BEST (Breast Expressive-Supportive Therapy) study. *Cancer Treatment Reviews*, **22 (Suppl. A)**, 91–6.

Goodwin PJ, Pritchard KI and Spiegel D (1999) The Fox guarding the clinical trial: internal vs. external validity in randomized studies. *Psycho-Oncology*, **8**, 275.

Grandi S, Fava GA, Cunsolo A and Ranieri M (1987) Major depression associated with mastectomy. *Medical Science Research*, **15**, 283–4.

Grayling AC (2002). Death. In: *The Meaning of Things*, pp. 29–33. London: Phoenix.

Greenberg DB, Sawicka J, Eisenthal S and Ross D (1992) Fatigue syndrome due to localized radiation. *Journal of Pain and Symptom Management*, **7**, 38–45.

Greenberg LS and Safran JD (1987) *Emotion in Psychotherapy*. New York: Guilford Press.

Greer S (1985) Cancer: psychiatric aspects. In: Granville-Grossman K, ed. *Recent Advances in Clinical Psychiatry*. Edinburgh: Churchill-Livingstone.

Greer S (1995) The psychological toll of cancer. In: Horwich A, ed. *Oncology*, pp. 189–98. London: Chapman and Hall.

Greer S (1999) Mind-body research in psychooncology. *Advances in Mind-Body Medicine*, **15**, 236–44.

Greer S (2010) Bereavement care: some clinical observations. *Psycho-Oncology*, **19**, 1156–60.

Greer S and Burgess C (1987) A self-esteem measure for patients with cancer. *Psychology and Health*, **1**, 327–40.

Greer S and Watson M (1987) Mental adjustment to cancer: its measurement and prognostic importance. *Cancer Surveys*, **6**, 439–53.

Greer S, Morris T, Pettingale KW and Haybittle JL (1990) Psychological response to breast cancer and 15-year outcome. *Lancet*, **i**, 49–50.

Greer S *et al* (1992) Adjuvant psychological therapy for patients with cancer: a prospective randomised trial. *British Medical Journal*, **304**, 675–80.

Harcourt D and Rumsey N (2001) Psychological aspects of breast reconstruction: a review of the literature. *Journal of Advanced Nursing*, **35**, 477–87.

Harcourt D *et al* (2003) The psychological effect of mastectomy with or without breast reconstruction: a prospective, multicenter study. *Plastic and Reconstructive Surgery*, **111**, 1060–68.

Harrison J *et al* (1994) Concerns, confiding and psychiatric disorder in newly diagnosed cancer patients: a descriptive study. *Psycho-Oncology*, **3**, 173–9.

Heim E, Valach L and Schaffner L (1997) Coping and psychological adaptation: longitudinal effects over time and stages in breast cancer. *Psychosomatic Medicine*, **59**, 408–18.

Heinrich RL and Schag CC (1985) Stress and activity management: group treatment for cancer patients and spouses. *Journal of Consulting and Clinical Psychology*, **53**, 439–46.

Helgeson VS and Taylor SE (1993) Social comparisons and adjustment among cardiac patients. *Journal of Applied Social Psychology*, **23**, 1171–95.

Helgeson VS and Cohen S (1996) Social support and adjustment to cancer: reconciling descriptive, correlational, and intervention research. *Health Psychology*, **15**, 135–48.

Hilton BA (1994) Family communication patterns in coping with early breast cancer. *Western Journal of Nursing Research*, **16**, 366–88.

Hinton J (1967). *Dying*. London: Penguin.

Hinton J (1994) Which patients with terminal cancer are admitted from home care? *Palliative Medicine*, **8**, 197–210.

Hislop GT *et al* (1987) The prognostic significance of psychosocial factors in women with breast cancer. *Journal of Chronic Diseases*, **40**, 729–35.

Hofmana M *et al* (2007) Cancer-related fatigue: the scale of the problem. *Oncologist*, **12**, 4–10.

Holland JC and Marchini IA (1998) International psycho-oncology. In: Holland JC, ed. *Psycho-Oncology*, pp. 1165–9. New York: Oxford University Press.

Holland JC *et al* (1986) Psychosocial factors and disease-free survival in stage II breast carcinoma. *Proceedings of the American Society of Clinical Oncology*, **5**, 237 (abstract).

文　献

Hopko DR et al (2005) Behavior therapy for depressed cancer patients in primary care. *Psychotherapy: Theory, Research, Practice, Training*, **42**, 236–43.

Horowitz M (1986) Stress-response syndromes: a review of posttraumatic and adjustment disorders. *Hospital and Community Psychiatry*, **37**, 241–9.

Horwich A (1995) Testicular cancer. In: Horwich A, ed. *Oncology*, pp. 485–98. London: Chapman and Hall.

Hughes JE (1985) Depressive illness and lung cancer. II. Follow-up of inoperable patients. *European Journal of Surgical Oncology*, **11**, 21–4.

Hughes JE (1987) Psychological and social consequences of cancer. *Cancer Surveys*, **6**, 455–75.

Ilnyckyj A, Farber J, Cheang MC and Weinerman BF (1994) A randomized controlled trial of psychotherapeutic intervention in cancer patients. *Annals of the Royal College of Physicians and Surgeons of Canada*, **27**, 93–6.

Irvine D et al (1991) Psychosocial adjustment of women with breast cancer. *Cancer*, **67**, 1097–117.

Irving LM, Snyder CR and Crowson JJ (1998) Hope and coping with cancer by college women. *Journal of Personality*, **66**, 195–214.

Jacobson NS et al (2000) Integrative behavioral couple therapy: an acceptance-based, promising new treatment for couple discord. *Journal of Consulting and Clinical Psychology*, **68**, 351–5.

Jamison RN, Burnish TG and Wallston KA (1987) Psychogenic factors in predicting survival of breast cancer patients. *Journal of Clinical Oncology*, **5**, 768–72.

Janoff-Bulman R (1992) *Shattered Assumptions: towards a new psychology of trauma*. New York: Free Press.

Janoff-Bulman R (1999) Rebuilding shattered assumptions after traumatic life events: coping processes and outcomes. In: Snyder CR, ed. *Coping: the psychology of what works*, pp. 305–23. New York: Oxford University Press.

Jensen MR (1987) Psychobiological factors predicting the course of cancer. *Journal of Personality*, **55**, 329–42.

Jensen PT et al (2004) Early-stage cervical carcinoma, radical hysterectomy, and sexual function: a longitudinal study. *Cancer*, **100**, 96–106.

Johnson J (1982) The effects of a patient education course on patients with a chronic illness. *Cancer Nurse*, April issue, 117–23.

Johnson JG et al (2006) Development and validation of an instrument for the assessment of dependency among bereaved persons. *Journal of.Psychopathological Behavioral. Assessment*, **28**, 263–72.

Kabat-Zinn J (1990) *Full Catastrophe Living*. New York: Delacourte Press.

Kabat-Zinn J (2003) Mindfulness-based interventions in context: past, present and future. *Clinical Psychology: Science and Practice*, **10**, 144–56.

Kabat-Zinn J, Lipworth L and Burney R (1985) The clinical use of mindfulness meditation for the self-regulation of chronic pain. *Journal of Behavioral Medicine*, **8**, 163–90.

Kabat-Zinn J, Massion AO, Kristeller J et al (1992) Effectiveness of a meditation-based stress reduction program in the treatment of anxiety disorders. *American Journal of Psychiatry*, **149**, 936–43.

Kangas M, Bovjberg DH and Montgomery GH (2008) Cancer-related fatigue: a systematic and meta-analytic review of non-pharmacological therapies for cancer patients. *Psychological Bulletin*, **34**, 700–41.

Kausar R and Akram M (1998) Cognitive appraisal and coping of patients with terminal versus non-terminal diseases. *Journal of Behavioural Sciences*, **9**, 13–28.

Kim J *et al* (2010) The roles of social support and coping strategies in predicting breast cancer patients' emotional well-being: testing mediation and moderation models. *Journal of Health Psychology*, 15, 543–52.

Kim Y and Morrow GR (2007) The effects of family support, anxiety, and post-treatment nausea on the development of anticipatory nausea: a latent growth model. *Journal of Pain and Symptom Management*, **34**, 265–76.

Kingdon DG and Turkington D (2005) *Cognitive Therapy of Schizophrenia*. New York: Guilford Press.

Kissane DW *et al* (1997) Cognitive-existential group therapy for patients with primary breast cancer – techniques and themes. *Psycho-Oncology*, **6**, 25–33.

Kissane DW *et al* (2003) Cognitive-existential group psychotherapy for women with primary breast cancer: a randomised controlled trial. *Psycho-Oncology*, **12**, 532–46.

Kissane DW *et al* (2007) Supportive-expressive group therapy for women with metastatic breast cancer: survival and psychosocial outcome from a randomized controlled trial. *Psycho-Oncology*, **16**, 277–86.

Kornblith AB, Anderson J and Cella DF (1992) Hodgkin disease survivors at increased risk for problems in psychosocial adaptation. *Cancer*, **70**, 2214–24.

Kovacs M and Beck AT (1978) Maladaptive cognitive structures in depression. *American Journal of Psychiatry*, **135**, 525–33.

Kraemer HC, Kuchler T and Spiegel D (2009) Use and misuse of the Consolidated Standards of Reporting Trials (CONSORT) guidelines to assess research findings: comment on Coyne, Stefanek and Palmer (2007). *Psychological Bulletin*, **135**, 173–8.

Kuchler T, Bestmann B and Rappat S (2007) Impact of psychotherapeutic support for patients with gastrointestinal cancer undergoing surgery: 10-year survival results of a randomized trial. *Journal of Clinical Oncology*, **25**, 2702–8.

Kuipers E *et al* (1997) London-East Anglia randomised controlled trial of cognitive behavioural therapy for psychosis. I: Effects of the treatment phase. *British Journal of Psychiatry*, **171**, 319–27.

Ladouceur R, Gosselin P and Dugas MJ (2000) Experimental manipulation of intolerance of uncertainty: a study of a theoretical model of worry. *Behaviour Research and Therapy*, **38**, 933–41.

Lakein A (1973) *How to Get Control of Your Time and Your Life*. New York: New American Library.

Lannen PK *et al* (2008) Unresolved grief in a national sample of bereaved parents: impaired mental and physical health 4 to 9 years later. *Journal of Clinical Oncology*, **26**, 5870–76.

Larue F, Colleau S, Brasseur L and Cleeland C (1995) Multicentre study of cancer pain and its treatment in France. *British Medical Journal*, **310**, 1034–7.

Lawrence DP *et al* (2004) Evidence report on the occurrence, assessment, and treatment of fatigue in cancer patients. *Journal of the National Cancer Institute Monographs*, **32**, 40–50.

文　献

Lazarus RS and Folkman S (1984) *Stress, Appraisal and Coping*. New York: Springer.

Lee JK, Orsillo SM, Roemer L and Allen LB (2010) Distress and avoidance in generalized anxiety disorder: exploring the relationships with intolerance of uncertainty and worry. *Cognitive Behaviour Therapy*, **39**, 26–136.

Lee V et al (2006) Meaning-making intervention during breast or colorectal cancer treatment improves self-esteem, optimism and self-efficacy. *Social Science and Medicine*, **62**, 1133–45.

Lengacher CA, Johnson-Marland V and Post-White J (2009) Randomised controlled trial of mindfulness-based stress reduction (MBSR) for survivors of breast cancer. *Psycho-Oncology*, **18**, 1261–70.

Lepore SJ and Coyne JC (2006) Psychological interventions for distress in cancer patients: a review of reviews. *Annals of Behavioral Medicine*, **32**, 85–92.

Levine PM, Silberfarb PM and Lipowski ZJ (1978) Mental disorders in cancer patients. A study of 100 psychiatric referrals. *Cancer*, **42**, 1385–91.

Levy SM, Lee J, Bagley C and Lippman M (1988) Survival hazards analysis in first recurrent breast cancer patients: seven-year follow-up. *Psychosomatic Medicine*, **50**, 520–28.

Lewis A (1958) Between guesswork and certainty in psychiatry. *Lancet*, **i**, 171–5, 227–30.

Lewis WA and Bucher AM (1992) Anger, catharsis, the reformulated frustration-aggression hypothesis, and health consequences. *Psychotherapy*, **29**, 385–92.

Li J et al (2003) Mortality in parents after death of a child in Denmark: a nationwide follow-up study. *Lancet*, **361**, 363–7.

Lichtman RR and Taylor SE (1986) Close relationships and the female cancer patient. In: Andersen BL, ed. *Women with Cancer*, pp. 233–56. New York: Springer.

Lichtman RR et al (1985) Relations with children after breast cancer: the mother-daughter relationship at risk. *Journal of Psychosocial Oncology*, **2**, 1–19.

Link LB, Robbins L, Mancuso CA and Charlson ME (2004) How do cancer patients who try to take control of their disease differ from those who do not? *European Journal of Cancer Care*, **13**, 219–26.

Linn MW, Linn BS and Harris R (1982) Effects of counselling for late stage cancer patients. *Cancer*, **49**, 1048–55.

Llewellyn CD, Weinman J, McGurk M and Humphris G (2008) Can we predict which head and neck cancer survivors develop fears of recurrence? *Journal of Psychosomatic Research*, **65**, 525–32.

Lloyd GG (1979) Psychological stress and coping mechanisms in patients with cancer. In: Stoll BA, ed. *Mind and Cancer Prognosis*, pp. 47–59.Chichester: John Wiley & Sons.

Lloyd-Williams M and Friedman T (1999) Depression in terminally ill patients. *American Journal of Hospice Palliative Care*, **16**, 704.

Lo C et al (2010) Longitudinal study of depressive symptoms in patients with metastatic gastrointestinal and lung cancer. *Journal of Clinical Oncology*, **28**, 3084–9.

Low CA, Stanton AL, Bower JE and Gyllenhammer L (2010) A randomized controlled trial of emotionally expressive writing for women with metastatic breast cancer. *Health Psychology*, **29**, 460–66.

Lumley MA, Kelley JE and Leissen JCC (1997) Health effects of emotional disclosure in rheumatoid arthritis patients. *Health Psychology*, **16**, 331–40.

Lundin T (1984) Morbidity following sudden and unexpected bereavement. *British Journal of Psychiatry*, 144, 84–8.

Maciejewski PK, Zhang B, Block SD and Prigerson HG (2007) An empirical examination of the stage theory of grief. *Journal of the American Medical Association*, 297, 716–23.

McIntosh J (1974) Process of communication, information seeking and control associated with cancer. *Social Science.and Medicine*, 8, 167–87.

McLean LM, Jones JM, Rydall AC et al (2008) A couples intervention for patients facing advanced cancer and their spouse caregivers: outcomes of a pilot study. *Psycho-Oncology*, 17, 1152–6.

McNair D, Lorr M and Droppleman L (1971) *Manual for Profile of Mood States*. San Diego, CA: Education and Industrial Testing Service.

Magee B (1997) *Confessions of a Philosopher*. London: Weidenfeld and Nicholson.

Maguire GP, Lee EG, Bevington DJ et al (1978) Psychiatric problems in the first year after mastectomy. *British Medical Journal*, 1, 963–5.

Maguire P (1979) The will to live in the cancer patient. In: Stoll BA, ed. *Mind and Cancer Prognosis*, pp. 169–82. Chichester: John Wiley & Sons.

Manne SL et al (2005) Couple-focused group intervention for women with early stage breast cancer. *Journal of.Consulting and Clinical Psychology*, 73, 634–6.

Mannix K et al (2006) Effectiveness of brief training in cognitive behaviour therapy techniques for palliative care practitioners. *Palliative Medicine*, 20, 579–84.

Masters WH and Johnson VE (1970) *Human Sexual Inadequacy*. Boston, MA: Little, Brown and Company.

Mawson D, Marks I, Ramm L and Stern R (1981) Guided mourning for morbid grief: a controlled study. *British Journal of Psychiatry*, 138, 185–93.

Meichenbaum D (1977) *Cognitive-Behavior Modification: an integrative approach*. New York: Plenum Press.

Meichenbaum D (1985) *Stress Inoculation Training*. Oxford: Pergamon Press.

Mellon S, Northouse LL and Weiss LK (2006) A population-based study of the quality of life of cancer survivors and their family caregivers. *Cancer Nursing*, 29, 120–31.

Meyer TJ and Mark MM (1995) Effects of psychosocial interventions with adult cancer patients: a meta-analysis of randomized experiments. *Health Psychology*, 14, 101–8.

Middelboe T, Ovesen L, Mortensen E and Lykke BP (1995) The relationship between self-reported general health and observed depression and anxiety in cancer patients during chemotherapy. *Nordic Journal of Psychiatry*, 49, 25–31.

Mishel MH et al (2005) Benefits from an uncertainty management intervention for African-American and Caucasian older long-term breast cancer survivors. *Psycho-Oncology*, 14, 962–78.

Mitchell GW and Glicksman AS (1977) Cancer patients: knowledge and attitudes. *Cancer*, 40, 61–6.

Montel S (2010) Fear of recurrence: a case report of a woman breast cancer survivor with GAD treated successfully by CBT. *Clinical Psychology and Psychotherapy*, 17, 346–53.

Montgomery C, Lydon A and Lloyd K (1999) Psychological distress among cancer patients and informed consent. *Journal of Psychosomatic Research*, 46, 241–5.

Montgomery GH and Bovbjerg DH (2001) Specific response expectancies predict anticipatory nausea during chemotherapy for breast cancer. *Journal of Consulting and Clinical Psychology*, **69**, 831–5.

Moorey S (1996) When bad things happen to rational people: cognitive therapy in adverse life situations. In: Salkovskis P, ed. *Frontiers of Cognitive Therapy*, pp. 450–69. New York: Guilford Press.

Moorey S (2007) Breast cancer and body image. In: Nasser M, Baistow K and Treasure J, eds. *The Female Body in Mind: the interface between the female body and mental health*, pp. 72–89. Hove: Routledge.

Moorey S (2010) Cognitive behaviour therapy and psychoanalysis. In: Lemma A and Patrick M, eds. *Off the Couch: contemporary psychoanalytic applications*, pp. 194–211. Hove: Routledge.

Moorey S (2011) Socratic methods in adversity. In: Padesky CA and Kennerley H, eds. *Oxford Guide to Socratic Methods in CBT*, pp. 000–000. Oxford: Oxford University Press.

Moorey S and Greer S (1989) *Psychological Therapy for Patients with Cancer*. Oxford: Heinemann.

Moorey S and Greer S (2002) *Cognitive Behaviour Therapy for People with Cancer*. Oxford: Oxford University Press.

Moorey S et al (1991) The factor structure and factor stability of the Hospital Anxiety and Depression Scale in patients with cancer. *British Journal of Psychiatry*, **158**, 255–9.

Moorey S et al (1994) Adjuvant psychological therapy for patients with cancer: outcome at one year. *Psycho-Oncology*, **3**, 39–46.

Moorey S, Greer S, Bliss J and Law M (1998) A comparison of adjuvant psychological therapy and supportive counselling in patients with cancer. *Psycho-Oncology*, **7**, 218–28.

Moorey S, Frampton M and Greer S (2003) The Cancer Coping Questionnaire: a self-rating scale for measuring the impact of adjuvant psychological therapy on coping behaviour. *Psycho-Oncology*, **12**, 331–44.

Moorey S et al (2009) A cluster randomized controlled trial of cognitive behaviour therapy for common mental disorders in patients with advanced cancer. *Psychological Medicine*, **39**, 713–23.

Morgenthaler T et al (2006) Practice parameters for the psychological and behavioral treatment of insomnia: an update. An American Academy of Sleep Medicine report. *Sleep*, **29**, 1415–19.

Morize V, Nguyen DT, Lorente C and Desfosses G (1999) Descriptive epidemiological survey on a given day in all palliative care patients hospitalized in a French university hospital. *Palliative Medicine*, **13**, 105–17.

Morris T, Greer HS and White P (1977) Psychological and social adjustment to mastectomy: a two-year follow-up study. *Cancer*, **77**, 2381–7.

Morris T, Blake S and Buckley M (1985) Development of a method for rating cognitive responses to a diagnosis of cancer. *Social Science and Medicine*, **20**, 795–802.

Morris T, Pettingale K and Haybittle J (1992) Psychological response to cancer diagnosis and disease outcome in patients with breast cancer and lymphoma. *Psycho-Oncology*, **1**, 105–14.

Morrow GR (1984) Clinical characteristics associated with the development of anticipatory nausea and vomiting in cancer patients undergoing chemotherapy treatment. *Journal of Clinical Oncology*, **2**, 1170–76.

Morrow GR, Lindke J and Black PM (1991) Predicting development of anticipatory emesis in cancer patients: prospective examination of eight characteristics. *Journal of Pain and Symptom Management*, **6**, 215–23.

Morrow GR *et al* (1992) Comparing the effectiveness of behavioral treatment for chemotherapy-induced nausea and vomiting when administered by oncologists, oncology nurses, and clinical psychologists. *Health Psychology*, **11**, 250–56.

Moynihan C (1987) Testicular cancer: the psychosocial problems of patients and their relatives. *Cancer Surveys*, **6**, 477–510.

Moynihan C *et al* (1998) Evaluation of adjuvant psychological therapy in patients with testicular cancer: a randomised trial. *British Medical Journal*, **316**, 429–35.

National Institute for Clinical Excellence (2004) *Improving Supportive and Palliative Care for Adults with Cancer: the manual.* London: National Institute for Clinical Excellence.

National Institute for Health and Clinical Excellence (2009) *The Treatment and Management of Depression in Adults with Chronic Physical Health Problems. CG91.* London: National Institute for Health and Clinical Excellence.

Neimeyer RA (2006) Making meaning in the midst of loss. *Grief Matters: the Australian Journal of Grief and Bereavement*, **9**, 62–5.

Northouse LL, Dorris G and Charron-Moore C (1996) Factors affectings couples' adjustment to recurrent breast cancer. *Social Science and Medicine*, **41**, 69–76.

Northouse LL, Templin T, Mood D and Oberst M (1998) Couples' adjustment to breast cancer and benign breast disease: a longitudinal analysis. *Psycho-Oncology*, **7**, 37–48.

Novaco RW (1976) The functions and regulation of the arousal of anger. *American Journal of Psychiatry*, **133**, 1124–8.

Novaco RW (1995) Clinical problems of anger and its assessment and regulation through a stress coping skills approach. In: O'Donohue W and Krasner L, eds. *Handbook of Psychological Skills Training: clinical techniques and applications*, pp. 320–38. Boston, MA: Allyn and Bacon.

Novaco RW and Chemtob CM (1998) Anger and trauma: conceptualization, assessment, and treatment. In: Follette VM, Ruzek JI and Abueg FR, eds. *Cognitive-Behavioral Therapies for Trauma*, pp. 162–90. New York: Guilford Press.

O'Brien CW and Moorey S (2010) Outlook and adaptation in advanced cancer: a systematic review. *Psycho-Oncology*, **19**, 1239–49.

Oken D (1961) What to tell cancer patients: a study of medical attitudes. *Journal of the American Medical Association*, **175**, 1120–28.

Osborne RH *et al* (1999) The Mental Adjustment to Cancer (MAC) scale: replication and refinement in 632 breast cancer patients. *Psychological Medicine*, **29**, 1335–45.

Parkes CM (1986) *Bereavement: studies of grief in adult life.* London: Penguin Books.

Parle M, Maguire P and Heaven C (1997) The development of a training model to improve health professionals' skills, self-efficacy and outcome expectancys when communicating with cancer patients. *Social Science and Medicine*, **44**, 231–40.

Parloff MB, Waskow IE and Wolfe BE (1978) Research on therapist variables in relation to process and outcome. In: Garfield SL and Bergin A, eds. *Handbook of Psychotherapy and Behavior Change: an empirical analysis*, **2nd** edn, pp. 233–82. New York: John Wiley & Sons.

Peck A (1972) Emotional reactions to having cancer. *American Journal of Roentgenology, Radium Therapy and Nuclear Medicine*, **114**, 591–9.

Perloff LS (1983) Perceptions of vulnerability to victimisation. *Journal of Social Issues*, **39**, 41–61.

Perloff LS (1987) Social comparison and illusions of invulnerability to negative life events. In: Snyder CR and Ford CE, eds. *Coping with Negative Life Events: clinical and social psychological perspectives*, pp. 217–42. New York: Plenum Press.

Persons JB, Davidson J and Tompkins MA (2001) *Essential Components of Cognitive-Behavior Therapy for Depression*. Washington, DC: American Psychological Association.

Pettingale KW, Philalethis A, Tee DEH and Greer HS (1981) The biological correlates of psychological responses to cancer. *Journal of Psychosomatic Research*, **25**, 453–8.

Pettingale KW, Burgess C and Greer S (1988) Psychological response to cancer diagnosis. I. Correlations with prognostic variables. *Journal of Psychosomatic Research*, **32**, 255–61.

Phillips DP and Smith DG (1990) Postponement of death until symbolically meaningful occasions. *Journal of the American Medical Association*, **263**, 1947–51.

Pistrang N and Barker C (1995) The partner relationship in psychological response to breast cancer. *Social Science and Medicine*, **40**, 789–97.

Portenoy R (1989) Cancer pain. Epidemiology and symptoms. *Cancer*, **63** (**Suppl. 11**), 2298–307.

Potosky AL *et al* (2005) 5-year urinary and sexual outcomes after radical prostatectomy: results from the prostate cancer outcomes study. *Journal of Urology*, **173**, 1701–5.

Prigerson HG, Vanderwerker LC and Maciejewski PK (2008) A case for inclusion of prolonged grief disorder in DSM-V. In: Stroebe M, Hansson R, Schut H and Stroebe W, eds. *Handbook of Bereavement Research and Practice: 21st century perspectives*, pp. 165–86. Washington, DC: American Psychological Association.

Prigerson H *et al* (2009) Prolonged grief disorder: psychometric validation of criteria proposed for DMS-V and ICD-11. *PLOS Medicine*, **6(8)**, e100121.

Rabkin JG *et al* (2009) Depression, distress and positive mood in late-stage cancer: a longitudinal study. *Psycho-Oncology*, **18**, 79–86.

Raphael B (1984) *The Anatomy of Bereavement: a handbook for the caring professions*. London: Hutchinson.

Ratcliffe MA, Dawson AA and Walker LG (1995) Eysenck Personality Inventory L-scores in patients with Hodgkin's disease and non-Hodgkin's lymphoma. *Psycho-Oncology*, **4**, 39–45.

Renneker RE (1982) Cancer and psychotherapy. In: Goldberg JG, ed. *Psychotherapeutic Treatment of Cancer Patients*, pp. 000–000. New York: Free Press.

Richardson JL, Shelton DR, Krailo M and Levine AM (1990) The effect of compliance with treatment on survival among patients with hematologic malignancies. *Journal of Clinical Oncology*, **8**, 356–64.

Rieker PP, Edbril SD and Garnick MB (1985) Curative testis cancer therapy: psychosocial sequelae. *Journal of Clinical Oncology*, **3**, 1117–26.

Ringdal GI (1995) Correlates of hopelessness in cancer patients. *Journal of Psychosocial Oncology*, **13**, 47–66.

Robb KA, Williams JE, Duvivier V and Newham DJ (2006) A pain management program for chronic cancer-treatment-related pain: a preliminary study. *Journal of Pain*, **7**, 82–90.

Rodrigue JR and Park TL (1996) General and illness-specific adjustment to cancer: relationship to marital status and marital quality. *Journal of Psychosomatic Research*, **40**, 29–36.

Roesch SC *et al* (2005) Coping with prostate cancer: a meta-analytic review. *Journal of Behavioural Medicine*, **28**, 281–93.

Rosenblatt PC (2000) Parents talking in the present tense about their dead child. *Bereavement Care*, **18**, 35–8.

Ross L *et al* (2009) No effect on survival of home psychosocial intervention in a randomized study of Danish colorectal cancer patients. *Psycho-Oncology*, **18**, 875–85.

Sage N, Sowden M and Chorlton E (2008) *CBT for Chronic Illness and Palliative Care: a workbook and toolkit*. Chichester: John Wiley & Sons.

Salkovskis PM (1991) The importance of behaviour in the maintenance of anxiety and panic: a cognitive account. *Behavioural Psychotherapy*, **19**, 6–19.

Salkovskis PM and Warwick NMC (1986) Morbid preoccupations, health anxiety and reassurance: a cognitive-behavioural approach to hypochondriasis. *Behaviour Research and Therapy*, **24**, 597-602.

Sanders CM (1979) A comparison of adult bereavement in the death of a spouse, child, and parent. *Omega – Journal of Death and Dying*, **10**, 303–22.

Sandgren AK and McCaul KD (2007) Long-term telephone therapy outcomes for breast cancer patients. *Psycho-Oncology*, **16**, 38–47.

Sandgren AK *et al* (2000) Telephone therapy for patients with breast cancer. *Oncology Nursing Forum*, **27**, 683–8.

Savard J and Morin CM (2001) Insomnia in the context of cancer: a review of a neglected problem. *Journal of Clinical Oncology*, **19**, 895–908.

Savard J *et al* (2001) Prevalence, clinical characteristics, and risk factors for insomnia in the context of breast cancer. *Sleep*, **24**, 583–90.

Savard J *et al* (2006) Randomized clinical trial on cognitive therapy for depression in women with metastatic breast cancer: psychological and immunological effects. *Palliative and Supportive Care*, **4**, 219–37.

Schmale AH *et al* (1982) Pretreatment behaviour profiles associated with subsequent psychosocial adjustment in radiation therapy patients: a prospective study. *International Journal of Psychiatry in Medicine*, **12**, 187–95.

Schover LR (1998) Sexual dysfunction. In: Holland JC, ed. *Psycho-Oncology*, pp. 494–9. New York: Oxford University Press.

Scottish Intercollegiate Guidelines Network (2008) *Control of Pain in Adults with Cancer*. Guideline No. 106. Edinburgh: Scottish Intercollegiate Guidelines Network.

Segal ZV, Williams JMG and Teasdale JD (2002) *Mindfulness-Based Cognitive Therapy for Depression: a new approach to preventing relapse*. New York: Guilford Press.

Selawry O (1979) The individual and the median. In: Stoll BA, ed. *Mind and Cancer Prognosis*, pp. 39–43. Chichester: John Wiley & Sons.

Sellick SM and Crooks DL (1999) Depression and cancer: an appraisal of the literature for prevalence, detection, and practice guideline development for psychological interventions. *Psycho-Oncology*, **8**, 315–33.

Semple CJ, Dunwoody L, Sullivan K and Kernohan WG (2006) Patients with head and neck cancer prefer individualized cognitive behavioural therapy. *European Journal of Cancer Care*, **15**, 220–7.

Servaes P *et al* (1999) Inhibition of emotional expression in breast cancer patients. *Behavioral Medicine*, **25**, 23–7.

Shadish WR and Baldwin SA (2005) The effects of behavioral marital therapy: a meta-analysis of randomized controlled trials. *Journal of Consulting and Clinical Psychology*, **73**, 6–14.

Shear K, Frank E, Houch PR and Reynold CF (2005) Treatment of complicated grief: a randomized controlled trial. *Journal of the American Medical Association*, **293**, 2601–8.

Sheard T and Maguire P (1999) The effect of psychological interventions on anxiety and depression in cancer patients: results of two meta-analyses. *British Journal of Cancer*, **80**, 1770–80.

Sherman AC et al (2004) Group interventions for patients with cancer and HIV disease: Part I: Effects on psychosocial and functional outcomes at different phases of illness. *International Journal of Group Psychotherapy*, **54**, 29–82.

Sherwood P et al (2005) A cognitive behavioral intervention for symptom management in patients with advanced cancer. *Oncology Nursing Forum*, **32**, 1190–8.

Silberfarb PM and Greer S (1982) Psychological concomitants of cancer: clinical aspects. *American Journal of Psychotherapy*, **36**, 470–78.

Silverman GK, Johnson JG and Prigerson HG (2001) Preliminary explorations of the effects of prior trauma and loss on risk of psychiatric disorders in recently widowed people. *Israel Journal of Psychiatry and Related Sciences*, **38**, 202–15.

Simonton S and Sherman A (2000) An integrated model of group treatment for cancer patients. *International Journal of Group Psychotherapy*, **50**, 487–506.

Simonton S, Simonton OC and Creighton JC (1978) *Getting Well Again*. New York: Bantam Books.

Smith MT and Neubauer DN (2003) Cognitive behavior therapy for chronic insomnia. *Clinical Cornerstone*, **5**, 28–40.

Smith MT, Huang MI and Manber R (2005) Cognitive behavior therapy for chronic insomnia occurring within the context of medical and psychiatric disorders. *Clinical Psychology Review*, **25**, 559–92.

Speca M (1999) Rejoinder to Fox. *Psycho-Oncology*, **8**, 276.

Speice J et al (2000) Involving family members in cancer care: focus group considerations of patients and oncological providers. *Psycho-Oncology*, **9**, 101–12.

Spiegel D (1985) Psychosocial interventions with cancer patients. *Journal of Psychosocial Oncology*, **3**, 83–95.

Spiegel D and Spira J (1991) *Supportive-Expressive Group Therapy: a treatment manual of psychosocial intervention for women with recurrent breast cancer*. Stanford, CA: Stanford University School of Medicine.

Spiegel D, Bloom JR and Yalom ID (1981) Group support for patients with metastatic cancer. *Archives of General Psychiatry*, **38**, 527–33.

Spiegel D, Bloom JR, Kraemer HC and Gottheil E (1989) Effect of psychosocial treatment on survival of patients with metastatic breast cancer. *Lancet*, **ii**, 888–91.

Spiegel D, Kraemer HC and Bloom JR (1998) A tale of two methods: randomisation versus matching trials in clinical research. *Psycho-Oncology*, **7**, 371–5.

Spiegel D et al (1999) Group therapy for recently diagnosed breast cancer patients: a multicenter feasibility study. *Psycho-Oncology*, **8**, 482–3.

Spielberger CD, Gorsuch RL and Lushene RF (1970) *Manual for the State-Trait Anxiety Inventory*. Palo Alto, CA: Consulting Psychologists Press.

Spira JL (1998) Group therapies. In: Holland JC, ed. *Psycho-Oncology*, pp. 701–16. New York: Oxford University Press.

Stanton AL *et al* (2000a) Emotionally expressive coping predicts psychological and physical adjustment to breast cancer. *Journal of Consulting and Clinical Psychology*, **68,** 875–82.

Stanton AL, Kirk SB, Cameron CL and Danoff-Burg S (2000b) Coping through emotional approach: scale construction and validation. *Health Psychology*, **12,** 16–23.

Stiegelis HE *et al* (2003) Cognitive adaptation: a comparison of cancer patients and healthy references. *British Journal of Health Psychology*, **8,** 303–18.

Stroebe M, Schut H and Stroebe W (2007) Health outcomes of bereavement. *Lancet*, **370,** 1960–73.

Tarrier N and Maguire P (1984) Treatment of psychological distress following mastectomy: an initial report. *Behaviour Research and Therapy*, **22,** 81–4.

Tatrow K and Montgomery GH (2006) Cognitive behavioral therapy techniques for distress and pain in breast cancer patients: a meta-analysis. *Journal of Behavioral Medicine*, **29,** 17–27.

Taylor SE and Armor DA (1996) Positive illusions and coping with adversity. *Journal of Personality*, **64,** 873–98.

Taylor SE, Lichtman RR and Wood JV (1984) Attributions, beliefs about control and adjustment to breast cancer. *Journal of Personality and Social Psychology*, **46,** 489–502.

Taylor SE *et al* (1993) Optimism, coping, psychological distress, and high-risk sexual behavior among men at risk for acquired immunodeficiency syndrome (AIDS). *Journal of Personality and Social Psychology*, **63,** 460–73.

Taylor SE *et al* (2000) Psychological resources, positive illusions, and health. *American Psychologist*, **55,** 99–109.

Teasdale JD (1983) Change in cognition during depression – psychopathological implications: discussion paper. *Journal of the Royal Society of Medicine*, **76,** 1038–44.

Telch CF and Telch MJ (1986) Group coping skills instruction and supportive group therapy for cancer patients: a comparison of strategies. *Journal of Consulting and Clinical Psychology*, **34,** 802–8.

Temoshok L (1985) Biopsychosocial studies on cutaneous malignant melanoma: psychosocial factors associated with progression, psychophysiology and tumor-host response. *Social Science and Medicine*, **20,** 833–40.

Tennen H and Affleck G (1999) Finding benefits in adversity. In: Snyder CR, ed. *Coping: the psychology of what works*, pp. 279–304. Oxford: Oxford University Press.

Teno JM (1999) Lessons learned and not learned from the SUPPORT project. *Palliative Medicine*, **13,** 91–3.

Thomas C, Turner P and Madden F (1988) Coping and the outcome of stoma surgery. *Journal of Psychosomatic Research*, **4,** 457–67.

Thompson GN *et al* (2009) Prognostic acceptance and the well-being of patients receiving palliative care for cancer. *Journal of Clinical Oncology*, **27,** 5757–62.

Thwaites R and Bennett-Levy J (2007) Conceptualizing empathy in cognitive behaviour therapy: making the implicit explicit. *Behavioural and Cognitive Psychotherapy*, **35,** 591–612.

Tomarken A *et al* (2007) Factors of complicated grief pre-death in caregivers of cancer patients. *Psycho-Oncology*, **17,** 105–11.

文　献

Tremblay V, Savard J and Ivers H (2009) Predictors of the effect of cognitive behavioral therapy for chronic insomnia comorbid with breast cancer. *Journal of Consulting and Clinical Psychology*, **77**, 742–50.

Trillin AS (1981) Of dragons and garden peas: a cancer patient talks to doctors. *New England Journal of Medicine*, **304**, 699–701.

Tross S *et al* (1996) Psychological symptoms and disease-free and overall survival in women with stage II breast cancer. *Journal of the National Cancer Institute*, **88**, 661–7.

Turk DC and Fernandez E (1991) Pain: a cognitive-behavioural perspective. In: Watson M, ed. *Cancer Patient Care: psychosocial treatment methods*, pp. 15–44. New York: Cambridge University Press.

Turner R (1995) Principles of palliative care. In: Horwich A, ed. *Oncology*, pp. 199–211. London: Chapman and Hall.

Vachon MLS *et al* (1977) The final illness in cancer: the widow's perspective. *Canadian Medical Association Journal*, **117**, 1151–4.

van den Beuken-van Everdingen MH *et al* (2008) Concerns of former breast cancer patients about disease recurrence: a validation and prevalence study. *Psycho-Oncology*, **17**, 1137–45.

Vanderwerker LC, Jacobs SC, Parkes CM and Prigerson HG (2006) An exploration of associations between separation anxiety in childhood and complicated grief in later life. *Journal of Nervous and Mental Disease*, **194**, 121–3.

Van Doom C, Kasl SV, Beery KC and Prigerson HG (1998) The influence of marital quality and attachment styles on traumatic grief and depressive symptoms. *Journal of Nervous and Mental Disease*, **186**, 560–73.

von Eschenbach AC (1986) Sexual dysfunction following therapy for cancer of the prostate, testis and penis. In: Vaeth JM, ed. *Body Image, Self-Esteem and Sexuality in Cancer Patients*, pp. 48–55. Basel: Karger.

Van Heeringen C, Van Moffaert M and de Cuypere G (1990) Depression after surgery for breast cancer: comparison of mastectomy and lumpectomy. *Psychotherapy and Psychosomatics*, **51**, 175–9.

Vos MS and de Haes JC (2007) Denial in cancer patients: an explorative review. *Psycho-Oncology*, **16**, 12–25.

Vos PJ *et al* (2007) Effectiveness of group psychotherapy compared to social support groups in patients with primary non-metastatic breast cancer. *Journal of Psychosocial Oncology*, **25**, 37–60.

Watson M (1993) Anticipatory nausea and vomiting: broadening the scope of psychological treatments. *Supportive Care in Cancer*, **1**, 171–7.

Watson M and Marvell C (1992) Anticipatory nausea and vomiting among cancer patients: a review. *Psychology and Health*, **6**, 97–106.

Watson M and Greer S (1998) Coping and personality. In: Holland JC, ed. *Psycho-Oncology*, pp. 81–98. New York: Oxford University Press.

Watson M, Pettingale KW and Greer S (1984) Emotional control and autonomic arousal in breast cancer patients. *Journal of Psychosomatic Research*, **28**, 467–74.

Watson M *et al* (1988) Development of a questionnaire measure of adjustment to cancer: the MAC scale. *Psychological Medicine*, **18**, 203–9.　明智龍男・久賀谷亮・岡村仁・三上一郎・西脇裕・福江真由美・山脇成人・内富庸介（訳）（1997）Mental Adjustment to Cancer（MAC）scale 日本語版の信頼性・妥当性の検討．精神科治療学，**12**, 1065-71.

Watson M, Greer S, Pruyn J and Van den Borne B (1990) Locus of control and adjustment to cancer. *Psychological Reports*, **66**, 39–48.
Watson M et al (1994) The Mini-MAC: further development of the Mental Adjustment to Cancer scale. *Journal of Psychosocial Oncology*, **12**, 33–46.
Watson M et al (1999) Influence of psychological response on survival in breast cancer: a population-based cohort study. *Lancet*, **354**, 1331–6.
Weinstein M (1974) Allocation of subjects in medical experiments. *New England Journal of Medicine*, **291**, 1278–85.
Weinstein ND and Lachendro E (1982) Egocentrism as a source of unrealistic optimism. *Personality and Social Psychology Bulletin*, **8**, 195–200.
Weisman AD and Worden JW (1977) *Coping and Vulnerability in Cancer Patients*. Boston, MA: Massachusetts General Hospital and Harvard Medical School.
Weisman AD, Worden JW and Sobel HJ (1980) *Psychosocial Screening and Intervention with Cancer Patients. Project Omega*. Boston, MA: Harvard Medical School and Massachusetts General Hospital.
Wellisch DK et al (1992) Psychological functioning of daughters of breast cancer patients. Part II. Characterizing the distressed daughter of the breast cancer patient. *Psychosomatics*, **33**, 171–9.
Wells A (1997) *Cognitive Therapy of Anxiety Disorders*. Chichester: John Wiley & Sons.
Wells A (2000) *Emotional Disorders and Metacognition: innovative cognitive therapy*. Chichester: John Wiley & Sons.
White CA (2001) *Cognitive Behaviour Therapy for Chronic Medical Problems: a guide to assessment and treatment in practice*. Chichester: John Wiley & Sons.
Williams C (1997) A cognitive model of dysfunctional illness behaviour. *British Journal of Health Psychology*, **2**, 153–65.
Williams NL and Johnston D (1983) The quality of life after rectal excision for low rectal cancer. *British Journal of Surgery*, **70**, 460–62.
Willmoth MC and Botchway P (1999) Psychosexual implications of breast and gynaecologic cancer. *Cancer Investigations*, **17**, 631–6.
Winer EP et al (1999) Quality of life in patients surviving at least 12 months following high dose chemotherapy with autologous bone marrow support. *Psycho-Oncology*, **8**, 167–76.
Wirsching M, Druner HU and Herrman C (1975) Results of psychosocial adjustment to long-term colostomy. *Psychotherapy and Psychosomatics*, **26**, 245–56.
Wirsching M et al (1988) Psychosocial factors influencing health development in breast cancer and mastopathia. In: Cooper CL, ed. *Stress and Breast Cancer*, pp. 99–107. Chichester: John Wiley & Sons.
Wiser S and Goldfried MR (1998) Therapist interventions and client emotional experiencing in expert psychodynamic-interpersonal and cognitive-behavioral therapies. *Journal of Consulting and Clinical Psychology*, **66**, 634–40.
Wiser S and Arnow B (2001) Emotional experiencing: to facilitate or regulate? *Journal of Clinical Psychology*, **57**, 157–68.
Worden JW, Johnston LC and Harrison RH (1974) Survival quotient as a method of investigating psychosocial aspects of cancer survival. *Psychological Reports*, **35**, 719–26.
World Health Organization (1990) *Cancer Pain Relief and Palliative Care*. Geneva: World Health Organization.

Wortman CB and Dunkel-Schetter C (1979) Interpersonal relationships and cancer: a theoretical analysis. *Journal of Social Issues*, **35,** 120–55.

Zabora JR *et al* (1990) An efficient method for psychosocial screening of cancer patients. *Psychosomatics*, **31,** 192–6.

Zahlis EH and Lewis FM (1998) Mothers' stories of the school-age child's experience with the mother's breast cancer. *Journal of Psychosocial Oncology*, **16,** 25–43.

Zaider TI and Kissane DW (2010) Psychosocial interventions for couples and families coping with cancer. In: Holland JC *et al*, eds. *Handbook of Psycho-Oncology*, pp. 402–7. Oxford: Oxford University Press.

Zech D *et al* (1995) Validation of World Health Organization guidelines for cancer pain relief: a 10-year prospective study. *Pain*, **63,** 65–76.

Zee PC and Ancoli-Israel S (2009) Does effective management of sleep disorders reduce cancer-related fatigue? *Drugs*, **69** (Suppl. 2)**,** 29–41.

Zigmond AS and Snaith RP (1983) The Hospital Anxiety and Depression Scale. *Acta Psychiatrica Scandinavica*, **67,** 361–70.

Zucchero RA (1998) Marital adjustment of older adult couples with breast cancer, prostate cancer, and couples without cancer. *Dissertation Abstracts International: Section B: the Sciences and Engineering*, **59,** 3102.

索　引

◆あ
悪性黒色腫　27, 35, 47, 81, 224
アクセプタンス　143
アサーション　34, 225, 226
アジェンダ　79, 80
安全確認行動　131

◆い
怒りのコントロール　153-156
痛み　44, 161, 203, 205
イメージ・エクスポージャー　146, 147

◆う
運命論的態度　12, 13, 29, 58, 74, 194

◆お
嘔気　162-164

◆か
回避　12-14, 83, 102, 144, 147, 201, 214
過剰調整（的）　83, 85, 155
過少調整（的）　83, 85
過大視と過小視　20
活動スケジュール　61, 63, 98, 101-104, 109-112, 150, 160
過度の一般化　19, 122
感情表出　61, 64, 86-89, 185, 194, 226
緩和ケア　40, 53, 54, 202, 203

◆き
気ぞらし　13, 61, 63, 102, 131, 200
急性骨髄性白血病　116
協働的実証主義　69, 70

◆け
頚部がん　84, 223
ケース・フォーミュレーション　54, 63
結腸がん　27
現実テスト　61, 125, 142
倦怠感　21, 26, 40, 42, 43, 89, 105, 106, 120, 160, 161

◆こ
口腔がん　171
喉頭がん　84
行動実験　61, 62, 98, 99, 107, 141, 142, 148, 160
コーピング　14, 32, 33, 39, 59-61, 99, 157, 194, 195, 225, 226, 228
呼吸法　99, 100
骨髄腫　194

◆さ
再帰属　125, 129

◆し
恣意的推論　19, 186, 191
シェイピング　47
視覚化　61, 134, 135
子宮頸がん　75, 92, 187, 197
思考記録表　119-131, 133
自己教示法　132, 157
自己陳述　133
自尊感情　28, 37, 39, 182, 188, 191, 196
自動思考　20, 57, 62, 77, 119-124, 126, 133, 149, 150, 155, 170, 190, 198-200
死別　211, 213, 214, 216

索 引

条件つき信念　169, 175, 176, 178
情緒的回避　83, 85
情緒的サポート　5, 22, 25, 59, 87, 93
将来的な計画　99
侵入思考　9, 87
心理教育　32, 34, 36, 41, 44, 224, 225

◆す
膵臓がん　49, 217
スキーマ　25, 57, 59, 83, 84, 137, 153, 171, 184, 185, 187
ストレスマネジメント　34, 35, 225, 226
「すべき」思考　155, 156, 158

◆せ
生活の質　14, 26, 49, 112, 148, 198, 224
性機能障害　189
性機能不全　6, 7, 8
精巣がん　2, 31, 189, 208
責任円グラフ　129, 130
絶望感　12-14, 29, 58, 74, 102, 104, 106, 111, 114, 148, 162, 197-199
セルフエフィカシー　102
遷延性悲嘆障害　213-222
全か無か思考　19, 105, 186, 196, 198, 219
漸進的筋弛緩法　100
全人的ケア　203
選択的抽出　19
前立腺がん　14, 43, 160, 181, 189

◆そ
ソーシャルサポート　22, 87, 181
ソクラテス的質問　141, 147, 155, 161

◆た
代替案を探す　125, 128, 142, 149
代替思考の探究　62
大腸がん　5, 7, 43, 49, 75, 189

唾液腺がん　149
脱中心化　177, 200, 201
脱破局化　62, 125, 130, 131, 143
脱フュージョン　200, 201
段階的な課題設定　106, 61, 63, 99, 105, 106, 118

◆ち
中核信念　78, 158, 168-170, 172, 174, 176-179
治療的関係　69

◆と
頭頸部がん　14, 137

◆に
肉腫　177
乳がん　5, 7, 9, 14, 15, 22, 26, 27, 29, 37, 39, 42, 44, 46, 48, 49, 65, 75, 86, 94, 112, 130, 137, 145, 146, 150, 181, 182, 187, 189, 194, 211, 224, 226, 228, 229
認知構造　59
認知再構成法　28, 61, 189, 199
認知的回避　83, 84, 95, 146
認知的評価　12, 15, 24
認知的リハーサル　133, 134, 140
認知のゆがみ　19, 20, 57, 83, 84, 105, 122, 123, 155, 158, 186, 187

◆は
肺がん　5, 27, 42, 48, 147, 149, 195, 196
白血病　194

◆ひ
非機能的思考記録表（DTR）→思考記録表
否認　12, 13, 28, 58, 83, 84, 94, 202, 206, 209

◆ふ
ファイティング・スピリット　12, 14, 18, 29, 31, 36, 58, 84, 98, 102, 114, 194, 197, 201, 202, 209
夫婦関係　7, 23, 55, 185, 188, 208
複雑性悲嘆反応→遷延性悲嘆障害
不眠　40, 42, 43, 158, 159, 160

◆ほ
ホームワーク　60, 66, 78, 79
ホジキンリンパ腫　4, 27
ポジティブ・イリュージョン　18, 57
補償方略　169, 170, 175-177
ホスピスケア　202
ホットな考え　122, 126

◆ま
マインドフルネス　36, 37, 90-92, 146, 201

◆む
無作為化比較対照試験（RCT）　26, 29, 43, 46, 48, 49, 51, 221, 224, 230
無力感　12-14, 29, 58, 70-72, 74-76, 102, 104, 106, 111, 148, 162, 194, 199, 211

◆も
目標設定　28, 44, 112
モチベーション　50, 103
問題解決　27, 28, 34, 35, 44, 54, 55, 63, 64, 87, 88, 124, 144, 145, 225, 226

◆ゆ
誘導による発見　71

◆よ
予期的不安　12, 14, 29, 58, 74, 104
予期悲嘆　200, 205, 215
抑圧　85, 95

◆ら
卵巣がん　59, 76, 111, 116, 175

◆り
リフレーミング　209
リラクセーション　27, 28, 32, 34, 43, 44, 46, 61, 63, 78, 99-101, 134, 139, 140, 164, 224-226
リンパ腫　4

◆れ
レッテル貼り　20

◆ろ
ローカス・オブ・コントロール　114

◆A〜Z
BDI（Beck Depression Inventory）　31
CCQ（Cancer Coping Questionnaire）　31, 74
CTFARS（Cognitive Therapy First Aid Rating Scale）　40
HADS（Hospital Anxiety and Depression Scale）　29, 40, 74, 127, 191
MACS（Mental Adjustment to Cancer Scale）　29, 74, 127, 191, 194
NICE（National Institute for Clinical Excellence）　53
NICEガイドライン　55
PAIS（Psychosocial Adjustment to Illness Scale）　29, 30, 191
POMS（Profile of Mood States）　36
RSCL（Rotterdam Symptom Checklist）　29
STAI（State-Trait Anxiety Inventory）　31

【訳者一覧（執筆順）】

鈴木　伸一	早稲田大学人間科学学術院	はじめに，序文，第1章，第17章
小川　祐子	早稲田大学大学院人間科学研究科	はじめに，序文，第7章，第15章，付録
尾形　明子	広島大学大学院教育学研究科	第2章
武井　優子	宮崎大学医学部附属病院小児科	第3章
松岡　志帆	東京医科歯科大学大学院心療緩和医療学分野	第4章，第13章
上田　淳子	国立がん研究センター東病院	第5章
堂谷知香子	国立がん研究センター中央病院	第6章
市倉加奈子	東京医科歯科大学大学院心療緩和医療学分野	第8章
筒井　順子	東京女子医科大学神経精神科	第9章
古賀　晴美	千葉県がんセンター	第10章
竹内　恵美	慶應義塾大学病医院緩和ケアセンター	第11章
五十嵐友里	埼玉医科大学総合医療センターメンタルクリニック	第12章
小林　清香	国立精神・神経医療研究センター精神保健研究所	第14章
佐々木美保	比治山大学現代文化学部社会臨床心理学科	第16章

付録訳協力：長谷川由美・原　沙彩（早稲田大学大学院人間科学研究科）

【監訳者紹介】

鈴木　伸一（すずき　しんいち）

　　　　東京に生まれる
2000年　早稲田大学大学院人間科学研究科博士後期課程修了
2000年　岡山県立大学保健福祉学部　専任講師
2003年　広島大学大学院心理臨床教育研究センター　准教授
現　在　早稲田大学人間科学学術院　教授　博士（人間科学）

専門領域：臨床心理学（認知行動療法），医療心理学，行動医学
　これまで，東京女子医科大学，綾瀬駅前診療所心療内科，広島大学病院，赤坂クリニックなどにおいて，チーム医療におけるメンタルケアを実践。最近は，がんや心疾患をはじめとする重症身体疾患患者のメンタルケアシステムの構築や，医療現場で働くリエゾン心理師の養成などに積極的に取り組んでいる。

〈主著・論文〉
『レベルアップしたい実践家のための事例で学ぶ認知行動療法テクニックガイド』（共著）北大路書房　2013年
『行動活性化療法』（共監訳）日本評論社　2011年
『医療心理学の新展開』（編著）北大路書房　2008年
『実践家のための認知行動療法テクニックガイド』（編著）北大路書房　2005年
『慢性うつ病の精神療法』（共監訳）医学書院　2005年
『学校，職場，地域におけるストレスマネジメント実践マニュアル』（共編著）北大路書房　2003年

がん患者の認知行動療法
メンタルケアと生活支援のための実践ガイド

| 2016年3月10日 | 初版第1刷印刷 | 定価はカバーに表示 |
| 2016年3月20日 | 初版第1刷発行 | してあります。 |

著　者　　S. ムーリー
　　　　　S. グリア
監訳者　　鈴木伸一
発行所　　㈱北大路書房

〒603-8303 京都市北区紫野十二坊町12-8
　　　　　　　電　話　(075) 431-0361 (代)
　　　　　　　ＦＡＸ　(075) 431-9393
　　　　　　　振　替　01050-4-2083

ⓒ2016　　　　　　　　印刷・製本／亜細亜印刷(株)
検印省略　落丁・乱丁はお取り替えいたします。
ISBN978-4-7628-2921-5 Printed in Japan

・ JCOPY 〈㈳出版者著作権管理機構 委託出版物〉
本書の無断複写は著作権法上での例外を除き禁じられています。
複写される場合は，そのつど事前に，㈳出版者著作権管理機構
(電話 03-3513-6969, FAX 03-3513-6979, e-mail: info@jcopy.or.jp)
の許諾を得てください。